Harlich H. Stavemann

Lebenszielanalyse und Lebenszielplanung

Harlich H. Stavemann

Lebenszielanalyse und Lebenszielplanung

in Therapie und Beratung

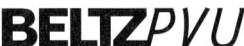

Anschrift des Autors:

Dr. Harlich H. Stavemann, Dipl.-Psych.
Institut für Integrative Verhaltenstherapie
Osterkamp 58
22043 Hamburg
E-Mail: stavemann@i-v-t.de

1. Auflage 2008

© Beltz Verlag, Weinheim, Basel 2008
Programm PVU Psychologie Verlags Union
http://www.beltz.de

Lektorat: Maren Klingelhöfer
Herstellung: Anja Renz
Umschlaggestaltung: Federico Luci, Odenthal
Umschlagbild: Mauritius Images, Mittenwald
Satz und Bindung: Druckhaus „Thomas Müntzer", Bad Langensalza
Druck: Druck Partner Rübelmann, Hemsbach

Printed in Germany

ISBN 978-3-621-27648-1

Inhalt

Verzeichnis der Arbeitsblätter

Auf der beiliegenden CD-ROM finden Sie alle Arbeitsblätter so aufbereitet, dass sie im DIN-A4-Format ausgedruckt und für den therapeutischen oder beraterischen Einsatz genutzt werden können.

Weitere Informationen zum Arbeiten mit der CD-ROM finden Sie in der Anleitung zur Benutzung der CD-ROM auf S. 181.

Vorwort

Die Frage nach dem „richtigen" Lebensziel, ist wohl eine der wesentlichsten lebensphilosophischen Fragestellungen, mit denen Therapeuten konfrontiert sind. Um Lebensziele zu analysieren und zu planen, werden sie sich zuvor jedoch mit der noch wesentlicheren Frage nach dem *Sinn des Lebens* auseinanderzusetzen haben, denn erst die Antwort darauf liefert den Maßstab, an dem sich Analyse und Planung zu orientieren haben.

Die Frage nach dem Lebenssinn ist eine metaphysische und ihrer Natur gemäß durch naturwissenschaftliches Herangehen nicht zu beantworten. Um hier selbst oder mit Hilfesuchenden voranzukommen, sind philosophische Reflexionen notwendig.

Leider sind nur wenige Therapeuten und Berater im Umgang mit lebensphilosophischen Themen geübt und beherrschen die dazu hilfreichen Gesprächsführungsstrategien. Als überzeugter Vertreter Kognitiver (Verhaltens-)Therapie weiß ich hiervon aus eigener Erfahrung ein Klagelied zu singen: Auch nach langjähriger Ausbildung in kognitiven Verfahren und Therapietechniken war ich wenig auf die lebensphilosophischen Fragen meiner Patienten vorbereitet, und ich musste verunsichert feststellen, dass hier eine gewaltige Lücke klaffte, die erst durch mühsames Auseinandersetzen mit und Reflektieren von relevanten Themen nach und nach zu füllen war.

Und genau hierfür soll dieses Buch dienen:

Es soll Therapeuten, Beratern und Seelsorgern Möglichkeiten aufzeigen, wie sie bei der Beantwortung der lebensphilosophischen Fragen ihrer Klientel hilfreich sein und die eigenverantwortlichen Festlegungen von Lebensziel und Lebenssinn non-direktiv unterstützen können.

Ich beschreibe hier die Lebenszielanalyse und -planung sowohl für den Einsatz in der psychotherapeutischen Anwendung als auch für die beraterische und seelsorgerische Tätigkeit. Aus stilistischen Erwägungen und Vereinfachungsgründen benenne ich künftig jedoch den therapeutischen Einsatz und verwende die Begriffe „Therapeut" und „Patient". Alle diesbezüglichen Beispiele sind aber auch auf den beraterischen oder seelsorgerischen Bereich übertragbar.

Aus denselben Gründen habe ich häufig auf die „geschlechtsausgeglichene" Nennung der männlichen und weiblichen Bezeichnungen verzichtet und lediglich die männliche Form verwendet. Natürlich sind dann die Leser*innen* stets in diesen Formulierungen miteingeschlossen.

Begriffe, die für Leser ohne profunde Ausbildung in Kognitiver (Verhaltens-) Therapie oder Philosophie erklärungsbedürftig sein könnten, sind mit einem → gekennzeichnet und werden im Glossar erläutert.

Ihre Rückmeldung, Kritik, Verbesserungs- oder Ergänzungsvorschläge zur theoretischen Ableitung oder praktischen Anwendung sind sehr willkommen. Kontakt: Siehe Autorenanschrift im Impressum.

Apia und Hamburg, im Januar 2008   Harlich Stavemann

Einleitung

Wenn wir uns mit den Problemen beschäftigen, die Menschen mit ihrer Lebenszielbestimmung haben, und Lösungen dafür suchen, dann kommen wir dabei nur voran, wenn wir zuvor die moralischen, kulturellen, sozialen und religiösen Rahmenbedingungen unserer Klienten erfragt oder erarbeitet haben, denn die Lösung soll diese ja nicht verletzen. Sobald wir auf diese Inhalte fokussieren und die einzelnen Punkte mit den Betroffenen reflektieren, geht es um die wichtigste aller lebensphilosophischen Fragen: um die Begründung und den Inhalt des eigenen Seins.

Aber was haben Psychotherapeuten mit Philosophie zu tun?

Philosophie und Psychotherapie

Zitat

„Psychologie blieb eine harmlose Kunst, bis sich die Philosophie ihrer annahm. ... [Die Metaphysik] hat das Leben der Menschen und ihre Entwicklung im stärksten Maße beeinflußt." (Adler, 2004 S. 40, 190)

„For the psychotherapist, philosophy ... should be a mandatory field of study." (Chessick, 1971, S. 50)

„Philosophy permeates the living of all lives, whether consciously or otherwise; and its relevance should therefore require little defense." (Mahoney, 1991, S. 24).

„Ich habe noch keinen Fall von Neurose gesehen, bei dem nicht als letztes Problem und als letzter Konflikt, wenn man es so nennen will, sich eine ungelöste metaphysische Frage enthüllt hätte." (Frankl, 2002, S. 104)

Aussagen wie diese, die von Psychotherapeuten verschiedenster Richtungen stammen, machen nur allzu deutlich, wie stark Philosophie und Psychologie miteinander verknüpft sind.

Die Bedeutung philosophischer Inhalte für die eigene Disziplin wird von Psychologen jedoch leider allzu häufig übersehen und ist in der Regel nicht Bestandteil der Ausbildungscurricula für Psychotherapeuten. Nicht nur Verhaltenstherapeuten sind mit ihren, in erster Linie auf naturwissenschaftliche Techniken ausgerichteten Ausbildungen in einem philosophischen Vorgehen nicht trainiert (vgl. Stavemann, 2002; Bucher, 2007) und meiden daher dieses für sie unsichere Terrain.

So sieht Chessick (1971) denn auch einen Hauptgrund für das Versagen von Psychotherapeuten in deren Unfähigkeit begründet, den lebensphilosophischen Fragestellungen ihrer Patienten zu begegnen.

Demnach ist es offensichtlich, weshalb Psychotherapeuten sich auch mit Philosophie auskennen müssen: um angemessen Therapie betreiben zu können.

Lebensziele und Metaphysik. Die Frage nach dem Sinn und Zweck des eigenen Daseins und somit nach den eigenen Lebenszielen ist eine metaphysische, denn Metaphysik beschäftigt sich mit den → empirisch-naturwissenschaftlich nicht erfassbaren Bereichen der Wirklichkeit. Sie forscht nach den Ursachen, den allgemeinen Regeln, Zusammenhängen und Prinzipien sowie dem Sinn und Zweck des *Seins*.

Bevor man sich aber mit Lebenszielen und Lebensplänen befasst, die → metaphysischen Axiome der Glaubenssysteme von Patienten erhebt und reflektiert, sollte man einige dafür notwendige oder hilfreiche Begriffe wie „Lebenssinn", „Lebenszweck", „Tod", „Sicherheit", „Ewigkeit" oder „Gott" betrachten, um das nötige Rüstzeug für das Patientengespräch bereitzuhalten, wenn es benötigt wird.

Struktur der Lebenszielanalyse und -planung

Die einzelnen Schritte bei der Lebenszielanalyse und Lebenszielplanung folgen einer inhaltlichen Logik und bauen aufeinander auf. Diesen strukturierten Verlauf zeigt die folgende Übersicht.

Struktur der Lebenszielanalyse und -planung

(1) **Grundlegende Glaubensgrundsätze erheben und reflektieren.** Wie lauten die moralischen, ethischen, sozialen und religiösen Glaubensgrundsätze, Axiome und Prämissen des Patienten, in die sich seine Zielvorhaben unterzuordnen haben? Hält er diese nach einer intensiven Reflexion weiter für glaubwürdig, oder möchte er sie ganz oder teilweise verwerfen und durch andere ersetzen? Ist er bereit, die daraus resultierenden Konsequenzen zu tragen?

Keine Zielanalyse, bevor die metaphysischen Axiome des Glaubenssystems verstanden und reflektiert wurden!

(2) **Zielanalyse: Den Ist-Zustand erheben und prüfen.** Welche Ziele verfolgt der Patient zurzeit lang-, mittel- und kurzfristig für unterschiedliche Lebensbereiche? Wie viel Zeit und Energie wendet er dafür auf?

Wo sieht er dabei selbst Probleme, Entscheidungs- oder Veränderungsbedarf?

▶

---

(3) Art, Ursache und Konsequenzen des Zielproblems diagnostizieren. Wie sieht die Zielproblematik des Patienten aus: Verfolgt er keine, zu viele, irrationale oder widersprüchliche Ziele? Wodurch wird die bestehende Zielproblematik hervorgerufen? Besteht eine neurotische Erkrankung, die das Zielproblem verursacht? Worin bestehen die Symptomgewinne? Keine Zielplanung, bevor die Art der bestehenden Problematik, ihre Symptomgewinne, Konsequenzen und typischen Widerstände verstanden sind!

(4) Zielplanung: Den Soll-Zustand erarbeiten. Welche Ziele möchte der Patient künftig neu, stärker, weniger oder gar nicht mehr verfolgen? Wie soll die dafür aufzuwendende Zeit- und Energieverteilung aussehen? Besteht eine Zielhierarchie, um künftig Zielkonflikte leichter auflösen zu können?

Die einzelnen Schritte dieser Systematik werden in den Kapiteln 1 bis 4 ausführlich beschrieben.

Gesprächsführung bei lebensphilosophischen Fragestellungen

Metaphysische Fragen haben die Eigenschaft, dass sie nicht auf naturwissenschaftliche Weise beantwortet werden können und die Antworten nicht in „richtig" oder „falsch" unterscheidbar sind, denn wir bewegen uns hier auf spekulativem Terrain. Es ist für uns Menschen schlichtweg unmöglich, die Antworten auf derart lebensphilosophische Fragen zu erkennen, denn dazu müssten wir das Universum von außen, von der nächsthöheren Abstraktionsebene aus betrachten. Unsere Antworten auf Fragen wie z. B. nach der Existenz Gottes oder nach dem Sinn und Zweck des Lebens sind daher unbeweisbare und unwiderlegbare Glaubenssätze – und das gilt auch für die Antworten, die der Therapeut für sich selbst darauf gefunden hat.

Um die Patienten möglichst wenig in ihrer eigenverantwortlichen Entscheidungsfindung zu beeinflussen und sie selbst entscheiden zu lassen, was, woran und an wen sie glauben wollen, bedienen wir uns sinnvollerweise einer nondirektiven Gesprächsführung, die sich expliziter Wissensvermittlung und → sophistischer Belehrungen enthält und die Betroffenen stattdessen zur eigenen Reflexion über die Thematik anregt. Ein derartiges Vorgehen finden wir in den verschiedenen Disputtechniken und in den unterschiedlichen Formen der sokratischen Gesprächsführung. Hiermit werden wir uns in Kapitel 5 befassen.

Die Krux mit der Materie

Was hier vermittelt werden soll, sind keine allgemeingültigen philosophischen Erkenntnisse oder Einsichten. Vielmehr soll in diesem Buch der Weg aufgezeigt werden, wie man anderen dabei behilflich sein kann, zu eigenen Erkenntnissen und Ansichten zu gelangen. Was Therapeuten dazu benötigen, sind philosophische Fertigkeiten, und die lassen sich schlecht anlesen.

Jemandem mit Hilfe eines Buchs das Philosophieren vermitteln zu wollen, ist ein kaum erfüllbarer Anspruch, vergleichbar dem, auf diese Art das Musizieren lehren zu wollen. Hierzu wäre das philosophische Gespräch weitaus geeigneter. So sehen dann auch Philosophen von Sokrates (Platon, 1964) bis Nelson (2002) und Heckmann (1981) den gemeinsamen Dialog, die gemeinsame Reflexion als optimale Vermittlungsweise an. Aber das wird ja nun schwierig …

Aus pragmatischen Gründen wird daher die nach Platon (1964) zweitbeste Möglichkeit zur Vermittlung von philosophischen Fertigkeiten gewählt: anhand schriftlich wiedergegebener Dialoge. In Kapitel 6 wird somit versucht, das Vorgehen bei der Lebenszielanalyse und Lebenszielplanung realitätsgerecht und alltagstauglich zu verdeutlichen, indem dort Dialoge, die sich auf unterschiedliche Arten von Zielproblemen beziehen, wiedergegeben werden.

Das Durchlesen allein wird allerdings nicht reichen, um diese Kenntnisse danach auch sofort erfolgreich anwenden zu können. Dazu bedarf es leider noch umfangreicher Übung.

Um die vermittelten Inhalte für eigene notwendige Übungen und Umsetzungen mit der Klientel besser nutzen zu können, sind sämtliche verwendeten Materialien und Patientenunterlagen auf der beiliegenden CD-ROM aufbereitet und zusammengestellt und können im DIN-A4-Format ausgedruckt werden.

Und am Ende kennt jeder die Wahrheit…

Falls Sie darauf spekuliert haben sollten: Daraus wird leider nichts, denn wir arbeiten hier ja mit Glaubenssätzen.

In der Tat habe auch ich mir zu den aufgeworfenen Fragen eine eigene Meinung gebildet, und an einigen Stellen mag diese auch durchscheinen. Wie auch immer: Sie ist nur eine Ansicht, irgendeine von unendlich vielen, die man dazu haben kann.

Die von mir aufgeworfenen Fragen, meine Reflexionen und Beispiele sollen nur Hilfestellung geben und einen Einstieg in das eigene Reflektieren erleichtern. Am Ende muss sich dann doch jeder seine eigene Meinung in völliger Unsicherheit bilden, muss eigenverantwortlich entscheiden, woran er glauben will und woran nicht, welche Lebensziele er verfolgen und welchem Lebensinhalt er sich verschreiben möchte. Schließlich muss ja auch jeder die Konsequenzen seiner Glaubensentscheidungen und seiner Lebensziele selbst (er-)tragen.

Ziel dieses Buches ist, Möglichkeiten aufzuzeigen, wie Psychotherapeuten und Berater ihren Klienten bei deren eigenverantwortlichen Entscheidungsfindung hilfreich zur Seite stehen können.

Grundlegende Glaubensgrundsätze erheben und reflektieren

Metaphysische Axiome und Prämissen

„Herr Ober, was können Sie mir denn empfehlen?" – Falls der derart ungenau Befragte nun nicht nachhakt: „Mögen Sie lieber Fisch, Fleisch oder etwas Vegetarisches?", wird der Gast auf diese Weise allenfalls erfahren, was der Ober selbst am liebsten äße – oder was er am liebsten serviert. Der Ober wird nicht gut beraten können, solange er nicht die Präferenzen (Geschmack) und Prämissen (Allergien, Diabetes, glaubensbedingte Ausschlüsse wie z. B. Schweinefleisch bei Moslems oder Rindfleisch bei Hindus etc.) des Gastes kennt.

In einer ebensolchen Lage befindet sich ein Therapeut, der seinem Patienten bei der Lösung von Problemen helfen möchte, die aus der inadäquaten Bestimmung von Lebenszielen resultieren. Auch er kann dabei nicht sinnvoll unterstützen, solange ihm nicht deutlich ist, wie die → metaphysischen Glaubensgrundsätze seines Patienten lauten, wie seine ethischen, moralischen, sozialen und religiösen Grundüberzeugungen sind, denn diese liefern dem Therapeuten ja schließlich den Maßstab zur Beurteilung, ob einzelne Ziele angemessen, funktional und widerspruchsfrei hinsichtlich dieser Glaubensgrundsätze sind. Hierzu gehören unter anderem die Antworten auf Fragen wie:

▶ „Wodurch bin ich?"
▶ „Weshalb und wozu bin ich hier?"
▶ „Glaube ich an einen Schöpfergott?"
▶ „Wenn ja: Hat er bestimmte Erwartungen an mich?"
▶ „Wenn ja: Welche?" Und: „Was geschieht, wenn ich die nicht erfülle?"
▶ „Gibt es ein Leben nach dem Tod?"
▶ „Wenn ja: Ist dessen Qualität an bestimmte Bedingungen geknüpft?"
▶ „Wie sieht die Realität aus, und was existiert wirklich?"
▶ „Was ist Gerechtigkeit?"
▶ „Was halte ich für ein erfülltes Leben?"
▶ „Welcher Moral will ich folgen?"

Wir werden uns also zunächst um Antworten zu diesen Fragen bemühen müssen, bevor wir sinnvoll daran gehen können, die Lebensziele des Patienten auf Funktionalität zu analysieren und gegebenenfalls neu zu planen.

Wissen und glauben. Wer obige Fragen beantworten will, ist leider auf pure Spekulation angewiesen, und was dabei herauskommt, sind individuelle Glaubensbekundungen. Denn da objektives Wissen und objektive Erkenntnisfähigkeit in diesem Bereich nicht möglich sind, bleiben diese Entscheidungen – egal, wie sie ausfallen – subjektiv und „unbeweisbar".

Dennoch ist das Wissen um die grundlegenden Glaubensgrundsätze des Patienten natürlich von elementarer Bedeutung für die Bestimmung seiner Lebensziele, denn diese wird er in der Regel – mehr oder weniger stringent – aus seinen metaphysischen → Axiomen und → Prämissen ableiten. Und genau und ausschließlich diese Ableitung sowie die Normenverträglichkeit der aufgestellten Lebensziele wird zunächst zu prüfen sein.

Probleme mit der Erkenntnisfähigkeit. Aber auch mit dem, was wir zu *wissen* meinen, ist das so eine wackelige Angelegenheit.

Nach Watzlawick et al. (2003) kann man Wissen hierarchisch gliedern in:

▶ Wissen erster Ordnung: Das sinnliche Gewahrsein von Objekten
▶ Wissen zweiter Ordnung: Wissen um die Objekte
▶ Wissen dritter Ordnung: Das „Weltbild", das aus dem mit Bedeutungen versehenen Wissen zweiter Ordnung zusammengesetzt ist

Als Psychotherapeuten und Berater beschäftigen wir uns mit der Betrachtung und Veränderung der Prämissen bzw. des Wissens dritter Ordnung. Dies kann dann allerdings nur von der Metaebene aus erfolgen: Nur auf der nächsten, der vierten Ebene kann die Einsicht erarbeitet werden, dass die empfundene Wirklichkeit keine schicksalhafte, objektive, unabänderliche Größe ist, sondern durch das eigene subjektive Erleben bestimmt wird (ausführlicher: Stavemann, 2007, Kapitel 3.2).

Selbst das, was wir durch Beobachtung und Erfahrung zu *wissen* meinen, ist also nur ein – wie auch immer gelungener oder missratener – individueller Versuch, die Realität zu beschreiben (vgl. Korzybski, 1951; Hayakawa, 1984; Mead, 1987; Singer, 2002; Watzlawick, 2005), es ist nicht die Wirklichkeit selbst.

Auch Korzybski (1995), Watzlawick et al. (2003) und Hayakawa (1984) betonen diese Notwendigkeit, Systeme – und dazu gehören auch metaphysische Glaubenskonzepte – verlassen und von einer Metaebene betrachten zu müssen, um sie erkennen und beurteilen zu können. Aber leider haben wir damit ein Problem, denn bereits die fünfte Ebene ist mit unserem Verstand nicht mehr zu erfassen. Und obwohl die Beantwortung dieser metaphysischen Fragen so ungeheuer bedeutsam für unseren Lebensweg und unsere Lebensweise ist, können wir hierbei doch nur noch spekulieren, raten und *glauben*.

Problembereiche. Um für die gemeinsame Reflexion dieser Thematik mit unserer Klientel besser gewappnet zu sein, betrachten wir nachfolgend die häufigsten Schwierigkeiten, die Patienten mit ihren Glaubenskonzepten haben, sowie Argumente und Überlegungen, die ihnen bei der Entscheidungsfindung helfen können. Besonders häufig werden Therapeuten mit folgenden Schwierigkeiten konfrontiert:

▶ Der Patient besitzt ein Glaubenskonzept, das ihm selbst nicht mehr bewusst ist, und er kann die dadurch verursachten beklagten Symptome nicht mehr darauf zurückführen. Beispiel: Ein Mensch mit einem verinnerlichten, inzwischen unbewusst ablaufenden Schuld-und-Sühne-Konzept kann sich nicht mehr erklären, weshalb er sich nach Fehlleistungen selbst beschimpft, innerlich abwertet oder gar physisch selbst bestraft.

▶ Einem Patienten sind die Konsequenzen seines Glaubenskonzepts nicht (mehr) bewusst. Beispiel: Wer glaubt, für Fehler bestraft zu werden, muss die Bestrafung notgedrungen bei jeder Entscheidung befürchten, da er sie ja in Unsicherheit fällen muss.

▶ Ein Patient besitzt ein Glaubenskonzept, das in sich widersprüchlich ist. Beispiel: Der Patient glaubt einerseits, dass er das Recht hat, über sich selbst zu bestimmen, und andererseits, dass er sich um die Belange seiner Mitmenschen kümmern sollte.

▶ Der Patient besitzt in seinem Glaubenssystem Normen, die unlogisch abgeleitet sind. Beispiel: Wenn jemand glaubt, dass nur gute Menschen nach dem Tod belohnt werden und dass gute Menschen sich selbstlos verhalten sollten, dann ist das gezeigte „selbstlose" Verhalten nicht mehr selbstlos, sondern egoistisch, da es ja wegen der eigenen angestrebten Ziele gezeigt wird.

▶ Der Patient besitzt ein Glaubenssystem und verhält sich nach Glaubensgrundsätzen, die ihm selbst nicht mehr bewusst sind und die seinen anderen, bewusst gelebten Regeln und Normen widersprechen. Beispiel: Der Patient reagiert ängstlich-devot auf „Autoritätspersonen", ohne den Grund dafür zu verstehen (z. B. die alte, inzwischen unbewusste Norm: Wer Autoritätspersonen nicht gehorcht, ist schlecht), und lehnt sich selbst für dieses Verhalten ab.

Gebot der Zurückhaltung. Da bei der Lösung dieser Themen keine objektiv richtigen Lösungen angestrebt werden können, wird der Therapeut bei der Reflexion bedenken, dass es ausschließlich um die individuelle, für den Patienten richtige Lösung geht und darum, dass der Patient sein eigenes Konzept daraufhin prüft,

▶ ob er es für sich inhaltlich (ohne Wahrheitsanspruch) nach seinen ethischen, moralischen und lebensphilosophischen Vorlieben begründen kann,

▶ ob er die Konsequenzen seines Werte- und Glaubenssystems kennt und zu tragen bereit ist,

▶ ob sein Werte- und Glaubenssystem in sich widerspruchsfrei ist,

▶ ob seine diesbezüglichen Schlussfolgerungen logisch abgeleitet sind.

Dazu werden wir Heckmanns „Gebot der Zurückhaltung" (Heckmann, 1981) abwandeln und in Form folgender therapeutischer Grundregel beachten.

> ❗ Wie auch immer die Sichtweise des Therapeuten zu einer metaphysischen Thematik aussieht, er wird sich stets dessen bewusst sein, dass der eigene Glaube nur eine von unendlich vielen Möglichkeiten darstellt und ebenso unbeweisbar ist wie das Glaubenssystem des Patienten. Bei der gemeinsamen Reflexion wird er lediglich mit dem Patienten die täglichen, die kurz- und langfristigen emotionalen, ökonomischen, sozialen „Kosten" und Verhaltenskonsequenzen unterschiedlicher Konzepte herausarbeiten.
>
> Der Patient wird dann eigenverantwortlich selbst entscheiden müssen, ob er einem bestimmten Glaubenssystem angehören und die damit verbundenen Konsequenzen weiter (er-)tragen möchte oder ob er künftig lieber ein anderes mit dessen Konsequenzen wählt.

1.1 Wodurch bin ich?

Manche Patienten argumentieren bewusst oder unbewusst mit religiösen Ansichten und Glaubenssätzen, und oft ist ihr emotionales Leid gerade dadurch hervorgerufen, dass sie vermeintlichen göttlichen Anforderungen nicht genügen oder eventuell nicht genügen könnten. Um herauszufinden, ob ein Patient einem solchen Denken anhängt, muss man seine Glaubensgrundsätze explorieren. Die meisten Menschen sind jedoch überfordert, wenn sie so etwas aus dem Stehgreif beantworten sollen. Deshalb werden diese Fragen aus zeitökonomischen Gründen sinnvollerweise nicht direkt in der Therapiestunde gestellt, sondern als schriftliche Hausaufgabe. Diese Exploration der Glaubensaxiome kann anhand standardisierter Fragen erfolgen (siehe Arbeitsblatt 1 „Glaubensgrundsätze für die Lebenszielplanung").

Entscheidungsalternativen

Wir sind also weder in der Lage, die Existenz eines Schöpfergottes zu beweisen, noch sie zu widerlegen, denn diese Frage ließe sich ja nur entscheiden, wenn wir den Kosmos von einer uns nicht zugänglichen Metaebene betrachteten. Unter Berücksichtigung verschiedener metaphysischer Modelle und ihrer → Erkenntnistheorien hinsichtlich der Existenz Gottes (oder mehrerer Götter) bleiben also folgende spekulative Möglichkeiten, aus denen wir wählen können, was wir glauben wollen (vgl. Stavemann, 2007, Kapitel 3):

(1) Es gibt einen Schöpfergott,

(a) der an uns bestimmte Erwartungen hegt, an denen wir zwar später gemessen werden, die wir jedoch nicht erkennen können. Das Leben endet für „die Seele" (oder einen anderen, immateriellen Teil von uns) nicht mit dem

Um entscheiden zu können, ob einige Ihrer Lebensziele ganz oder teilweise für emotionale Probleme verantwortlich sind, muss Ihr Therapeut oder Berater zunächst mit den Grundsätzen Ihres Glaubens vertraut sein. Nur so kann er erkennen, ob diese womöglich mit einzelnen Zielen kollidieren, sie behindern oder gar völlig verbieten, denn auf diese Art hervorgerufene Glaubens- und Zielkonflikte können zu starkem emotionalem Stress, zu psychischen und psychosomatischen Erkrankungen und zur völligen Blockade Ihrer Entscheidungsbereitschaft mit all ihren Alltagskonsequenzen führen.

Bitte beantworten Sie deshalb die folgenden Fragen zu Ihren Glaubensüberzeugungen:

(1) Wodurch sind Sie hier? Glauben Sie zum Beispiel an einen Schöpfergott oder haben Sie eine naturwissenschaftliche Erklärung für Ihr Dasein?

☐ Schöpfergott   ☐ Evolution   ☐ _____

_____

(2) Falls Sie an die Existenz eines Schöpfergottes glauben: Hat dieser bestimmte Erwartungen an Sie und, falls ja, welche sind das?

☐ keine Erwartungen   ☐ Erwartungen: _____

_____

_____

(3) Falls Sie glauben, dass er bestimmte Erwartungen an Sie hat: Was glauben Sie, geschieht, wenn Sie sie nicht erfüllen?

_____

_____

(4) Wenn Sie sterben, glauben Sie, dann kommt noch etwas, oder war's das dann?

☐ dann ist endgültig Schluss   ☐ dann kommt: _____

_____

_____

(5) Falls Sie an ein Leben oder irgendeine Form der Existenz nach dem Tod glauben: Wer entscheidet nach welchen Regeln, was dann kommt?

Wer entscheidet? _____   Wonach? _____

_____

_____

(6) Können Sie das Ergebnis beeinflussen? Falls ja: Wodurch genau?

☐ unbeeinflussbar   ☐ beeinflussbar durch: _____

_____

_____

Tod, sondern jeder Mensch wird anschließend für sein mehr oder weniger gottgefälliges Leben belohnt oder bestraft. (Diese → theistische, auf das Jenseits ausgerichtete Alternative entspricht z. B. der platonischen, neoplatonischen und christlich-neoplatonischen Sichtweise.)

(b) der an uns nicht weiter interessiert ist, oder aber keine besonderen Anforderungen stellt oder – falls doch – das Einhalten oder Abweichen davon weder belohnt noch bestraft. Das Leben ist mit dem Tod endgültig beendet. Dieser Schöpfergott wäre dann für die Existenz des Weltalls, den Urknalls, die Naturgesetze und die Evolution verantwortlich. (Diese diesseitsorientierte Sichtweise entspricht beispielsweise eher der aristotelischen Philosophie.)

(2) Es gibt keinen Schöpfergott.

Alles Vorhandene ist evolutionäres (Zufalls-)Produkt, der „Mensch" ist dabei nur eine vorübergehende Entwicklungsstufe in der Vielfalt der Arten. Das Leben endet unbewertet mit dem Tod. (Diese → atheistische Version wird besonders durch die empirisch-naturwissenschaftlichen Vertreter, z. B. von den vorsokratischen → Naturphilosophen bis hin zu den → Empiristen der Moderne, favorisiert.)

Drohende Konsequenzen für Fehlentscheidungen

Was den meisten die Entscheidung zwischen diesen Alternativen so schwer macht, ist das damit verbundene erhebliche Risiko einer Fehlentscheidung:

▶ Wer zu Unrecht der Version (1a) anhängt, sich auf das paradiesische Leben im Jenseits ausrichtet und dafür im Diesseits darbt, verzichtet oder gar Selbstkasteiung betreibt, könnte am Ende herausfinden: Nix is! Alles für die Katz! Umsonst verzichtet und gedarbt. Wenn man das nur früher gewusst hätte …

▶ Aber auch die Vertreter der Ideologie (1b) oder (2) leben nicht ungefährlich in ihrem schwelgenden, hedonistisch orientierten, ach so kurzen Leben: Was wäre, wenn doch …? Und dann auf ewig dafür zahlen? Schrecklich!

Und was nun?

Na ja, Entscheidungs*sicherheit* werden wir aus den genannten Gründen durch noch so intensive Reflexion nicht erlangen, aber schauen wir uns doch einige Argumente an, die angeblich für oder gegen die Existenz eines Schöpfergottes und für oder gegen die Annahme ewigen Lebens sprechen. Möglicherweise trägt dies dazu bei, trotz weiter bestehender Unsicherheit leichter eine eigenverantwortliche Entscheidung für die eine oder andere Sichtweise zu treffen.

Gott als Schöpfer

Menschen neigen dazu, Erklärungen für ihre Beobachtungen zu suchen. Das hat im Laufe unserer Entwicklungsgeschichte allerdings bereits zu allerlei Kausalitätszuschreibungen geführt, die von kindlich-naiv („Opi, Omi und Knurpsi, mein liebes Meerschwein, schauen mir von oben zu und wachen über mich") über logisch nicht nachvollziehbar (z. B. diverse logische Widersprüche im Alten und im Neuen Testament oder die Dualismushypothese mit ihrer Seelenlehre) bis zu dümmlich („Es stimmt, *weil* es geschrieben steht!") und ignorant reichen (siehe z. B. Galileo Galilei und das Dogma der päpstlichen Unfehlbarkeit).

Dennoch: Diese Glaubensvarianten erklären die Entstehung des Universums und unseres Daseins. Dies geschieht zwar dadurch, dass alles Unerklärliche, all das, was Alltagserfahrungen und logischen Ableitungen widerspricht, auf den Willen einer göttlichen Instanz zurückgeführt wird, aber es verspricht Sicherheit, Trost und Unvergänglichkeit und erfüllt damit den Wunsch vieler. So kommt denn auch Onfray (2007c, S.60) zu dem Schluss: „Solange Menschen sterben müssen, wird es Gott geben. Er existiert als Ausflucht vor der existentiellen Furcht, der Unfähigkeit, zu akzeptieren, dass wir und die Menschen, die wir lieben, verschwinden werden."

Evolution als Schöpfer

Die Vertreter der darwinistischen Evolutionslehre liefern eine Erklärung, wie durch mechanistische Kausalitäten aus dem Chaos nach dem Urknall wieder Ordnung einkehrt: Evolution. Allerdings stützen sie sich in ihrem Glaubensmodell auf Prämissen und Axiome, die für erkenntnissuchende, logisch denkende Sterbliche etliche Fragen unbeantwortet lassen. Denn selbst wenn man den Thesen folgt,

▶ dass die Evolution und die Entstehung der Arten einem unglaublich großen Zufall zu verdanken ist, weil die Umweltbedingungen für die Entstehung von Leben zufällig existiert haben (vgl. Schätzing, 2007),

▶ dass die Entstehung der menschlichen Art auf einen noch größeren Zufall zurückzuführen ist,

▶ dass es für unsere Art weder einen bestimmbaren Anfang noch ein Endstadium gibt, weil wir lediglich ein Zwischenstadium in der Evolution darstellen, und

▶ dass die Menschen Gott nach ihrem Antlitz oder Gusto erschaffen haben und nicht umgekehrt,

so bleibt doch immer noch ungeklärt, woher Urmaterie, Urknall, Zeit und Raum sowie die Evolution selbst mit ihren (Natur-)Gesetzen stammen.

Dennoch: Diese Glaubensvariante hat den Vorteil, dass sie mit unseren Alltagsbeobachtungen konform geht, dass sie (außer bei dem oben Erwähnten) logisch ableitbar, widerspruchsfrei und erklärbar ist und dass sie naturwissenschaftlichem Denken entspricht, einer Erklärungsweise, die die Menschen häufig schon deswegen für glaubwürdiger halten, wenn sie diese Art zu denken erlernt haben.

Offene Fragen

Der Glaubenskampf zwischen → Theisten und → Atheisten hat in letzter Zeit wieder an Schärfe zugenommen. Die „wiedererwachte" theistische Bewegung um die Jahrtausendwende – insbesondere in den USA – mit dem Pochen der → Kreationisten auf das „intelligente Design" eines allmächtigen Schöpfers und dem Infragestellen der darwinistischen Theorie hat zu einer ungewohnt heftigen Gegenbewegung atheistischer Glaubensanhänger geführt (siehe z. B. Baggini, 2003, 2004; Dawkins, 2007; Harris, 2006, 2007; Hitchens, 2007; Hoerster, 2005, Onfray, 2007a, 2007b).

Beide Seiten sind bisher allerdings den schlüssigen Beweis für die jeweilige Sichtweise schuldig geblieben, so dass sich am Status quo seit den Zeiten der Aufklärung im 18. Jahrhundert mit ihren antiklerikalen Vorkämpfern Voltaire und Diderot nicht allzu viel geändert hat. Auch die über 100 Jahre alten Reflexionen des William James hierzu sind heute noch hochaktuell (James, 2003). Nur scheint inzwischen die Zeit vorüber zu sein, in der klerikale Eiferer, fundamentalistische Adventisten und Fernsehprediger milde belächelt toleriert wurden. Spätestens, seit diese versuchen, anderen ihre Glaubensdogmen per Gesetz oder mit Gewalt zu oktroyieren, schwindet die Toleranz der → Atheisten und → Agnostiker.

Aber auch dadurch hat sich inhaltlich noch nichts geändert: Alles ist möglich, wir befinden uns weiterhin in der → sokratischen Verwirrung und wissen, dass wir nichts wissen.

Aber angenommen, die Frage unseres Daseins ließe sich irgendwie klären, sei es durch einen Schöpfergott oder durch eine Leben schaffende Evolution, so wäre selbst das nicht das Ende unserer Erkenntnisprobleme. Unversehens ständen wir der nächsten Metaebene hilflos gegenüber, auf der die, über diese Abstraktionsebene hinausgehenden Fragen zu klären wären, z. B. Überlegungen wie:

▶ „Wodurch ist Gott?"
▶ „Was ist Gott? Wie ist er beschaffen?"
▶ „Wozu hat er uns, die Natur, das Universum erschaffen?"
▶ „Altert oder entwickelt sich Gott?"

Aber auch:

▶ „Wodurch entstand Evolution und wodurch sind deren Regeln bestimmt?"
▶ „Woher kommen die Naturgesetze?"
▶ „Woher stammen Ausgangspunkt, Urmaterie, Raum und Zeit?"

Zur Beantwortung dieser Fragen reicht es nicht mehr, nur das Universum von einer Metaebene zu betrachten, wie dies für die Beantwortung der Schöpfungsfrage notwendig wäre. Erst auf der nächsthöheren Ebene könnten wir die Gründe für die Schöpfung, das Wesen des Schöpfergottes oder das Wesen und die Herkunft der Evolution, der Urmaterie etc. erkennen.

> Die Frage, ob es einen Gott gibt, wie er beschaffen ist und welche Erwartungen er an uns stellt, ist von der höchsten uns möglichen Abstraktionsebene aus nicht zu beantworten, unterschiedliche Glaubenskonzepte hierzu sind weder beleg- noch widerlegbar. Jeder muss selbst entscheiden, was bzw. woran er glauben möchte und dann die entsprechenden Konsequenzen seines erwählten Glaubens (er-)tragen. Sicherheit gibt es also weder für → Theisten noch für → Atheisten und auch nicht für → Agnostiker.

1.2   Mausetot oder unsterblich?

„Geht es nach dem Tod irgendwie weiter?" Selbst wer sich eine Meinung darüber gebildet hat, ob er an einen Schöpfergott glauben will oder nicht, steht vor dieser weiterhin ungelösten Frage.

Viele Menschen können sich schlecht mit dem Gedanken anfreunden, dass von ihnen nach dem Tod nichts bleibt, dass sie vergessen werden und ein unbedeutendes Sandkorn in der Evolutionsgeschichte darstellen könnten.

Andererseits ist die physische Vergänglichkeit allen Lebens seit Jahrtausenden beobachtbar und lässt wenig Deutungsspielraum, was irgendwann mit unserem Körper geschieht, und wir müssen schon in das Metaphysische ausweichen, um der Vergänglichkeit zu entgehen: Ob platonische oder christliche Seelenlehre, fernöstlicher Reinkarnations- oder mystischer Geisterglaube, sie alle dienen dazu, die ersehnte Ewigkeit und Unvergänglichkeit des eigenen Seins zumindest auf nicht-physischer Ebene denkbar zu machen. Wen wundert's daher, wenn sie regen Zulauf haben?

Die Frage ist allerdings, wie glaubwürdig (im Sinne des Wortes) diese Konzepte sind. Wollen wir uns wirklich darauf verlassen?

Dualismustheorie und Seelenlehre

Wer an das ewige Leben glaubt – sei es als Bewohner von „Himmel" oder „Hölle" wie in der alten christlichen Lehre oder von abgestuften Qualitäten des Himmels wie im Islam, sei es im Sinne des Reinkarnationsglaubens in Gestalt immer anderer Wesen, oder sei es auf die mystisch-spirituelle Art alter Kulturen in Südostasien, im Pazifik oder in Australien in Form von auf der Welt herumgeisternder Ahnen –, der muss in irgendeiner Form der → Dualismustheorie anhängen und an die parallele Existenz von Körper und „Seele" glauben – was auch immer unter Letzterer verstanden wird.

Schauen wir uns diese Dualismustheorie, das Konzept von Körper und „Seele" genauer an.

In der abendländischen Philosophie ist es Platon, der das spirituelle Denken durch die Einführung seiner Seelenlehre verändert. Zu Zeiten seines Lehrmeisters Sokrates herrscht noch ein Götterglaube vor mit der *diesseitig* ausgerichteten Orientierung auf die → Arete, das tugendhafte Leben im Hier und Jetzt. Die platonische Ethik mit ihrer Ideen- und Seelenlehre enthält bereits weitaus mehr metaphysische Elemente und verlagert den Schwerpunkt der sokratischen Lehre, mit ihrem auf das Diesseits ausgerichteten Glück, auf das *jenseitige* Glück der „unsterblichen Seele" mit der Geringschätzung des Lebens im Hier und Jetzt (vgl. Platon, 1987; Chessick, 1982). Die antiken → Neoplatonisten, wie z. B. Plotin, greifen die platonische Seelenlehre erneut auf und verändern dessen metaphysisches System insofern, als sie nun von einem einzigen Gott ausgehen. Diese Lehre greift Boethius, ein christlicher Neoplatonist, auf und adaptiert sie an die christlichen Inhalte. Das „unbeschreibliche göttliche Eine" Plotins wird so zum christlichen „Gott".

In dieser christlichen Glaubensauffassung finden wir Platons „Dreieinigkeit" wieder: den Dualismus von Körper und Seele, die Unsterblichkeit der Seele sowie die nicht im Diesseits anzustrebende, sondern im Jenseits erhoffte Glückseligkeit (genauer siehe z. B. Ricken, 2000; Spierling, 2004).

Aber was spricht dafür, an das Konzept des Dualismus und an eine unsterbliche Seele zu glauben?

Vorteile der Dualismustheorie

Nun, das Konzept einer unsterblichen Seele bringt etliche Vorteile mit sich, z. B.:
Angstreduktion. Der wesentliche Vorteil ist wohl darin zu sehen, dass die Annahme einer unsterblichen Seele bei den meisten Menschen die Angst vor dem eigenen endgültigen Verschwinden erheblich reduziert. Und Sicherheitsstreben und Angstreduktion waren wohl schon immer wesentliche Triebfedern menschlichen Agierens und Denkens.

Menschen, die die unsterbliche Seele mit konfessionellen Überzeugungen verbinden, werden in der Regel durch ihre jeweilige Religion mit inhärenten Normen und Zielen versorgt (siehe Kap. 1.4) und meinen häufig, deswegen nicht selbst für die Bestimmung ihrer Lebensinhalte und Lebensziele verantwortlich zu sein. Auch diese vermeintliche Senkung der Eigenverantwortlichkeit führt bei den so Denkenden zu einer Angstreduktion.

Trauerreduktion. Ein weiterer Vorteil ist in der Trauerreduktion zu sehen. Der trostspendende Glaube der Hinterbliebenen an das Weiterleben geliebter verstorbener Menschen im Jenseits und die Hoffnung auf ein späteres Wiedersehen ist als emotionaler Stabilisierungsfaktor nicht zu unterschätzen.

Politische Stabilität. Betrachten wir einige Versprechungen des Neuen Testaments hinsichtlich ewiger Seligkeit.

Zitat

„Selig sind die Sanftmütigen" (Matthäus, 5,5), „Selig seid ihr, wenn euch die Menschen hassen und euch ausstoßen und schmähen … euer Lohn ist groß im Himmel" (Lucas 6,22-3), „Selig sind die geistig Armen" (Matthäus 5,3), „Ihr Sklaven, seid gehorsam in allen Dingen euren irdischen Herren … in Einfalt des Herzens und in der Furcht des Herren … denn ihr wißt, daß ihr von dem Herrn als Lohn das Erbe empfangen werdet" (Kol. 3,22-4) oder „Es ist leichter, dass ein Kamel durch ein Nadelöhr gehe, als daß ein Reicher ins Reich Gottes komme" (Markus 10,25).

Aber nicht nur die christliche Glaubenslehre stabilisiert den Status quo der Besitzverhältnisse und damit, unabhängig von der Staatsform, die herrschende politische Schicht. Denn all jene, die die immerwährende Glückseligkeit im Jenseits an Verzicht, Glaubenskraft und Askese im Hier und Jetzt knüpfen, bedeuten keine Gefahr für die, die heute genießen und besitzen. Denn auf diese Weise sind die Besitzlosen auf die ewige Glückseligkeit vertröstet, können sich gar schon händereibend darauf freuen, später den heute Herrschenden und Besitzenden vorangestellt zu sein, und die Besitzenden brauchen sich dadurch in ihrem Besitz nicht bedroht zu sehen.

Gesundheit und Lebensverlängerung. Diverse Untersuchungsergebnisse scheinen den Zusammenhang zwischen Spiritualität und physischer Gesundheit zu belegen: Ob niedrigerer Blutdruck (Seeman et al., 2003), seltenere Karzinomerkrankung (Stefanek et al., 2004), längere Überlebensdauer bei HIV-Positiven (Pargament et al., 2001) oder generell positive Einflüsse auf das Immunsystem (Koenig & Cohen, 2002) oder die Lebenserwartung (Dwyer et al., 1990) – der Spiritualität wird von vielen Forschern hierbei ein signifikant positiver Einfluss zugeschrieben.

Dies wird allerdings von anderen Forschern bestritten, die meinen, dass die Kausalität für die beobachteten positiven Effekte ungeklärt sei. Ebenso gut kann hierfür der gesündere Lebensstil besonders spirituell eingestellter Menschen verantwortlich sein (z. B. keine harten und weichen Drogen, Monogamie, Fasten, innere Gelassenheit und Entspannung durch Gebete, Yoga etc.). Auch Placeboeffekte können diese Ergebnisse erklären (Frank, 1961; Brody & Brody, 2002).

Einkommenssicherung. An der Angst des Menschen vor Unsicherheit und dem Tod ließ sich wohl schon immer trefflich verdienen. Ganze Berufgruppen und Institutionen leben davon und sind am Erhalt des Dualismusglaubens interessiert. Ob Schamane, Medizinmann, Priester, Astrologe, Guru, Wunderheiler, Seelsorger und – nicht zuletzt – manches Mal auch der Psychotherapeut: Sie alle leben von der Hoffnung ihrer Mitmenschen, sie könnten ein Leben im Jenseits arrangieren, es beschwerdefrei und angenehm gestalten, und das Ganze bitte möglichst *sicher*. Und wenn das schon nicht geht, möge einem doch bitte die Unsicherheit oder zumindest die Angst genommen werden.

Kritik an der Dualismustheorie

Es gibt natürlich auch Gründe, die gegen die Annahme des Dualismuskonzepts und einer unsterblichen Seele sprechen. Ein wesentlicher ist wohl, dass viele Menschen die oben angeführten Aspekte unglaubwürdig oder unmoralisch finden, ohne dabei vielleicht in den Bewertungen so weit zu gehen wie Nietzsche, der die Auswirkungen der Dualismusannahme insbesondere auf die Stabilisierung der politischen Macht- und Besitzverhältnisse kritisiert, die er mit den oben genannte Aussagen und Versprechungen der Evangelisten in Verbindung bringt. Diese Versprechungen mögen Nietzsche veranlasst haben, Alkohol und Christentum als *die* beiden großen europäischen Narkotika anzunehmen (Nietzsche, 1988, Bd. 6, S. 104) und zu der Schlussfolgerung zu gelangen: „Es ist unanständig, heute Christ zu sein" (Nietzsche, a. a. O., S. 210). Aber es gibt auch zusätzliche, inhaltlich fundierte Kritik:

Biologische und physiologische Einwände. Alles, was wir heute über biologische und neurophysiologische Prozesse, über ein „reflexives Bewusstsein" (siehe z. B. Mead, 1969; Kriz, 2007), neurologische Prozesse wie z. B. Schmerzempfindungsfähigkeit und moralische Instanzen zu wissen glauben, unterstützt die Sichtweise der Dualismusvertreter nicht, denn ohne kognitive Prozesse, ohne Gehirn scheint Bewusstsein unmöglich zu sein. Im Gegenteil: Alles spricht dafür, dass unser bewusstes Leben gänzlich davon abhängt, ob und wie unser Nervensystem, unsere Gehirnzellen und Synapsen funktionieren (siehe z. B.: Schandry, 2003; Damasio, 2003; Kandel et al., 1991; Roth, 1996; 2001). Was mit denen nach unserem Tod geschieht, ist aber nur allzu deutlich beobachtbar. Demzufolge ist schwer erklärlich, wie es eine empfindsame, reflexive Seele mit Bewusstsein geben sollte. Aber das, was dann ohne Körper, ohne Hirn und Erinnerungen, ohne moralische Normen und ethische Instanzen, ohne Emotionen und Wünsche und ohne Bewusstsein übrigbliebe, was wäre das? Was hätte das noch mit dem „Ich" zu tun?

Naturwissenschaftliche Erkenntnisse sprechen dagegen, dass nach unserem Tod etwas von uns in Form von „Seele", etwas mit Erinnerungen, Emotionen und Bewusstsein durch die Sphären geistert oder sich an Orten (?) wie „Himmel" oder „Hölle" einfindet, um dort zu leiden oder zu jubilieren.

Aber hundertprozentig sicher ist das eben nicht ...

Logische Einwände. Auch wer vermutet, seine Existenz der Evolution zu verdanken – egal, ob diese wiederum durch einen Schöpfer bedingt ist oder nicht –

kann ja an einen, wie auch immer gearteten Dualismus und an ein Leben nach dem Tod glauben. Schauen wir uns diese Möglichkeit daher nun auch aus der Perspektive eines → Naturalisten an: Nach heutiger Erfahrung und nach der Evolutionslehre wird das, was die Natur zufallsbedingt hervorbringt, danach selektiert, inwieweit es förderlich für das Überleben einer Art ist oder nicht. Unter diesem Gesichtspunkt betrachtet, ist aber völlig unklar, worin denn der Vorteil für das Überleben einer Art in einer vom Körper abteilbaren, unsterblichen Seele bestehen sollte.

Aber angenommen, ein derartiger Überlebensvorteil ließe sich irgendwann begründen, so bliebe doch weiterhin unbeantwortet, warum der Dualismus und eine unendliche Existenz womöglich nur für eine, nämlich die menschliche Art gelten sollte.

Da Evolution fließend verläuft, käme man zudem beim Versuch, den Beginn und das Ende der „menschlichen" Art zu definieren, in weitere Erklärungs- und Begründungsschwierigkeiten, da der Unterschied zwischen Mensch und Tier nur willkürlich bestimmbar ist und die menschliche Art dann ohnehin nur als ein Zwischenstadium in der Entwicklung der Arten angenommen werden kann. Es sei denn, man möchte die gesamte Ahnenreihe unserer Entwicklungsgeschichte als „Vorfahren" mitberücksichtigen. Nach jetzigem Erkenntnisstand landeten wir dann im Jenseits neben dem Ur$^{100.000.000.000.000}$-Ahn „Opa-Einzeller", der sich bereits vor ca. vier Milliarden Jahren an tiefseeischen hydrothermalen Schloten, den „Schwarzen Rauchern", festgekrallt hat (siehe hierzu z. B. Schätzing, 2007), damit wir heute in Ruhe Croissants essen, Schampus schlürfen und ganz wichtige SMS-Botschaften tippen können. Aber hatte *der* bereits eine Seele?

Glaubenssystem-interne Widersprüche. Es bestehen aber auch diverse Widersprüche in den einzelnen Glaubenskonzepten selbst.

Wenn beispielsweise der Altruismus, die praktizierte Nächstenliebe, dazu dienen soll, später die höchstmögliche Belohnung zu erhalten, kann von Selbstlosigkeit ja wohl kaum noch die Rede sein, sondern bestenfalls von einem zweckgerichteten egoistischen Altruismus. Demnach dürfte nur durch ewige Glückseligkeit belohnt werden, wer sich altruistisch verhält, *ohne* zu glauben, dass so etwas belohnt wird, also *ohne* die entsprechenden religiösen Gebote und Versprechungen zu kennen. Aber wie kann man ihnen dann gehorchen und folgen?

1.3 Was ist der Sinn meines Lebens?

„Hallo, können Sie mir sagen, ob ich hier auf dem richtigen Weg bin?"

Wohl kaum. Um das entscheiden zu können, müsste man natürlich zunächst das angestrebte Ziel kennen.

Ähnliches gilt auch für Lebenszielanalysen und -planungen. Bevor wir uns mit ihnen beschäftigen, sollten wir verstanden haben, wohin die Reise gehen soll, das heißt in diesem Fall, wie die Axiome des Glaubenssystems unseres Patienten lauten, worin der Betreffende den Sinn seines Daseins sehen will. Erst wenn dieser verstanden ist, kann man sich sinnvoll daransetzen, entsprechende Lebensziele zu formulieren und zu planen.

Die Frage nach dem Sinn des eigenen Daseins lässt sich auf unterschiedliche Art stellen:

▶ Menschen, die an einen bewertenden Schöpfergott glauben und ihrem Leben einen inhärenten Sinn zuschreiben, werden dazu neigen, den Lebenszweck zu suchen, den der Schöpfer mit ihrem Dasein verknüpft hat. Ihre Fragestellung lautet dann: „Wozu bin ich hier?"

▶ Diejenigen, die ihre Existenz eher einem evolutionären Zufall zu verdanken meinen, können zwar natürlich auch an einen evolutionär bestimmten Zweck ihres Daseins glauben, werden sich aber in der Regel lediglich die Frage stellen „Wenn ich denn schon mal hier bin: Was will ich hier?" und sich damit auf die Suche nach eigenverantwortlich bestimmten Lebenszielen machen.

1.3.1 Lebenszweck

„Wozu bin ich hier?" Eine spannende lebensphilosophische Frage..., nur ist sie leider nur von einer Abstraktionsebene aus zu beantworten, die uns nicht zugänglich ist. Denn, um den Zweck unseres Daseins erkennen zu können, müssten wir ja *wissen*, zu welchem Zweck beispielsweise Gott oder die Evolution – wenn man Letztere denn als zweckverfolgende oder zielorientierte Instanz ansehen möchte – uns geschaffen haben, oder welche Aufgabe wir innerhalb des „intelligenten Designs" ausfüllen sollen.

Aber aus dieser Erkenntnis wird wohl so schnell nichts.

Inhärenter Lebenssinn. Allerdings liegt es nahe, dass Menschen, die an einen Anforderung stellenden, strafenden oder belohnenden Schöpfergott glauben, in der Regel davon überzeugt sind, dass ihrer Schöpfung und ihrem Dasein ein inhärenter Sinn zugrunde liegen müsse. Sie schreiben ihrem Leben in der Regel einen aus ihrem Glauben abgeleiteten Zweck zu und versuchen, ihre Lebensziele dann daraus abzuleiten. Dieser *inhärente* Lebenssinn und die daraus abgeleiteten Ziele sind dann „gottgewollt" und darüber hinaus nicht weiter zu rechtfertigen. Ihr Lebenssinn besteht dann darin, dem zu entsprechen, wofür Gott sie ihrem Glauben nach geschaffen hat. Allerdings ist nicht in jedem religiösen System der ihm innewohnende Lebenszweck so erschöpfend dargestellt, dass die Gläubigen daraus für ihr gesamtes Dasein eine Orientierungshilfe ableiten könnten.

Beispielsweise könnte der Daseinszweck, der aus dem Gebot „Seid fruchtbar und mehret euch!" abgeleitet werden kann, auch ein evolutionäres Gebot sein, ... falls die Evolution denn Gebote aufstellt. Nur die → Randbedingungen dieser Forderung wären unterschiedlich: Statt „... wenn du gehorsam und gut sein willst" stünde die Konsequenz „... wenn du nicht aussterben willst".

Vor- und Nachteile inhärenter Ziele. Menschen, die an einen Schöpfergott glauben, haben es bei der Lebenszielbestimmung also leichter, denn in der Regel liefert das jeweilige Glaubenssystem bereits die erforderlichen Orientierungsrichtlinien.

Die Vorteile dieser Herangehensweise liegen in der (vermeintlichen) Vermeidung eigenverantwortlicher, selbstbestimmter Entscheidungen und der Gefahrenabwehr, dafür dann womöglich zur Verantwortung gezogen zu werden, falls sie sich als falsch herausstellen sollten. Ihr Nachteil liegt in der Möglichkeit, dem falschen Glaubenssystem anzuhängen und völlig nutzlos dessen Einschränkungen und Regeln zu befolgen.

> **!** Die Frage nach dem Zweck des eigenen Lebens ist auf der uns höchstmöglichen Abstraktionsebene nicht zu erkennen und somit nicht objektiv zu beantworten. Unterschiedliche Glaubenssysteme bieten jedoch Möglichkeiten, den Lebenszweck daraus abzuleiten und dann zu *glauben*.

1.3.2 Lebensziel

„Was will ich hier?" Die Reflexion der eigenen Lebensziele ist wohl eine der wesentlichsten philosophischen Fragestellungen, die – solange sie unbeantwortet bleibt – zu allerlei psychischen Turbulenzen führen kann.

Psychotherapeuten werden daher nicht nur bei Patienten mit Depressionen, Burn-out-Syndromen oder Midlife-Crisis vor Beginn des eigentlichen Veränderungsprozesses eine Lebenszielanalyse und Lebenszielplanung vornehmen, denn ohne konkrete Zielvorgaben lassen sich weder in der Therapie, noch in der Beratung sinnvolle Interventionsstrategien ableiten (genauer siehe: Stavemann, 2008a, Kapitel 3).

Eigenverantwortlich gesetzte Ziele. Diejenigen, die, wie z. B. Sartre und die Mehrheit der überwiegend atheistischen zeitgenössischen Philosophen, ihrem Dasein keine inhärenten, gottgegebenen Ziele zuschreiben, sind gefordert, ihrem Leben einen selbst verordneten Sinn zu geben, wenn sie nicht orientierungslos im Hier und Jetzt herumirren möchten. Denn das Leben bleibt dann solange ohne Sinn, wie man sich nicht der Verantwortung stellt, ihm einen zu geben (Sartre in Baggini, 2006).

Aber auch aus der → agnostischen Position liegt es nahe, Lebensinhalte eigenverantwortlich zu bestimmen, solange der Wille eines möglicherweise existierenden Schöpfergottes und daraus abgeleitete „richtige" Lebensinhalte nicht objektiv erkennbar sind.

Vor- und Nachteile eigenverantwortlich gesetzter Ziele. Der Vorteil dieses Vorgehens liegt in der Entscheidung eigener Lebensinhalte nach eigenem Geschmack – so lange das Leben denn eben dauert – und in der Vermeidung der Restriktionen und Verzichte, die ein Leben nach inhärenten oder fremdbestimmten Lebenszielen mit sich bringt. Ihr Nachteil liegt in der Gefahr, womöglich dafür zur Verantwortung gezogen zu werden, falls es denn doch einen Schöpfergott geben sollte, der bestimmte Erwartungen an uns hegt und uns dafür bestraft, wenn wir diese nicht befolgen, – obwohl er uns nicht ermöglich hat, sie zu erkennen.

Inhärente oder eigenverantwortlich gesetzte Ziele?

Über die oben beschriebenen Vor- und Nachteile hinaus, die inhärente oder eigenverantwortlich bestimmte Lebensinhalte mit sich bringen, scheint es für die eigene Lebenszufriedenheit unbedeutend zu sein, *wie* jemand den Sinn seines Daseins definiert – Hauptsache, er tut es …

Denn unstrittig scheint, dass es für die psychische Gesundheit unabdingbar ist, seinem Sein im Hier und Jetzt einen Sinn zu geben, und dass es der eigenen Lebenszufriedenheit dient, jederzeit zu wissen, *wozu* man etwas tut, *wohin* man möchte, *weshalb* man etwas erreichen will. Aber dazu müsste natürlich erst einmal geklärt sein, was man für ein „erfülltes Leben" hält.

Für Watzlawick et al. (2003) ist es dabei gleichgültig, wie unser selbst geschaffenes Weltbild und die damit verbundenen Zielsetzungen genau aussehen, solange man sinnvolle Gründe für die eigene Existenz findet. Er folgt damit der Ansicht Nietzsches („Wer ein Warum zum Leben hat, erträgt fast jedes Wie"). Auch Baggini (2006) sieht für die Lebenszufriedenheit keinen Unterschied darin, ob dieses Warum von einem Schöpfergott erdacht oder eigenverantwortlich selbst festgelegt ist.

> **!** Es gibt keine gesicherten, erkennbar *richtigen* Lebensziele. Aber dennoch sind – egal was jemand glaubt – inhärente oder eigenverantwortlich gesetzte Lebensziele für die eigene Lebenszufriedenheit notwendig.
>
> Nur wer klare, reflektierte Ziele vor Augen hat, weiß, *wozu* er gerade etwas tut oder auf etwas verzichtet.
>
> Nur wer Ziele hat, hat die Möglichkeit, mit sich selbst zufrieden zu sein, wenn er ihnen näher kommt.

1.4 Strategien für typische Widerstände

Nachfolgend werden einige Beispiele angeführt, wie der Therapeut bei der Besprechung lebensphilosophischer Themen vorgehen kann, um seinen Patienten bei deren Reflexion und Entscheidungsfindung zu helfen.

„Da kann ich mir ja gleich die Kugel geben!"

Manche Menschen reagieren recht erschrocken, ängstlich oder resigniert, wenn sie die Möglichkeit bedenken, dass ihre Existenz begrenzt sein könnte oder dass inhärente Ziele nicht zweifelsfrei erkennbar und verfolgbar sind. Einige neigen dann dazu, gleich auch das Erreichbare aufgeben zu wollen, wenn sie nicht alles komplett bekommen können. Wir haben es dann mit einem Schwarz-Weiß-Maler, einem Alles-oder-nichts-Denker zu tun. (Zur Beschreibung dieser Denkmuster, seiner Symptomgewinne und -kosten siehe: Stavemann, 2001, Kapitel 4.5 oder 2003, Abschnitt 3.1.5.) In diesem Fall lautet die Maxime: „Wenn ich etwas nicht endlos, für immer und ewig genießen kann, dann will ich es gar nicht haben."

Zudem handelt es sich hierbei offensichtlich um einen auf das Jenseits fixierten Anhänger des Dualismus, denn dermaßen frustriert in seinem Alles-oder-nichts-Denken kann nur reagieren, wer an das Jenseits geglaubt hat und nun plötzlich feststellt, dass die Belohnung unsicher ist und er womöglich auf die erhofften immerwährenden Freuden der Seele verzichten muss.

Therapeutischer Ansatz. Es lohnt sich wohl, die Logik der hier zugrundeliegenden Maxime mit Hilfe von Analogien in einem hedonistisch-logischen Disput (siehe Kapitel 5) zu untersuchen:

▶ „Sie meinen, man sollte sich nicht zum Hummeressen einladen lassen, weil der womöglich ausgezeichnet schmeckt und man sich nicht sicher sein kann, ob man ihn sich auch künftig immer leisten kann?"

▶ „Man sollte nicht ins Kino gehen, weil der Film irgendwann zu Ende ist?"

▶ „Man sollte keine Kinder haben, weil die vor einem sterben könnten?"

▶ „Man sollte sich gar nicht erst ins Bett legen, weil man morgen ja doch wieder aufstehen muss?"

▶ „Man soll auf alle großen und kleinen Freuden im Leben verzichten, nur weil sie vorübergehend sind?"

▶ „Sind Sie bereit, die Konsequenzen aus dieser Sichtweise in Form eines vorübergehenden, dafür aber freudlosen Lebens zu ertragen, oder halten Sie es für sinnvoller, das Leben möglichst so lange zu genießen, wie es denn dauert?"

Zudem könnte der Therapeut das Seelenkonzept des Patienten hinterfragen: „Aber was ist das: Seele? Was ist das, was ohne Ihren Körper, ohne Ihr Gehirn und damit ohne Ihre Erinnerungen, ohne Ihre moralischen Normen und ethischen Instanzen, ohne Ihre Emotionen und Wünsche, ohne Ihr Bewusstsein noch übrig bleibt? Sind das noch Sie?"

Anschließend wäre sicherlich eine Reflexion der einzelnen Kritikpunkte an der Dualismustheorie (siehe Kapitel 1.2 auf S. 12 f.) förderlich.

Natürlich darf jeder weiterhin an eine unsterbliche schmerzempfindliche, moralische Instanzen beinhaltende Seele mit andauerndem Bewusstsein *glauben*. Allerdings wird er dann auch die Konsequenzen dieses Glaubenskonzepts mit zu (er-)tragen haben.

„Sie meinen, jeder kann machen, was er will?!"

Vermutlich ist das als provokative Frage gemeint, und der Fragende erwartet nicht tatsächlich ein „ja". Aber manche ziehen aus der Möglichkeit, dass es keine richtende überirdische Instanz geben könnte, tatsächlich die Schlussfolgerung, dass dann moralisches, ethisches Handeln unmöglich sei. Meist nützt dann auch die Erkenntnis nicht, dass auch „Ungläubige" sich aus eigenem Interesse moralisch und ethisch „korrekt" verhalten, weil sie nicht nur die Konsequenzen ihres Verhaltens betrachten, sondern auch ohne höhere Instanz um eine moralische Lebensweise bemüht sind – nur das diese dann eben nicht den Anschein der objektiven Richtigkeit erweckt. Und genau darum geht es bei diesem Einwand vermutlich: Dass der Betreffende bisher mehr oder weniger rigide normativ lebt, sich mit „allgemeingültigen" Normen und Werten in Sicherheit wähnte, diese aus Angst vor irdisch-sozialen oder überirdischen Sanktionen befolgte, obwohl er vielleicht gern etwas anderes getan hätte, eine eigenverantwortliche Zielbestimmung jedoch vermieden hat. Diese vermeintliche Sicherheit ist nun dahin, die damit verbundene Relativität von „richtig" und „falsch" wird als Bedrohung empfunden.

Therapeutischer Ansatz. Der Therapeut sollte die Frage schon aufgreifen, selbst wenn sie provokativ gestellt oder rhetorisch gemeint sein sollte, denn sie enthält einiges, was sich zu reflektieren lohnt:

„Um Ihre Frage gleich zu beantworten: So lange es in seiner Macht, im Rahmen seiner Möglichkeiten und Fertigkeiten steht: Ja, da kann jeder machen, was er will. Aber konnte das nicht ohnehin jeder, unabhängig von der Annahme, dass der Tod unser Dasein endgültig beendet?

Oder meinen Sie damit, man kann für den Fall, dass es kein ewiges Leben gibt, machen, was man will, ohne dafür die Konsequenzen tragen zu müssen? Wären denn Ihre eigenen moralischen Regeln oder irdische Konsequenzen Ihres Verhaltens, wie z. B. abgelehnt oder ausgegrenzt zu sein, bestraft oder ins Gefängnis gesperrt zu werden, für Sie nicht wichtig genug, um nicht immer das zu tun, was Sie gerade am liebsten täten?"

Weiterhin wird der Therapeut betrachten, welche Ziele der Patient aus welchen Gründen bisher nicht verfolgt hat. Trifft er dabei auf irrationale oder spekulative Argumente (z. B. Angst vor Selbstwertverlust wegen sozialer Ablehnung oder fehlendem Perfektionismus, Angst vor Bestrafung durch eine überirdische Macht), wird er die ihnen zugrundeliegenden Konzepte reflektieren lassen.

Im ersten Fall bietet sich ein explikativer Sokratischer Dialog (siehe Kapitel 5) zum Thema „Was ist ein wertvoller Mensch?" an, um die dysfunktionalen Kriterien der Selbstwertschöpfung aufzudecken und verändern zu lassen (Vorgehen und kommentiertes Dialogbeispiel siehe: Stavemann, 2007, Kapitel 7.2), im zweiten eine Reflexion darüber, ob der Patient an einen Gott glauben und ihm dienen möchte, der ihn offensichtlich so geschaffen hat, dass er die „Fehler", die er begeht, gar nicht erkennen *kann* und ihn dennoch dafür derart hart bestraft. Dieses ungerechte, willkürliche, gnadenlose Vorgehen verträgt sich kaum mit dem Bild eines gütigen, liebenden, vergebenden Gottes.

„Wenn das alle so sehen, würde ja Anarchie ausbrechen!"

Wie im vorherigen Fall spricht hier jemand, der vermutlich aus Angst vor Sanktionen anders lebt, als er möchte, jemand, der sich scheut, Ziele eigenverantwortlich aufzustellen und zu verfolgen.

Häufig wird das ängstliche, rigide Festhalten an vermeintlich allgemeingültigen Normen damit gerechtfertigt, dass man damit Chaos und Anarchie verhindern könne. Vermutlich sehen diese Menschen ihre eigenen Durchsetzungs- und Überlebenschancen in derartigen Konkurrenz- und Überlebenskampfsituationen nicht allzu rosig.

Therapeutischer Ansatz. Zum einen sollte der Therapeut die Logik dieser unterstellten „zwangsläufigen" Konsequenz prüfen. Dazu kann er mit dem Patienten über folgende Fragen reflektieren:

▶ „Hat ein nicht-anarchistisches, sozial geregeltes Zusammenleben auch dann Vorteile im Hier und Jetzt, wenn nach dem Tod alles vorbei ist?"

▶ „Gibt es einen Grund anzunehmen, dass die Menschen unbedingt auf die Vorteile eines geregelten sozialen Zusammenlebens verzichten wollten, wenn sie ihren Tod als etwas Endgültiges betrachten?"

Vermutlich werden die meisten – trotz ihres obigen Einwands – die erste Frage noch immer mit „ja" und die zweite mit „nein" beantworten.

Zum anderen kann der Therapeut mit dem Patienten reflektieren, was an anarchistischen Situationen neu und *zusätzlich* bedrohlich wäre. Wenn unter Anarchie, dem Zustand der Gesetzlosigkeit, die Macht des Stärkeren oder „survival of the fittest" verstanden wird, dann ist die Natur in unserer Welt wohl zum Großteil anarchistisch. Aber offensichtlich hat sie auch soziale Systeme hervorgebracht, wobei zumindest *innerhalb* dieser Systeme anarchistische Verhaltensweisen sanktioniert werden. Das kann natürlich ein weiterer anarchistischer Trick sein, weil das System und jedes seiner Mitglieder damit „sicherer" wird und seine Überlebenschance zu Lasten anderer, die nicht diesem System angehören, erhöht.

Es ließe sich auch darüber nachdenken, ob anarchistische Zustände nicht deswegen ausgelöst werden, *weil* manche Menschen an ein Leben nach dem Tod glauben und deswegen religiös motivierte Kriege anzetteln und sich dabei anarchistisch verhalten (siehe hierzu z. B. auch: Harris, 2007).

„Das wäre ja fürchterlich, wenn nach dem Tod alles vorbei ist!"

So denken wohl viele, wenn sie die Möglichkeit eines endlichen Daseins in Betracht ziehen, und nicht nur Menschen mit übersteigertem Ego mögen nicht wahrhaben, dass ihr Selbst auf einmal nicht mehr existieren, dass nichts von ihnen übrig bleiben soll. Manche versuchen vielleicht, zumindest ihre Gene oder besondere Leistungen zurückzulassen, um bloß nicht vergessen zu werden. Gleichzeitig zweifeln sie doch, ob es ausreicht, wie lange es vorhält, bis einen dann schließlich auch noch der letzte Mensch vergessen hat, so, als sei man gar nicht hier gewesen. Entsetzlich!

Therapeutischer Ansatz. Schauen wir uns zunächst die Logik dieser Aussage an, denn so ganz nachvollziehbar ist sie nicht: Was genau ist daran so furchtbar, wenn „nichts" mehr ist? Was ist an „Nicht-Existenz" so schwer auszuhalten?

Die wenigsten Menschen finden es schlimm, geschweige denn furchtbar, dass sie nicht bereits zur Zeit des Dreißigjährigen Krieges oder in der Steinzeit existierten, dass sie zu diesem Zeitpunkt „nichts" waren. Wieso jetzt auf einmal?

Es ist schon nachvollziehbar, dass jemand, der mit seinem Leben glücklich und zufrieden ist, ungern darauf verzichten mag und es weiter genießen möchte. Möge es doch nur noch etwas andauern! Doch, das ist schon verständlich. Aber was gibt es zu befürchten, wovor muss man Angst haben, wenn das nicht geht und plötzlich „nichts" ist?

Wie ist das denn bei anderen Genüssen: ein Film, den ich spannend finde, ein Fünf-Gänge-Menü, das mir schmeckt, mein Hobby und andere genussvolle Leidenschaften. *Müssen* die immer weitergehen, oder ist es nur schade, wenn sie vorbei sind? Oder kann ich nicht sogar froh sein, sie genossen zu haben? Und gilt Gleiches nicht auch für mein genussvolles Leben?

Versuchen wir schließlich die stoische Erkenntnis über den schrecklichsten aller Schrecken zu erarbeiten.

„Nicht die Dinge selbst, sondern die Meinungen über die Dinge beunruhigen die Menschen. So ist z. B. der Tod nichts Schreckliches, … sondern die Meinung über den Tod, dass es etwas Schreckliches sei, das ist das Schreckliche." (Epiktet, 2006: 5) Oder: „Nichts ist im Leben für *den* Menschen furchtbar, der begriffen hat, dass im Nichtleben nichts Furchtbares liegt." (Epikur, 1973, S.267, Hervorh. d. d. V.)

Diese Einsichten lassen sich günstigerweise mit Hilfe eines explikativen Sokratischen Dialogs zum Thema „Was sind Gefühle?" erarbeiten. (Zum Vorgehen siehe Kapitel 5.2; kommentierter Beispieldialog in: Stavemann, 2007, Kapitel 7.1.)

„Und wenn es doch eine Hölle gibt?"

Tja, Pech gehabt, wenn es einen dahin verschlägt. Aber das ist das unabwendbare Risiko, wenn jemand in Unsicherheit, in Unkenntnis der Realität sowie ihrer Regeln und Gesetze entscheiden muss.

Hier wehrt sich ein Sicherheitsdenker, jemand der glaubt, *unbedingt* Sicherheit zu benötigen, gegen Wahrscheinlichkeiten, und der Therapeut solle ihm bitteschön dabei helfen, garantiert die richtige Entscheidung zu treffen, die richtigen Lebensziele aufzustellen und zu verfolgen.

Therapeutischer Ansatz. Beginnen wir mit einem empirischen Disput (siehe Kapitel 5):

▶ „Wir hatten ja bereits die grundsätzlichen Wahlmöglichkeiten 1a, 1b und 2 betrachtet (siehe Kapitel 1.1) und festgestellt, dass uns die Erkenntnisfähigkeit fehlt, um die wahre Lösung zu erkennen. Wenn Sie zwischen drei Möglichkeiten raten durften, was hätten Sie tun können, um zu verhindern, dass Sie womöglich falsch liegen?"

▶ „Wenn von drei Möglichkeiten eine richtig ist, Sie aber nur raten können, ist es dann sinnvoller, gar nicht zu raten, weil in zwei Dritteln ein Misserfolg zu erwarten ist, oder sollte man die Chance nutzen, um wenigstens eine Erfolgsaussicht von einem Drittel zu behalten?" Und weiter:

▶ „Angenommen, Sie hätten die richtige Alternative erraten. Wie hoch schätzen Sie die Wahrscheinlichkeit, nun auch die Maßstäbe korrekt zu erraten, nach denen Ihr Leben dann schließlich beurteilt wird?"

Der Therapeut sollte auch das Konzept von „Himmel" und „Hölle" prüfen lassen. Schauen wir doch einmal genau hin, wer oder was denn in der Hölle bestraft werden könnte, sollte es denn doch eine geben. Körperliche Pein, wie sie gern in mittelalterlichen Darstellungen der Hölle vermittelt wird, brauchen wir wohl nicht zu fürchten, wenn wir uns daran erinnern, was mit unserem Körper, unserem Nervensystem und unserem Gehirn dann bereits passiert ist. Doch deren Funktionsfähigkeit wären für das Empfinden von seelischem und körperlichem Schmerz ja wohl Voraussetzung …

Eine Hölle kann nur fürchten, wer an den Dualismus glaubt, und diese gewagte Hypothese sollte hier reflektiert werden. Nach dem bereits oben Dargelegten spricht ja scheinbar alles *dagegen* anzunehmen, dass etwas von unserem Körper Abgespaltenes eigenständig weiterlebt und noch immer ein empfindsames, bewusstes „Ich" ist.

Aber hundertprozentig sicher ist das eben nicht, und genau dass möchte ja dieser Patient: Sicherheit. Um die Irrationalität dieser Forderungen herauszuarbeiten, bietet sich ein explikativer Sokratischer Dialog zum Thema „Was ist Sicherheit?" an. (Zum Vorgehen siehe Kapitel 5. Ein kommentiertes Dialogbeispiel findet sich in: Stavemann, 2007.)

„Aber die Nahtod-Erfahrungen zeigen doch, dass etwas nach dem Tod kommt!"

Manche Patienten berufen sich auf die seit Jahrzehnten in den Medien immer wieder auftauchenden Berichte über Nahtod-Erfahrungen von Menschen, die bereits für klinisch tot erklärt wurden, aber dann doch wieder das Bewusstsein erlangt haben. Sie berichten von intensiven optischen und auditiven Erfahrungen „nach dem Tod" (z. B. hören sie sphärische Klänge, sehen ein helles Licht am Ende eines Tunnels, bereits verstorbene Angehörige oder sich selbst von oben, wie sie auf ihrem Todeslager liegen). Solche Berichte wurden und werden von interessierter Seite gern als Beleg für ein Leben nach dem Tod herangezogen. Aber ist das wirklich schlüssig und zwingend?

Es gibt diverse wissenschaftlich fundierte Erkenntnisse, die gegen eine derartige Deutung sprechen. Betrachten wir hier die wesentlichsten.

Das Gehirn im Drogenrausch. In den letzten Lebensaugenblicken befindet sich der Organismus durch die dann ausgeschütteten Stresshormone und körpereigenen Endorphine häufig in einer Art Drogenrausch. Kann man solche Menschen später noch befragen, weil sie reanimiert werden konnten, ähneln ihre Erfahrungen und Sensationen meist denen anderer Menschen, die sich in einem (Drogen-)Rausch befanden. Auch diese Nahtod-„Erfahrungen" lassen sich vermutlich auf eben diese körpereigenen Reaktionen zurückführen und somit als Illusion erklären.

Das Gehirn im „Replay"-Modus. Betrachtet man die berichteten Nahtod-Erfahrungen inhaltlich, fällt auf, dass niemand der Betroffenen etwas beschreibt, was ihnen gänzlich neu war, etwas vorher Unbekanntes, Unbeschreibliches, Unvorstellbares. Die Berichte und „Erfahrungen" entsprechen den Vorstellungen oder den Erinnerungen, welche die Betroffenen bereits vorher in sich trugen. Damit liegt die Vermutung nahe, dass im Gehirn nur – zufällig oder auch nicht – bestimmte neuronale Verknüpfungen aktiviert wurden, die bereits Bekanntes oder schon einmal Vorgestelltes reaktivieren.

Das Gehirn als Regisseur. Diverse neurophysiologische Versuche belegen, dass das (nicht nur menschliche) Gehirn in der Lage ist, außerkörperliche Erfahrungen selbst herzustellen. Wie einfach die räumliche Einheit von Körper und Selbst aufzulösen und die Selbstwahrnehmung manipulierbar ist, konnten z. B. Ehrsson (2007) und Lenggenhager et al. (2007) durch simple neurophysiologische Versuche nachweisen. Dabei gelang es ihnen, bei den Probanden „außerkörperliche Erfahrungen" zu erzeugen und den Eindruck zu erwecken, sie betrachteten sich selbst von außen.

Die scheinbar außerkörperlichen Erfahrungen lassen sich also durch neuronale Gehirnprozesse erklären, die sich – wie bei den hier zugrunde gelegten Versuchen – ohne weiteres auch bei Personen erzeugen lassen, die reflexionsfähig und bei vollem Bewusstsein sind. Metzinger (2003) geht in punkto „Bewusstsein" sogar noch weiter, wenn er aufgrund eigener Versuche eine „Selbstmodell-Theorie der Subjektivität" formuliert, die besagt, dass niemand je ein „Selbst" war oder hatte, sondern dass das bewusste „Ich" und das Selbstbewusstsein ständigen Veränderungen unterworfen ist, so dass man einer Selbst-Wahrnehmung ohnehin nicht trauen sollte.

1.5 Weiterführende Literatur

Baggini, J. (2004). What's It All About? – Philosophy and the Meaning of Life. London: Granta Books. Dt.: (2006). Der Sinn des Lebens. Philosophie im Alltag. München: Piper.

Baggini, J. (2003): Atheism: A Very Short Introduction. Oxford University Press.

Mackie, J.L. (1985). Das Wunder des Theismus. Argumente für und gegen die Existenz Gottes. Stuttgart: Reclam.

Nagel, T. (1990). Was bedeutet das alles? Eine kurze Einführung in die Philosophie. Stuttgart: Reclam.

Schätzing, F. (2007). Nachrichten aus einem unbekannten Universum. Eine Zeitreise durch die Meere. Köln: Kiepenheuer & Witsch. (Auch als Patientenlektüre geeignet.)

Taylor, C. (2002). Die Formen des Religiösen in der Gegenwart (2. Aufl.). Frankfurt/M.: Suhrkamp.

Vossenkuhl, W. (2005). Philosophie für die Westentasche. München: Piper.

Watzlawick, P. (2005). Wie wirklich ist die Wirklichkeit? Wahn – Täuschung – Verstehen (3. Aufl.). München: Piper.

2 Lebenszielanalyse: Den Ist-Zustand erheben und prüfen

 Keine Zielanalyse, bevor die metaphysischen Axiome des Glaubenssystems verstanden und reflektiert wurden!

Bei der Zielanalyse wird untersucht,

▶ welche Ziele der Patient zur Zeit lang-, mittel- und kurzfristig in welchen unterschiedlichen Bereichen bereits verfolgt,
▶ wie viel Zeit und Energie er für die einzelnen Ziele aufwendet,
▶ ob diese Aufteilung realistisch ist,
▶ ob der Energie- und Zeitaufwand den Energieressourcen und Wünschen des Patienten entspricht,
▶ welche dieser Ziele eventuell irrational oder widersprüchlich und somit für bestehende Störungen verantwortlich sind und
▶ wo der Betroffene selbst Probleme, Entscheidungs- oder Veränderungsbedarf sieht.

2.1 Bestehende Lebensziele erheben

Unterteilung der Lebensziele in Lebenszielbereiche

Viele Menschen sind zunächst völlig überfordert, wenn man sie nach ihren Lebenszielen fragt. Um sie aus der anfänglichen Verwirrung zu führen, hat es sich bewährt, die Ziele in verschiedene lebensrelevante Bereiche aufzuteilen und damit die Aufgabe zu strukturieren. In der Regel fällt es dann leichter, zu den einzelnen Punkten konkrete Ziele zu nennen.

Die Patienten werden daher gebeten, mit Hilfe von Arbeitsblatt 3 („Eigene Lebensziele bestimmen") sämtliche ihrer bereits vorhandenen Ziele für folgende Bereiche zu formulieren:

(1) Familie/Partner/Sozialkontakte,
(2) Beruf/Karriere/verfügbare Geldmittel,
(3) Hobbys/Freizeitverhalten,
(4) andere Bereiche (z. B. Kirche und Glaube, notwendige Tätigkeiten zur Linderung von Krankheit und Gebrechen).

Die hier gewählte Aufteilung geht über die Adlers (2004) hinaus, der sämtliche Lebensfragen nur den drei Bereichen Gemeinschaftsleben, Arbeit und Liebe zuordnet, denn in unserer heutigen Gesellschaft spielt für viele das Freizeitverhalten sicherlich eine größere Rolle als zu Adlers Zeiten in der ersten Hälfte des 20. Jahrhunderts. Zudem sollen auch „sonstige" Ziele berücksichtigt werden, wie spirituelle Ziele, die Pflege nahestehender Personen oder Ziele der eigenen Gesundheitserhaltung bzw. Krankheitslinderung, da diese für einige einen erheblichen Zeit- und Energieaufwand erfordern.

Unterteilung in lang-, mittel- und kurzfristige Ziele

Eine weitere Strukturierungshilfe beim Erstellen der eigenen Lebensziele ist die Unterteilung in langfristige Ziele und Etappenziele. Dabei soll wie folgt vorgegangen werden:

Zunächst beschreibt der Betreffende den Ist-Zustand in sämtlichen oben genannten Bereichen, anschließend die langfristigen Ziele (z. B. in 30 Jahren) zu den einzelnen Bereichen, danach die mittel- und die kurzfristigen Etappenziele, z. B. in zehn Jahren und in einem Jahr (vgl. u. a. Boelicke, 2004; Stavemann, 2008).

Priorität der langfristigen Ziele. Einer der häufigsten Fehler bei der Lebenszielbestimmung besteht darin, mit den kurzfristigen Zielen zu beginnen.

Vielen Menschen fällt es zwar leichter, zunächst die Ziele zu benennen, die die unmittelbare Zukunft betreffen, die ihnen „auf den Nägeln brennen" und möglicherweise auch Symptomstress verursachen, dennoch wäre der Therapeut schlecht beraten, deswegen zunächst auf die Erarbeitung der langfristigen Ziele zu verzichten und sich stattdessen mit den kurz- und mittelfristigen zu beschäftigen. Denn solange er die Oberziele nicht kennt, hat er keinen Bewertungsmaßstab für die Etappenziele.

Mittelfristige und kurzfristige Ziele sind Etappenziele auf dem Weg zu langfristigen Zielen und haben sich diesen entsprechend unterzuordnen, wenn sie rational und funktional sein sollen. Da dieser Zusammenhang Patienten häufig schwer eingängig ist, empfiehlt sich eine entsprechend ausführliche Begründung z. B. unter Verwendung von Analogien (siehe hierzu das Beispiel in Kapitel 2.4 auf S. 34 ff. und Kapitel 4.7 auf S. 88 ff.) oder durch Hinweis auf Arbeitsblatt 2 („Lebensziele").

Energie- und Zeitbedarf erheben

Häufig sind die Probleme, die Menschen aufgrund ihrer Lebensziele erleiden, gar nicht so sehr durch die Ziele selbst bedingt, als vielmehr durch die unrealistische Zeit- und Energieplanung, mit der diese verfolgt werden. Insbesondere die Probleme der Selbstüberschätzer – ob manisch oder nicht – und die der Maßlosen (siehe Kapitel 3.2.1 auf S. 49 f.) lassen sich hierauf zurückführen.

Was sind Lebensziele?

Als Lebensziele bezeichnet man das, was Menschen sich vornehmen, während ihres Lebens zu tun. Dabei folgen sie bestimmten Vorsätzen und Moralvorstellungen.

Was sind „gute" Ziele?

Prinzipiell gibt es keine „guten" oder „schlechten", „sinnvollen" oder „sinnlosen" Lebensziele. Damit sie uns keine Probleme bescheren, sollten sie allerdings grundsätzlich erreichbar sein, zu unseren persönlichen moralischen, sozialen und kulturellen Normen passen und sich darüber hinaus nicht gegenseitig blockieren oder gar sabotieren. Weil aber die Moralvorstellungen, religiösen und sozialen Glaubens- und Normensysteme und die ethische, kulturelle und spezifische Entwicklung der Menschen sehr unterschiedlich sind, gibt es keinen objektiv richtigen, für alle Menschen „gültigen" Maßstab, nach dem die eigenen Lebensziele erstellt werden könnten.

Beispiele für konkrete Lebensziele sind:
▶ „Ich will versuchen, einen Partner zu finden und eine Familie zu gründen."
▶ „Ich möchte bis zu meinem 50. Geburtstag die Welt umsegeln."
▶ „Ich möchte bei allem, was ich tue, meine eigenen moralischen Gebote befolgen."

Beispiele für unkonkrete, untaugliche Lebensziele sind:
▶ „Ich möchte glücklich sein."
▶ „Ich heirate Manuela und bekomme mit ihr zwei Söhne und eine Tochter."
▶ „Ich tue nur, was hundertprozentig und absolut sicher ist."
▶ „Kinder will ich nicht, aber im Alter würde ich mich gern um meine Enkel kümmern."

Derartige Ziele sind untauglich, weil
▶ sie ein Ergebnis beschreiben und nicht die Bedingungen, die dahin führen,
▶ sie nicht autark, aus eigener Kraft erreichbar sind,
▶ sie etwas fordern oder unterstellen, was es nicht gibt, oder
▶ sie sich gegenseitig widersprechen, verunmöglichen oder sabotieren.

Wie erkennt man seine Lebensziele?

Die Frage nach den eigenen Lebenszielen ist für viele nicht so einfach zu beantworten, besonders dann nicht, wenn man noch nie konkret darüber nachgedacht hat. Häufig fällt die Antwort leichter, wenn man die Frage in einzelne Lebensbereiche und Lebensinhalte aufteilt:
▶ Was will ich im Bereich Familie, Partnerschaft und soziale Kontakte erreichen?
▶ Wodurch will ich meinen Lebensunterhalt verdienen und die Zielverfolgung in den andern Bereichen bezahlen?
▶ Was will ich in meiner Freizeit genießen? Welche Hobbys will ich verfolgen?
▶ Welche anderen Lebensinhalte sind mir wichtig?

Nun lassen sich diese einzelnen Bereiche mit Inhalten füllen, indem man sich folgende Fragen beantwortet: „Was will ich im jeweiligen Bereich mit der mir verbleibenden Zeit anfangen? Wie will ich sie nutzen, was will ich erreichen, so dass ich nach heutigem Wissen später sagen kann: ‚Das war gut so! Das würde ich wieder so machen. Schade, wenn es jetzt vorbei ist, aber ich habe das Beste daraus gemacht!'?"

© Stavemann: Lebenszielanalyse und Lebenszielplanung. Weinheim: Beltz PVU, 2008

Kurz-, mittel- und langfristige Ziele

Es gibt Dinge, die stehen heute zur Entscheidung an, andere erst in etlichen Jahren und wieder andere erst in Jahrzehnten. Vielen Menschen fällt es zwar leichter, zunächst die Dinge zu benennen, die die unmittelbare Zukunft betreffen, die ihnen „auf den Nägeln brennen" und möglicherweise auch Probleme verursachen. Andere haben vielleicht keine Lust, so weit vorauszudenken und zu planen, oder sie wollen erst sicher sein, dass es auch so kommt, wie sie es hoffen. Aber sie wären schlecht beraten, *deswegen* zunächst darauf zu verzichten, ihre langfristigen Ziele zu erarbeiten und sich stattdessen mit den kurzfristigen zu beschäftigen, denn so lange ihnen die Oberziele fehlen, können kurzfristige Ziele nicht sinnvoll bestimmt werden, weil ihnen dann die endgültige Orientierung fehlt. Kurz- und mittelfristige Ziele sind *Etappenziele* auf dem Weg zu den langfristigen Zielen!

Zuerst die langfristigen Ziele bestimmen! Einer der häufigsten Fehler bei der Lebenszielbestimmung besteht daher darin, mit den kurzfristigen Zielen zu beginnen. Das wäre so, als wenn jemand auswandern will, obwohl er sich noch nicht entschieden hat, ob er lieber nach Australien oder Kanada möchte – und trotzdem unbedingt schon losreisen will. Aber in welche Richtung soll er fahren, so dass es ihm nachher nicht leidtut, weil er – wenn er sich dann doch endlich entschieden hat – womöglich in die falsche Richtung gereist ist und den gesamten Weg nun wieder zurück muss?

Oder in einem anderen Fall: Ein Student hat Probleme, sich auf die Prüfung vorzubereiten, da er große Angst vor dem Versagen und dessen Konsequenzen hat. Eigentlich weiß er gar nicht so genau, warum er dieses Fach studiert, denn er hat keine Vorstellung davon, ob er jemals in diesem Bereich arbeiten möchte. Was sollte er zunächst klären: Wie er den Prüfungsstoff lernen kann, oder ob es überhaupt für seinen Lebensplan sinnvoll ist, dieses, ein anderes oder gar kein Studium abzuschließen?

Zeit- und Energieverbrauch für Ziele

Häufig unterscheiden sich die bereits gelebten Ziele gar nicht einmal inhaltlich so sehr davon, wie jemand sich dies idealerweise vorstellt, sondern er kommt lediglich mit seiner Zeit- und Energieverteilung ins Schleudern, so dass manche Ziele deswegen auf der Strecke bleiben, weil der Tag eben nun einmal nur 24 Stunden hat. Es ist dann die bestehende Aufteilung von Zeit und Energie für die einzelnen Bereiche oder Lebensziele, womit manche unzufrieden sind (z. B. wenn jemand mehr Zeit und Energie für die Familie investieren möchte und weniger in seine Karriere).

Neben der reinen Lebenszielauflistung ist es daher auch zweckmäßig, zu entscheiden, wie viel Zeit und Energie man zurzeit für einzelne Ziele aufwendet, um danach entscheiden zu können, ob dies den eigenen Zielvorstellungen entspricht.

© Stavemann: Lebenszielanalyse und Lebenszielplanung. Weinheim: Beltz PVU, 2008

Um die hieraus resultierenden Probleme leichter diagnostizieren zu können, werden die Patienten gebeten, bei der Beschreibung des Ist-Zustands zusätzlich den Zeit- und Energiebedarf anzugeben, den sie für die einzelnen Ziele benötigen.

Unrealistische Zeit- und Energieplaner lassen sich besonders leicht entlarven, wenn der Zeit- und Energiebedarf über alle vier Bereiche addiert mehr oder weniger als hundert Prozent ergibt.

Hausaufgabe: Lebensziele, Energie- und Zeitbedarf erfassen

Wie zuvor die grundlegenden Glaubensgrundsätze werden auch die bereits vorhandenen und verfolgten Ziele sinnvollerweise als Hausaufgabe erhoben, denn selten sind Patienten in der Lage, auf Anhieb ihre Lebensziele und den dafür verwendeten Zeit- und Energieaufwand zu benennen. Hierzu erhalten sie Arbeitsblatt 2 („Lebensziele") und beantworten die darin aufgeworfenen Fragen gemäß der auf Arbeitsblatt 3 („Vorhandene Lebensziele bestimmen") einführend beschriebenen Instruktion.

Selbstbeobachtungsphase. Um das Arbeitsblatt 3 – gerade im Hinblick auf den Zeit- und Energieaufwand für bestimmte Ziele – realitätsgerecht beantworten zu können, ist bei etlichen Patienten eine ein- oder mehrwöchige Selbstbeobachtungsphase notwendig. In dieser Zeit notiert der Betreffende z. B. täglich am Mittag und Abend, was er getan, welche Ziele er verfolgt und wie viel Zeit und Energie er dafür benötigt hat. Für diese Zwecke kann das nachstehende Arbeitsblatt 4 („Aktivitäten-Wochenplan") verwendet werden.

Aktivitäten-Wochenplan. Der „Aktivitäten-Wochenplan" lässt sich zu verschiedenen Zwecken nutzen:

▶ **Ist-Erfassung:** Um einen Überblick zu bekommen, wie jemand mit seiner Zeit und Energie umgeht, notiert er über eine oder mehrere Wochen sämtliche Aktivitäten so, wie er sie durchführt.

▶ **Soll-Planung:** Auch Patienten, die bereits ihre Zielplanung aufgestellt und reflektiert haben, kann der „Aktivitäten-Wochenplan" dabei helfen, Ziele im Auge zu behalten und dafür so viel bzw. *nur* so viel Zeit und Energie einzusetzen, wie geplant. Zusätzlich werden sie angehalten, in ihre Planung → Pufferzeiten einzubauen, um nicht mit ihrem gesamten Plan ins Schleudern zu geraten, wenn einmal etwas nicht planmäßig verläuft, wenn Unvorhergesehenes eintritt oder wenn etwas zusätzlich aufgenommen werden soll.

▶ **Soll-Ist-Vergleich:** Zur Kontrolle, ob der Patient seine Vorsätze so ausführt, wie geplant, notiert er sämtliche Ziele und Vorhaben für die kommende Woche und hakt dann die ab, die er plangemäß erledigt hat, bzw. begründet Abweichungen vom Plan. Auf diese Weise lassen sich unrealistische Zeit- und Energieplanungen, Vermeidungsverhalten und dysfunktionaler Aktionismus aufdecken.

Bitte beschreiben Sie zunächst (auf separatem Papier) für die Felder (1) bis (4), wie der Ist-Zustand Ihrer einzelnen Lebensbereiche aussieht: Welche Ziele verfolgen Sie momentan mit welchem Zeitaufwand und Energieeinsatz?

Beschreiben Sie danach für die Felder (5) bis (8) Ihre langfristigen Lebensziele, indem Sie dabei für jeden einzelnen Bereich die Frage beantworten: Was müssten Sie ab sofort nach Ihrem heutigen Wissensstand und nach Ihren heutigen Normen, Idealen, Moral- und Glaubensvorstellungen umsetzen, anstreben und verfolgen, wenn Sie in 30 Jahren von sich behaupten können möchten: „Das habe ich gut gemacht. Zumindest in den letzten 30 Jahren habe ich ein sinnvolles, gutes und erfülltes Leben geführt. Das würde ich genau so wieder machen."?

Nach der Festlegung der langfristigen Lebensziele beschreiben Sie bitte die Etappenziele auf dem Weg dorthin, indem Sie bestimmen, was Sie in zehn Jahren (Felder 9 bis 12) und in einem Jahr (Felder 13 bis 16) erreicht haben wollen, um Ihren langfristigen Zielen näher zu kommen.

Achten Sie dabei darauf, dass der aktuelle und geplante Zeit- und Energieeinsatz für jeden Zeitpunkt über alle vier Zielbereiche insgesamt jeweils 100 Prozent nicht überschreiten soll.

Zeit: / Ziel-bereich:	heute:	in 30 Jahren:	in 10 Jahren:	in 1 Jahr:
Partner/ Familie/ Sozial-kontakte:	Unterziele: (1) Zeit: % Energie: %	Unterziele: (5) Zeit: % Energie: %	Unterziele: (9) Zeit: % Energie: %	Unterziele: (13) Zeit: % Energie: %
Beruf/ Karriere/ verfügbare Geldmittel:	Unterziele: (2) Zeit: % Energie: %	Unterziele: (6) Zeit: % Energie: %	Unterziele: (10) Zeit: % Energie: %	Unterziele: (14) Zeit: % Energie: %
Hobbys/ Freizeit:	Unterziele: (3) Zeit: % Energie: %	Unterziele: (7) Zeit: % Energie: %	Unterziele: (11) Zeit: % Energie: %	Unterziele: (15) Zeit: % Energie: %
Sonstiges:	Unterziele: (4) Zeit: % Energie: %	Unterziele: (8) Zeit: % Energie: %	Unterziele: (12) Zeit: % Energie: %	Unterziele: (16) Zeit: % Energie: %

© Stavemann: Lebenszielanalyse und Lebenszielplanung. Weinheim: Beltz PVU, 2008

| AB 4 | **Aktivitäten-Wochenplan** | von _____ bis _____ |

Uhr	Montag	Dienstag	Mittwoch	Donnerstag	Freitag	Samstag	Sonntag
1							
2							
3							
4							
5							
6							
7							
8							
9							
10							
11							
12							
13							
14							
15							
16							
17							
18							
19							
20							
21							
22							
23							
24							

2.2 Bestehende Lebensziele prüfen

> **!** Keine mittel- und kurzfristigen Ziele besprechen oder diskutieren, solange die Langfristziele nicht klar definiert sind, da diese als Prüfmaßstäbe für Etappenziele dienen!

Die Hausaufgabe „Vorhandene Lebensziele bestimmen" bildet die inhaltliche Grundlage für die nun gemeinsam durchzuführende Prüfung der einzelnen Ziele auf

- ▶ Normenverträglichkeit,
- ▶ Rationalität,
- ▶ Funktionalität,
- ▶ Widerspruchsfreiheit,
- ▶ Zeit- und Energieaufwand.

Unterschiedliche Prüfkriterien für Etappenziele und langfristige Ziele

Aus den bereits beschriebenen Gründen sind langfristige Ziele – soweit rational und zueinander widerspruchsfrei – per se weder gut noch schlecht und können zur Beurteilung lediglich vor dem individuellen ethisch-moralischen und sozio-kulturellen Hintergrund des Patienten betrachtet werden (vgl. Mead, 1969). Allein dieser spezifische Hintergrund und die persönlichen metaphysischen Axiome des Patienten entscheiden über die Qualität langfristiger Ziele, die nicht selbst auf Funktionalität, sondern lediglich auf Rationalität, Widerspruchsfreiheit und Normenverträglichkeit geprüft werden können und sich ansonsten jeder objektiven Bewertungsmöglichkeit entziehen.

Im Gegensatz dazu lassen sich Etappenziele über die oben genannten Kriterien hinaus durchaus auch empirisch, normativ, logisch und hedonistisch prüfen (siehe Stavemann, 2003, S. 144 f.), und sie können als „richtig" oder „falsch" klassifiziert werden, da ihre Funktionalität an der „Messlatte" der langfristigen Ziele prüfbar ist. (Beispiele für die unterschiedlichen Dispute dysfunktionaler Ziele finden sich bei: Stavemann, 2003, S. 123 ff.)

> **!** Langfristige Ziele sind, im Gegensatz zu Etappenzielen, nicht objektiv zu bewerten, sondern lediglich auf Rationalität, Widerspruchsfreiheit und Normenverträglichkeit zu prüfen.
>
> Etappenziele sollen auch funktional in Bezug auf die langfristigen Ziele formuliert sein.

Ziele auf Normenverträglichkeit prüfen

Zunächst werden die Ziele daraufhin untersucht, ob sie mit den zuvor erhobenen Glaubengrundsätzen zu vereinbaren sind oder nicht. Ziele, die gegen die metaphysischen Axiome des Glaubenssystems verstoßen, werden eliminiert.

Etappenziele sollen zwar grundsätzlich zu den langfristigen Zielen führen, es reicht aber dennoch nicht aus, deswegen nur Letztere auf Normenverträglichkeit zu prüfen, da einzelne Unterziele durchaus auch dann noch gegen die persönlichen Moral- und Glaubensvorstellungen verstoßen könnten, obwohl sie zu einem „geprüften" Oberziel führen.

Ziele auf Rationalität prüfen

Rationale Ziele sind prinzipiell aus eigener Kraft erreichbar, und sie entsprechen der Axiomatik des zugrundeliegenden Glaubenssystems. Bei der Rationalitätsprüfung geht es darum, all die Ziele auszusortieren und zu streichen, die irrational sind oder auf Wunschdenken beruhen.

Irrationale Ziele. Ziele sind irrational, wenn sie völlig utopisch, prinzipiell unerreichbar oder neurotisch begründet sind, z. B.:

▶ perfekt sein zu müssen,
▶ nicht sterben zu wollen,
▶ von allen gemocht zu werden.

Häufig verbergen sich hinter irrationalen Zielen neurotische Denkmuster, die einem Selbstwertproblem zugrundeliegen (zu ihrer psychotherapeutischen Bearbeitung siehe z. B. Stavemann, 2007, 2008a). Die aussortierten Ziele werden mit dem Patienten so lange und so eingehend reflektiert, bis er deren Irrationalität erkennen und begründen kann und sie deswegen aufzugeben bereit ist. Andernfalls wird die weitere Bearbeitung wegen negativer Zielerfolgsprognose abgebrochen.

Wunschdenken. Das Erkennen und Aussortieren irrationaler Ziele allein ist jedoch für die Aufstellung sinnvoller Ziele nicht hinreichend. Ebenso werden sämtliche Ziele aussortiert, die auf Wunschdenken beruhen und nicht aus eigener Kraft zu erreichen sind.

Allerdings ist nicht jedem, der Wunschziele verfolgt, sofort einsichtig, weshalb er künftig besser auf solche verzichten sollte und weshalb er in die einzelnen Lebenszielbereiche nur Vorsätze aufnehmen sollte, die er – mit welcher Wahrscheinlichkeit auch immer – aus eigener Kraft verfolgen und erreichen kann, ohne auf Zufall oder Glück angewiesen oder von Entscheidungen bzw. Mithilfe anderer abhängig zu sein. Solche Wunschdenker-Ziele sind z. B.:

▶ nicht krank zu werden,
▶ im Lotto den Hauptgewinn zu erzielen,
▶ mit den Nachbarn in Frieden zu leben,

▶ mit der Zukünftigen zwei Kinder zu bekommen: einen Jungen und ein Mädchen.

Der Therapeut muss dann die Erkenntnis vermitteln, dass derartige Ziele dem seelischen Wohlbefinden entgegenstehen (siehe hierzu auch Kapitel 3.3.5 auf S. 59 f.).

Wie wichtig es für die psychische Gesundheit ist, sich ausschließlich um die Dinge zu kümmern, die in der eigenen Macht stehen, betonten bereits die → Stoiker Epiktet (1984, 1992), Seneca (1953) und Marc Aurel (1992).

 Lebensziele sollen grundsätzlich aus eigener Macht, unabhängig vom Wohlwollen anderer erreichbar sein.

Ziele auf Funktionalität prüfen

Bei der Funktionalitätsprüfung wird untersucht, ob die Etappenziele zu den langfristigen Zielen führen oder ob sie dafür belanglos oder sogar schädlich sind. Nicht funktionale Etappenziele werden aussortiert und durch zielführende ersetzt.

Ziele auf Widerspruchsfreiheit prüfen

Widersprüchliche Ziele. Wenn jemand beispielsweise gleichzeitig die Ziele verfolgt, eine möglichst innige Beziehung zu leben, aber auch die Freiheiten des Singledaseins zu genießen, wird er mit allem, was er für die eine Zielsetzung tut, gleichzeitig der anderen schaden. Einzelne, auch noch so rationale und funktionale Lebensziele bieten nur dann eine Orientierung für den Betreffenden, solange sie nicht gleichzeitig anderen widersprechen und sich dadurch gegenseitig sabotieren oder blockieren.

Es gilt, derart widersprüchliche Zielsetzungen zu identifizieren und – nach entsprechender Gewichtung ihrer Wertigkeit – auf die weniger bedeutsame(n) zu verzichten.

Zielhierarchie prüfen. Wenn einzelne Ziele miteinander in Konflikt geraten, hat der Betroffene damit so lange kein Entscheidungsproblem, wie er eine funktionierende Zielhierarchie besitzt, nach der er entscheiden kann, welchem Ziel er den Vorzug geben möchte. Auf die Vorteile des weniger bedeutsamen Ziels muss er dann allerdings verzichten.

Der Therapeut wird daher die Lebensziele seiner Patienten auch daraufhin prüfen, ob sie für den Konfliktfall in eine eindeutige Zielhierarchie eingeordnet sind. Zu diesem Zweck kann er z. B. fragen, wie sich der Patient entscheiden würde, wenn Ziel A und Ziel B nicht gleichzeitig sinnvoll zu verfolgen wären, welchem der beiden er den Vorzug geben möchte.

Zeit- und Energieaufwand für vorhandene Ziele prüfen

Bei vielen Patienten ist die Betrachtung der Zeit- und Energieverteilung recht aufschlussreich. Wenn die angegebenen Zeit- und Energieeinsätze über alle vier Zielbereiche addiert werden, ergeben diese häufig weit mehr oder weniger als 100 Prozent – wie normalerweise zu erwarten wäre.

Depressive Patienten z. B. weisen hier in der Regel Werte weit unter 100 Prozent auf.

Auch die Zielprobleme der Selbstüberschätzer – ob manisch begründet oder nicht – und die maßloser Menschen lassen sich auf unrealistische Zeit- und Energieplanung zurückführen. Diese Klienten geben meist Werte weit über 100 Prozent an und gehen zudem in ihrer Zeit- und Energieverteilung von unrealistischen, optimalen Abläufen und Ergebnissen aus. Sie verzichten auf den Einsatz von → Pufferzeiten für den Fall, dass etwas Unvorhergesehenes dazwischen kommt oder dass sie *keine* optimalen Ergebnisse erzielen. Häufig geht diese unrealistische Planung dann zu Lasten der Schlaf- und Freizeitphasen und führt zu Erschöpfung, Burn-out und Problemen mit dem sozialen Umfeld.

2.3 Änderungswünsche des Patienten erheben

Wenn Patienten in die Behandlung oder Beratung kommen, haben etliche von ihnen bereits eigene „Diagnosen" oder Vermutungen darüber, woran es liegt, dass sie mit ihren Zielen immer wieder Schiffbruch erleiden.

Damit der Therapeut beim Erheben der Zielproblematik nicht durch unnötiges Explorieren „offene Türen einrennt" und Erkenntnisse erarbeitet, die der Patient bereits besitzt, wird er zunächst nach solchen eigenen „Diagnosen" und Vermutungen fragen, z. B.: „Haben Sie eine Idee, woran es liegt, dass Sie

► häufig damit Probleme haben?
► nicht wissen, was Sie tun können?
► nicht wissen, wie Sie sich entscheiden sollen?
► häufig so erschöpft sind?
► mit diesem Ziel andauernd ‚gegen die Wand laufen'?"

2.4 Strategien für typische Widerstände

„Mir ist dazu leider nichts eingefallen."

Eigenverantwortlich eigene Lebensziele festzulegen, ist für manche Menschen ungewohnt, mühsam und schwierig. Diese Aufgabe wird aber geradezu unlösbar, wenn sie sich dazu noch unerfüllbare → Randbedingungen aufstellen, wie

z. B. „unbedingt garantiert richtige, für immer gültige, allseits anerkannte Ziele ohne negative Konsequenzen" finden zu müssen.

Neben diesem „Sicherheitsdenken" kann die Zielsuche aber auch aus anderen Gründen erfolglos verlaufen sein, z. B. wegen

▶ Bequemlichkeit (zu mühsam; keine Lust, sich zu konzentrieren; Verzicht auf andere, angenehmere Dinge während der Zielsuche),
▶ Angst vor der eigenverantwortlichen Zielfestlegung (Selbstwertverlust wegen Fehlentscheidungen oder Ablehnung durch andere; Strafe für Fehlentscheidung durch ein höheres Wesen),
▶ Maßlosigkeit oder Null-Verzicht-Denken (wer sich für etwas entscheidet, entscheidet sich automatisch gegen die übrigen Alternativen und deren Vorteile),
▶ geringer Frustrationstoleranz (Zielverfolgung ist mühsam und nur durch den Verzicht auf andere, momentan angenehmere Tätigkeiten möglich).

Therapeutischer Ansatz. Zunächst wird der Therapeut die Ursache für die erfolglose Zielsuche herauszufinden suchen. Dann wird er diese auf die jeweils adäquate Weise angehen:

... bei Null-Verzicht-Denken. Ist die Zielsuche aufgrund von Bequemlichkeit, geringer Frustrationstoleranz, Maßlosigkeit oder Null-Verzicht-Denken ergebnislos, wird der Therapeut zunächst die langfristigen Symptom*kosten*, die unangenehmen Konsequenzen und Symptome herausarbeiten lassen und sie den – in der Regel wesentlich flüchtigeren, unbedeutsamen – kurzfristigen Symptom*gewinnen* gegenüberstellen. Da diese Klientel besonders aversiv auf alles Unangenehme reagiert und es – oft um jeden Preis – zu vermeiden trachtet, wird der Therapeut mit einer → Symptomverschreibung reagieren: Er wird aufzeigen, dass zur „Vermeidung der negativen Konsequenzen" von Ziellosigkeit eine sinnvolle, langfristig ausgerichtete Zielplanung und -verfolgung besonders geeignet ist.

... bei Sicherheitsdenken. Ist das Sicherheitsdenken als Ursache für die Ziellosigkeit anzusehen, wird der Therapeut die Erkenntnis erarbeiten, dass zum Glück weder kurz- noch langfristige Zielsetzungen davon abhängig sind, ob man „weiß", was später geschieht. Zudem wird er mit Hilfe eines explikativen Sokratischen Dialogs (siehe Kapitel 5) zum Thema „Sicherheit" herausarbeiten, dass auch Abwarten und Nichtentscheiden auf Entscheidungen basieren und entsprechende Konsequenzen nach sich ziehen, die allerdings – unter Wahrscheinlichkeitsaspekten – stets die schlechtesten sind. (Eine genaue Beschreibung des Vorgehens und ein kommentierter Beispieldialog hierzu finden sich in: Stavemann, 2007, Kapitel 7.4).

... bei Selbstwertproblemen. Ist die Zielsuche aufgrund eines bestehenden Selbstwertproblems ergebnislos, wird der Therapeut zunächst dieses therapeutisch bearbeiten, bevor er den Patienten zu einer Zielverfolgung zu gewinnen sucht. Bis dahin sind diese Patienten am ehesten dazu zu bewegen, Ziele nur unter der Voraussetzung zu benennen, dass das Befürchtete (z. B. die Ablehnung und der damit vermeintlich verbundene Wertverlust) *garantiert* nicht eintritt: „Wie würden Sie leben wollen, wenn garantiert ausgeschlossen ist, dass…"

… bei Gottesfurcht. Ist die Angst vor der Zielfestlegung auf eine befürchtete Bestrafung durch ein höheres Wesen zurückzuführen, wenn die Ziele nicht „richtig" gewählt werden, ist bei der Zielfindung ein entsprechendes Vorgehen angezeigt: Der Therapeut lässt diese Patienten Ziele benennen, die unter der Voraussetzung aufgestellt werden, dass die befürchtete Bestrafung für Fehlentscheidungen (z. B. durch Gott) garantiert nicht eintritt: „Wie würden Sie leben wollen, wenn garantiert ausgeschlossen ist, dass Sie dafür durch Gott bestraft werden?"

Anschließend wird der Therapeut besonders auf das metaphysische Normensystem des Patienten eingehen, es gemeinsam reflektieren und die unabdingbaren Konsequenzen aus dem gewählten Glauben erarbeiten. Letztlich hat der Patient dann die Wahl, ob er weiter daran festhalten möchte *und* die daraus folgenden, befürchteten Konsequenzen (er-)tragen will oder ob ihm der Preis dafür zu hoch ist, so dass er zumindest einige Axiome seines Glaubenssystems modifiziert.

Zusätzlich kann der Therapeut die Frage aufwerfen, ob Gott den Betreffenden nicht womöglich auch dafür bestrafen könnte, sich nicht zu entscheiden, keine Eigenverantwortung zu übernehmen oder seine Lebenszeit ungenutzt verstreichen zu lassen. (Ein kommentierter Beispieldialog hierzu findet sich in: Stavemann, 2007, Kapitel 7.4.)

„Vorteile? Ich glaube, Sie verstehen mich nicht!"

Es hätte auch heißen können: „Ich will die negativen Konsequenzen loswerden, von den Vorteilen hab' ich nicht gesprochen!" oder „Ich will mein Verhalten nicht ändern, aber die negativen Konsequenzen sollen weg!".

Hier argumentieren Kurzfristhedonisten, Menschen, die sich aufgrund kurzfristiger Annehmlichkeiten und Vorteile entscheiden, ohne die daran gebundenen langfristigen negativen Konsequenzen zu berücksichtigen.

Therapeutischer Ansatz. Das therapeutische Vorgehen entspricht dem, wie es im vorherigen Beispiel für Patienten mit geringer Frustrationstoleranz und Null-Verzicht-Denken beschrieben ist.

„Ich will aber nicht sterben!"

Und selbst wenn er dabei noch trotzig mit dem Fuß aufstapfte: Dieses klassische Ziel eines Wunschdenkers ist aus eigener Kraft unerreichbar. Aber es ist ja auch nicht leicht, die eigene Ohnmacht in vielen Bereichen unseres Daseins zu erkennen und zu akzeptieren.

Therapeutischer Ansatz. Und genau dort wird die therapeutische Strategie ansetzen um an folgenden Erkenntnissen des Patienten zu arbeiten:

▶ Unterscheide und akzeptiere, was in der eigenen Macht steht und was nicht,

▶ akzeptiere die Begrenztheit der eigenen Einflussnahme und Steuerungsmöglichkeiten und nutze sie dort weitest möglich, wo sie zur Verfolgung der eigenen, aus eigener Kraft erreichbaren Ziele dient,

▶ lege das Alles-oder-nichts-Denken und die Maßlosigkeit ab und lerne das Dasein im gegebenen Rahmen und mit den bestehenden Möglichkeiten eigenverantwortlich zu steuern und zu gestalten.

Um die Einsicht zu erarbeiten, dass man auch zeitlich begrenzte Dinge und Aktivitäten sinnvoll gestalten und genießen kann, wird der Therapeut vermutlich ausgiebig mit dem Klienten die Begriffe „Sicherheit" und „Ohnmacht" und die Frage nach dem möglichen Sinn eines begrenzten Lebens zu reflektieren haben. Dazu wird er explikative Sokratische Dialoge nutzen, u.a. einen zum Thema „Was ist der *wahre* Sinn des Lebens?", um die Erkenntnisse zu erarbeiten, dass ein objektiver Sinn für Menschen nicht erkennbar sein kann und dass der subjektive Sinn darin besteht, welchen Sinn man seinem Leben selbst zuschreibt. (Die Beschreibung dieses Vorgehens und ein kommentierter Beispieldialog findet sich in: Stavemann, 2007, Kapitel 7.4.)

2.5 Weiterführende Literatur

Boelicke, T. (2004). Kognitive Lebenszielanalyse in Therapie und Beratung. Verhaltenstherapie & psychosoziale Praxis, 36 (2), 313–324.

Epiktet. (2006). Das Buch vom geglückten Leben. Dt. von K. Conz. Köln: Anaconda.

Bucher, A. (2007). Psychologie der Spiritualität. Weinheim: Beltz/PVU.

Montgomery, R.W. (1993). The Ancient Origins of Cognitive Therapy: The Re-emergence of Stoicism, Journal of Cognitive Psychotherapy, 7 (1), 5–19.

Walen, S.R., Di Guiseppe, R. & Wessler, R.L. (2005). RET-Training, Einführung in die Praxis der rational-emotiven Therapie (2. Aufl.). München: Pfeiffer.

Woolfolk, R.L. & Sass, L.A. (1989). Philosophical foundations of rational-emotive therapy. In M.E. Bernard & R. DiGuiseppe (Hrsg.), Inside rational-emotive therapy: A critical appraisal of the theory and therapy of Albert Ellis. New York: Academic Press.

3 Art, Ursache und Konsequenzen der Lebenszielproblematik diagnostizieren

Arten von Zielproblemen

Menschen können aus unterschiedlichen Gründen mit ihren Lebensinhalten nicht zurecht kommen und dadurch in emotionale Turbulenzen geraten. Für die Lebenszielanalyse und die therapeutische Strategie im anschließenden Veränderungsprozess, die Lebensziel*planung*, ist die Art der bestehenden Zielproblematik von besonderer Relevanz, denn der Therapeut wird darauf seine Vorgehensweise abstimmen. Es ist für den Therapeuten also wichtig, zu wissen, ob die Probleme dadurch verursacht sind, dass der Patient

(1) keine Ziele (oder zu wenige),
(2) zu viele Ziele,
(3) irrationale Ziele oder
(4) widersprüchliche Ziele

verfolgt.

Sicherlich hat die Eingangsexploration bereits zu einer Hypothese geführt, worin die Problematik des Patienten begründet sein könnte. Diese lässt sich dann anhand der Arbeitsblätter 3 („Vorhandene Lebensziele bestimmen") und 4 („Aktivitäten-Wochenplan") überprüfen.

Zielprobleme und psychische Erkrankungen

Lebenszielprobleme können in Verbindung mit psychischen Erkrankungen auftreten, dies muss aber nicht der Fall sein. Häufig wurde bei Menschen mit einer Zielproblematik bereits eine psychische Erkrankung diagnostiziert, die als Ausgangspunkt für die Ursachenforschung dienen kann.

Aber Vorsicht: In der → Makro- und → Bedingungsanalyse ist unbedingt die Kausalität zu klären. Bevor der Therapeut an die Zielplanung geht, muss er verstanden haben, was hier Ursache und was Wirkung ist: Hat die Zielproblematik zu einem psychischen Problem geführt, oder ist ein psychisches Problem für die Zielproblematik verantwortlich? Zur Klärung hilft meist eine Betrachtung auf der Zeitachse.

Symptomgewinn. Ist die Ursache für die Zielproblematik klar, sind auch deren Symptomgewinne leichter ersichtlich und können gezielt exploriert werden. (Zum konkreten Vorgehen siehe die Beispieldialoge in Kapitel 6.) Der Symptomgewinn zeigt an, welchen Grund der Betreffende für seine Art der Zielproblematik hat, welche Vorteile er kurzfristig damit einfährt. Diesem stehen natürlich die langfristigen Symptomkosten gegenüber, die Konsequenzen, die der Patient dadurch zu ertragen hat und deretwillen er in die Therapie kommt.

Viele Therapien scheitern schon allein deswegen, weil der Therapeut die mit dem Problem verbundenen Symptomgewinne nicht hinreichend erkennt oder nicht konsequent genug unterbindet. Denn gelingt es ihm nicht, den Patienten dazu zu bewegen, auf seinen Symptomgewinn zu verzichten, haben Therapie oder Beratung keine Erfolgsaussicht. Der Auftrag an den Therapeuten lautete dann: „Zeig mir einen Weg, wie ich die Vorteile meines Problems einsacke, ohne die Nachteile ertragen zu müssen. Zeig mir, wie ich schwimmen kann, ohne nass zu werden." Ein Therapeut, der sich auf derart irrationale Therapieziele einlässt, hat schon verloren, er muss daran scheitern.

Häufig lässt sich der Symptomgewinn recht gut, frei nach C.G. Jung, mit der Frage erheben: „Was könnten Sie alles (leichter) tun, wenn Sie Ihr Problem nicht mehr hätten?" In der Regel wird dann das benannt, was der Patient mit Hilfe seines Symptoms vermeidet. Hat der Therapeut die Motive für die Zielproblematik verstanden, kann er leichter die Widerstände erahnen, mit denen er es vermutlich zu tun bekommt und ist entsprechend vorbereitet.

3.1   Patienten ohne Ziele

Die wohl mit Abstand größte Patientengruppe, die emotionale Probleme wegen ihrer Lebensinhalte hat, ist die, welche keine Lebensziele (mehr) besitzt oder sich weigert, irgendwelche aufstellen.

3.1.1   Gründe für Ziellosigkeit

Betrachtet man die Gründe, warum Menschen ohne Ziele leben, so stößt man hauptsächlich auf folgende:
(1) Verlust sämtlicher, ehemals verfolgter Ziele aufgrund von Schicksalsschlägen,
(2) keine Anschlussziele nach Erreichen ehemaliger Ziele,
(3) Angst vor dem Scheitern und dem damit verbundenen Selbstwertverlust,
(4) Entscheidungsunsicherheit,
(5) Kraft- und Energielosigkeit,
(6) kurzfristiges Denken.
Schauen wir uns diese Gründe nun genauer an.

**(1) Verlust sämtlicher, ehemals verfolgter Ziele aufgrund
von Schicksalsschlägen**
Wenn jemand sämtliche Ziele aufgrund von Schicksalsschlägen verliert und nun plötzlich ohne Ziele dasteht, kann das recht unterschiedliche Ursachen haben.

Am ehesten sind die Menschen hiervon bedroht, die nach dem „Ein-Bein-Prinzip" leben, d. h., die ihre Lebensziele hauptsächlich an einem Inhalt ausrichten und z. B. auf Kindererziehung, beruflichen Erfolg, Einkommen, Bekanntheitsgrad oder Partnerschaft fixiert sind. Knickt dieses eine Bein aufgrund äußerer Einflüsse plötzlich weg, z. B. weil die Kinder erwachsen sind und eigene Wege gehen, weil der Partner sich trennen will oder stirbt, weil sie arbeitslos oder unheilbar krank werden oder einen schweren Unfall haben, stehen sie auf einmal vor dem Nichts und geraten in emotionale Turbulenzen. Dies äußert sich meist in Niedergeschlagenheit, Deprimiertheit, Angst, tiefer Unzufriedenheit oder Selbstmitleid.

Es gibt aber auch Fälle, in denen Menschen einen oder mehrere derart einschränkende Schicksalsschläge erleiden, so dass sie plötzlich ohne Ziele dastehen, obwohl sie zuvor etliche in unterschiedlichen Bereichen verfolgt haben.

Aus welchem Grund auch immer: Wenn alte Ziele sich unversehens in Luft auflösen oder unerreichbar werden, sollten die Betroffenen einen Neustart, eine grundlegende Neubestimmung ihrer grundsätzlich noch verfolgbaren Ziele vornehmen, sofern sie ihrer lähmenden Ziellosigkeit entkommen wollen. Das gilt im Extremfall auch für die, die überlegen, wie, womit und mit wem sie ihre letzten verbleibenden Stunden verbringen wollen.

(2) Keine Anschlussziele nach Erreichen ehemaliger Ziele

Manche Menschen sehen sich plötzlich deshalb von Ziellosigkeit betroffen, weil sie all ihre gesetzten Ziele bereits erreicht haben, ohne Anschlussziele zu sehen.

Man könnte meinen, solche Menschen müssten doch eigentlich glücklich sein, denn was kann es Schöneres geben, als alles erreicht zu haben, was einem etwas bedeutet?

Nun, im Prinzip ließe sich dieser Zustand schon genießen, solange die erreichten Ziele sich auf → Zeitraumziele beziehen, die dauerhaft zu verfolgen sind (z. B. eine Beziehung gefunden zu haben, in der man sehr glücklich ist, und nun alles daranzusetzen, diesen Zustand aufrechtzuerhalten).

Problematisch wird es allerdings mit Zielen, die → Zeitpunktziele darstellen (z. B. den Schulabschluss oder das Examen zu schaffen, Weltmeister im Hochsprung zu werden oder eine Million zusammenzusparen). Fein, wenn man es erreicht hat, man wird sich schon freuen. Aber was kommt danach, wofür soll man morgen aufstehen?

Wer hierauf keine Antwort hat, wird sich neue Ziele suchen müssen.

(3) Angst vor dem Scheitern und dem damit verbundenen Selbstwertverlust

Eine der häufigsten Gründe für Ziellosigkeit besteht darin, sich zu weigern, Ziele aufzustellen und zu verfolgen.

Aber warum sollte jemand so etwas tun?

Der Grund dafür ist meist ein ausgeprägtes Selbstwertproblem: Wer seinen Selbstwert an bestimmte äußere Dinge knüpft (z. B. an Leistung, Erfolg, Beliebtheit oder Anerkennung durch andere), wird sich aus Angst vor dem Scheitern und dem damit verbundenen Selbstwertverlust nicht trauen, Ziele aufzustellen, und diese, so gut er eben kann, für andere erkennbar zu verfolgen. Es könnte ja ein Flop werden, die Ergebnisse könnten unterdurchschnittlich ausfallen, andere könnten lachen, oder man könnte deshalb abgelehnt werden – und der Selbstwert wäre im Eimer. Furchtbar! Da wird man doch lieber noch etwas warten.

Bevor Menschen mit derartigen Strategien und Selbstwertmaßstäben bereit sind, eigene Ziele offen zu verfolgen, werden sie zuerst die Kriterien ihrer Selbstwertschöpfung überdenken und verändern müssen.

Es ist daher zu prüfen, ob die Zielverweigerung in der Angst vor Fehlern, vor Ablehnung und vor Selbstwertverlust begründet ist und somit als Konsequenz eines Selbstwertproblems eingestuft werden muss.

(4) Entscheidungsunsicherheit

Manche würden schon gern Ziele haben und verfolgen, wenn sie denn nur wüssten, welche die richtigen sind. Und vorher passiert eben gar nichts. Basta!

Der Wunsch nach Entscheidungssicherheit existiert wohl schon so lange, wie es Menschen gibt. Wer wüsste nicht gern, was sich auch künftig bewähren wird, was auch morgen und für alle Zeit richtig ist, welche Entscheidung man nie bereuen wird?

Es gibt nun Menschen, die diesen verständlichen Wunsch zu einer unabdingbaren Forderung machen: „Ich *muss* wissen, was für alle Zeit richtig ist, was ich nie bereuen werde, sonst mache ich gar nichts!"

Wen wundert's, wenn sie *so* nie zu Potte kommen und ihr Leben lang auf die garantiert richtige Eingebung warten?

Dahinter steckt in der Regel panische Angst vor den negativen Konsequenzen einer Fehlentscheidung, sei es, wie oben beschrieben, in Form eines Wertverlusts, oder sei es in Form von Bestrafung durch ein höheres Wesen, das falsche Lebensziele und -inhalte streng sanktioniert.

Auch hier wird zunächst die Angst vor der Unsicherheit, vor Fehlern, Wertverlust und göttlicher Strafe zu bearbeiten und abzubauen sein, bevor der Patient willens ist, sich festzulegen, welche Ziele er verfolgen möchte – auch wenn sich diese womöglich irgendwann als Fehlentscheidung herausstellen oder er seine Ansicht über den Sinn seines Lebens ändern sollte.

(5) Kraft- und Energielosigkeit

Besonders von depressiven Menschen hört man häufig: „Ich habe (momentan) nicht die Kraft dazu, Ziele aufzustellen und zu verfolgen." Dieser Eindruck mag aus subjektiver Sicht der Betroffenen durchaus angebracht sein. Doch gleichzeitig schließt sich damit der Teufelskreis:

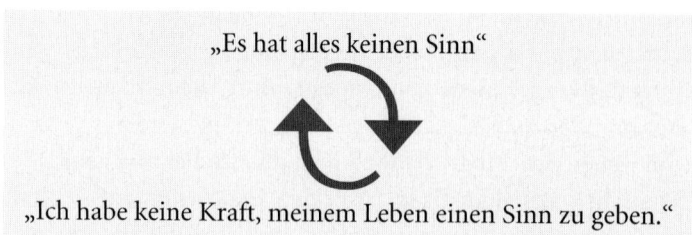

"Es hat alles keinen Sinn"

"Ich habe keine Kraft, meinem Leben einen Sinn zu geben."

Ziel- und Energielosigkeit kann ein Symptom einer bestehenden depressiven Erkrankung sein, aber eine langjährige Ziel- und Orientierungslosigkeit kann auch irgendwann zu depressiven Reaktionen führen. Vor Beginn der Planungsphase ist daher unter Berücksichtigung der Zeitachse die Kausalität zu klären: Hat der Betroffene Probleme, sich Ziele zu setzen, weil er so depressiv ist und alles für aussichtslos hält, oder ist die Depression Ergebnis der andauernden Ziellosigkeit, weil der Betroffene keine Erfolgserlebnisse mehr hat, keine Selbsteffizienz empfindet und ein entsprechend negatives Selbstbild besitzt?

Zusätzlich können folgende Fragen geprüft werden:

▶ Ist die Depression eine Art „Erschöpfungsdepression" nach selbstüberschätzender, hypomanischer oder manischer Zielverfolgung?

▶ Ist die Depression die Konsequenz aus langjährigen Misserfolgserlebnissen bei der Verfolgung irrationaler oder widersprüchlicher Ziele?

Wir stellten bereits in Kapitel 1 fest, dass der Sinn des Lebens nicht objektiv zu bestimmen ist. Nichts besitzt einen Sinn, solange es keinen zugeschrieben bekommt. Und genau davor scheuen die meisten Betroffenen zurück, sei es aus kurzfristiger Bequemlichkeit (nicht aktiv werden müssen), aus Angst vor Eigenverantwortungsübernahme (schuldig sein, wenn das Ziel falsch gewählt ist) oder aus Angst vor unterdurchschnittlichem Abschneiden oder Fehlschlägen (drohender Selbstwertverlust).

Auch mit diesen Symptomgewinnen hat der Therapeut also zu kämpfen, bevor er in kleinen Schritten an die eigentliche Aufgabe gehen kann: die Lebenszielplanung.

(6) Kurzfristiges Denken

Fast jeder kennt das Motto: „Der Weg ist das Ziel." Diejenigen von uns sind sicherlich gut dran, die dieses auf Zeitraumziele beziehen und andauernde hedonistische Ziele verfolgen, z. B. indem sie soziale Beziehungen, die ihnen wichtig sind, aufrechterhalten und pflegen.

Que sera, sera! Von einigen wird dieses Motto jedoch völlig anders interpretiert: Sie meinen damit, sich dahin treiben zu lassen, wohin die Entwicklung ohne eigenes Zutun, ohne eigenes Steuern gerade geht. Ob es sich dabei um Fatalisten handelt („Was geschieht, geschieht") oder um Deterministen („Es ist ohnehin alles vorherbestimmt"): Sie alle übersehen – gewollt oder nicht – den eigenen Entscheidungs- und Handlungsspielraum, den Bereich, der prinzipiell gestaltbar wäre und auf den sie Einfluss hätten. Dennoch müssen sie natürlich die Konsequenzen dafür beispielsweise in Form von ausbleibenden Erfolgserlebnissen und der als gering empfundenen Selbsteffizienz (er-)tragen.

Wenn jemand sich tagtäglich neue Zeitpunktziele setzt, kann er diese kurzfristigen Ziele womöglich sogar begründen, er kann jedoch mit keiner dieser Begründungen den Sinn seines gesamten Lebens erklären, und es wird ihm dann recht schnell insgesamt als sinnlos erscheinen (vgl. Nagel, 1990).

Carpe diem! Seid gegrüßt, ihr Kurzfristhedonisten, die ihr es stets aufs Neue schafft, die Forderung des römischen Dichters Horaz „Nutze den Tag!" auf eure Weise umzudeuten: „Genieße den Tag! Gib mir meine Erleichterung jetzt, egal was mich das morgen kostet." Mit den daraus resultierenden Konsequenzen bildet ihr ein schier unerschöpfliches, wenn auch nicht besonders dankbares Klientel für Psychotherapeuten und Berater, denn die können euch die Symptomkosten letztlich ja auch nicht ersparen: Wer keinen Maßstab für die langfristigen Konsequenzen seines momentanen hedonistischen Handelns hat, weil ihm die langfristigen Ziele unklar sind, muss sich nicht wundern, wenn der angestrebte Genuss heute vielleicht schon morgen teuer zu bezahlen ist (z. B. der Seitensprung jetzt mit dem Verlust der Partnerschaft morgen). Mit den psychischen Folgen *dieses* Verständnisses von → „Carpe diem!" haben sich Philosophen von gestern (Platon, 1986; Aristoteles, 1986) und heute (Ryle, 1969; Baggini, 2004) auseinandergesetzt und vor ihnen gewarnt.

Hier gilt es zu prüfen, ob es sich um ein Problem wegen geringer Frustrationstoleranz handelt und der Betroffene aus kurzfristig-hedonistischen Gründen keine Ziele verfolgt, z. B. weil er deren lästige Konsequenzen scheut.

3.1.2 Indizien für Ziellosigkeit

Eine aus fehlenden Zielen resultierende Zielproblematik ist wohl am leichtesten zu erkennen: Der Patient führt kaum noch Aktivitäten an und kann keine eigenen Ziele benennen. Er klagt über Langeweile, beständige Unzufriedenheit oder empfundene Sinnlosigkeit, er weiß nicht, wofür er morgens aufstehen soll, wirkt niedergeschlagen, ungerichtet rastlos.

Im Folgenden ist dann explorativ zu klären, aus welchem Grund jemand keine Ziele mehr verfolgt.

3.1.3 Symptomgewinne von Ziellosigkeit

Die Symptomgewinne von Ziellosigkeit sind vielfältig und effektiv – was die Verstärkung des Problemverhaltens angeht. Als wichtigste Symptomgewinne müssen wohl aber Bequemlichkeit und Angstvermeidung genannt werden:

▶ Zielverfolgung ist oft sehr anstrengend. Wer keine Ziele aufstellt, braucht sich auch nicht aufzuraffen, um sie mühsam zu verfolgen.

▶ Wer sich nicht entscheidet, glaubt oft, dann auch nichts falsch machen zu können.

▶ Wer sich nicht in Gefahr begibt, indem er offen Ziele aufstellt und verfolgt, muss nicht fürchten, an Selbstwert zu verlieren, wenn er scheitert, abgelehnt, verlacht oder verachtet wird – sofern er seinen Selbstwert von Leistung, Zielerreichung und Anerkennung durch andere abhängig macht.

3.1.4 Konsequenzen von Ziellosigkeit

So unterschiedlich die Gründe für Ziellosigkeit sein können, die Auswirkungen sind im Allgemeinen doch recht ähnlich:

Verhaltenskonsequenzen. Menschen ohne Ziele sind oft apathisch, lethargisch und schwer zu motivieren, sie können sich zu nichts aufraffen (wozu auch?), oder sie wirken ungerichtet hektisch („Ich sollte was tun, aber was bloß?").

Kognitive Konsequenzen. Da die Aktivität – wenn denn eine ausgeübt wird – nicht zielorientiert ist, müssen auch Erfolgserlebnisse ausbleiben, denn Erfolg lässt sich nur an einem Ziel messen. Ohne Ziel besteht keine Erfolgschance! So etwas wirkt sich verständlicherweise verheerend auf das Selbstbild, die vermutete Selbsteffizienz und die Selbstsicherheit aus.

Emotionale Konsequenzen. Da die Betroffenen das Nichtstun nicht als „angemessen" akzeptieren oder als Gewinn ansehen, können sie es auch nicht genießen. Hauptsächliche emotionale Konsequenzen sind: tiefgreifende Unzufriedenheit mit der Umwelt, dem Schicksal und letztendlich auch mit sich selbst, Missmut, Niedergeschlagenheit bis hin zur schweren Deprimiertheit und zum Teil eine panische Angst, das Leben könnte an einem vorbeiziehen und vorbei sein, bevor man etwas davon gehabt hat. Die Angst vor dem Tod ist dabei besonders für die Teilgruppen (3) und (4) symptomatisch (siehe 3.1.1).

3.1.5 Strategien für typische Widerstände

Betrachten wir nun noch für jeden der unter 3.1.1 aufgeführten Gründe für Ziellosigkeit einen typischen Patientenwiderstand:

(1) „Jetzt hat doch sowieso alles keinen Sinn mehr!"

Dies ist eine häufige, oft trotzig-resignative Einstellung von Menschen, die gerade sämtliche Ziele verloren haben und sich nun vor dem Nichts sehen.

So eine Situation ist ja auch schwer zu schlucken, und wünschen tut sie sich niemand. Dennoch: Wie frustriert, traurig oder verzweifelt jemand darüber auch sein mag, es ist an ihm zu entscheiden, wie lange er nach hinten schaut und seinem Verlust nachtrauert, oder ob und wann er damit beginnen möchte, den Blick wieder nach vorne zu richten und sich neue Ziele zu setzen.

Therapeutischer Ansatz. Der Therapeut kann zur Unterstützung z. B. fragen, ob der Patient sich noch an die Zeit erinnert, bevor er das, was er jetzt verloren hat, kennenlernte, ob er damals auch schon einmal zufrieden war und – falls ja – woran das gelegen hat.

Im nächsten Schritt wird dann geprüft, ob diese Möglichkeiten auch heute noch bestehen, und wie der Patient erneut Zufriedenheit erreichen könnte. Eine andere Möglichkeit besteht (in Anlehnung an Epiktet, 2006, 11, 14, 1; Seneca, 1968, CVII.7–9 oder Epikur, 1973) in der Reflexion des Besitzbegriffs: Was mir nicht gehört, kann ich auch nicht verlieren, wohl aber es genießen, solange ich dazu Zugang habe.

Zudem kann darüber reflektiert werden, ob man froh sein kann, etwas über so lange Zeit genossen zu haben. Nach dem Motto: „Schade, dass es nun vorbei ist, aber an diese Zeit erinnere ich mich gern zurück, aber nun muss ich mich neu ausrichten."

(2) „Ich habe alles in meinem Leben erreicht. Eigentlich müsste ich doch glücklich sein?!"

Egal, wie groß die erreichten Ziele und die persönlichen Erfolge gewesen sind, wenn die Zufriedenheit über die Zielerreichung abebbt, werden Menschen mit Zeitpunktzielen genauso orientierungslos dastehen, wie alle anderen, die keine Ziele (mehr) besitzen. Wie im vorherigen Fall ist es Sache des Betroffenen zu entscheiden, ob er sich neu ausrichten möchte – und falls ja, wie.

Therapeutischer Ansatz. Zunächst gilt es, die Einsicht zu erarbeiten, dass Zielerreichung auch „innere Leere" und Verlust der Handlungsanleitung bedeuten kann, wenn jemand seinen Lebenssinn mit eben diesem Ziel verknüpft hat.

Wenn man sich nun neue → Zeitpunktziele sucht und nach deren Erreichen wieder neue und wieder neue und wieder neue, wiederholt man nur die Ursache der bereits bestehenden Zielproblematik: Wer den Sinn seines Dasein an Ziele knüpft, die zu einem bestimmten Zeitpunkt erreicht sind, wird damit dem dauerhaften Aspekt seines Daseins nicht gerecht (vgl. Baggini, 2004).

Sinnvoller ist es, seinen Lebenssinn an → Zeitraumzielen festzumachen, an Zielen, die einen Lebensstil, eine Lebensphilosophie oder ethisch-moralische

Überzeugungen und Haltungen beschreiben und die *dauerhaft* angestrebt werden können. Dabei kann es z. B. darum gehen, bestimmte Lebensweisen und -inhalte aufrechtzuerhalten, die in der Macht des Betreffenden liegen. So ein Ziel kann zwar erreicht werden, aber es ist nie final. Der Sinn besteht dann darin, es dauerhaft zu leben.

(3) „Ich würde es machen, wenn ich wüsste, dass es klappt."

Hier haben wir es mit einem Versicherungsdenker (vgl. Stavemann, 2001, 2003) zu tun, der garantiert wissen muss, dass alles gut ausgeht, bevor er etwas beginnt. Aus Angst vor dem Versagen, vor Fehlern und vor der Eigenverantwortung fordert er absolute Erfolgssicherheit. Und wenn etwas nicht hundertprozentig garantiert gut ausgeht, wartet er lieber noch ab, – bis schließlich auch der letzte Zug abgefahren ist. Wen wundert's, wenn er immer unzufriedener auf sich und sein inhaltslos vorbeiziehendes Leben blickt?

Therapeutischer Ansatz. Wir stellten bereits fest, dass Menschen mit derartigen Denkmustern meist mit einem tiefgreifenden Selbstwertproblem herumlaufen. Bevor sie bereit sind, eigene Ziele offen zu verfolgen, werden sie zunächst ihre Kriterien zur Selbstwertschöpfung erkennen, reflektieren und verändern müssen, um die lähmende Angst vor Wertverlust abzulegen. Dies geschieht am günstigsten mit Hilfe eines explikativen Sokratischen Dialogs zum Thema „Was ist ein wertvoller Mensch?" (Vorgehen und kommentierter Beispieldialog in: Stavemann, 2007, Kapitel 7.2), damit die Betroffenen erkennen, dass pauschale Selbstwertbestimmung außer emotionalen Problemen nichts einbringt – schon gar nicht, wenn man dazu äußere Merkmale oder Fremdbeurteilungen heranzieht. Haben sie das geschafft, können sie auch den darauf folgenden Schritt angehen: Eigenverantwortlich, nach eigenem Gusto und nach der eigenen Lebensphilosophie Ziele festzulegen und offen zu verfolgen – selbst, wenn das einmal nicht so gut klappen sollte.

(4) „Wenn ich wüsste, was richtig ist, wäre ich nicht hier!"

Achtung: Hier kommen Ansprüche auf Sie zu! So etwas sagt vermutlich jemand, der von seinem Therapeuten oder Berater die allein glückselig machende, garantiert richtige, universelle, unangreifbare, dauerhaft perfekte Lösung erwartet. Und wehe Ihnen, Ihr Vorschlag ist nicht der richtige!

Auch diesem Denkmuster liegt vermutlich ein Selbstwertproblem zugrunde, oder aber die Furcht, von einem höheren Wesen für falsche Lebensinhalte bestraft zu werden.

Therapeutischer Ansatz. Der Therapeut hält sich sinnvollerweise mit Zielvorgaben und Ratschlägen zurück. Er wird stattdessen seine eigene Unsicherheit hinsichtlich des *wahren* Lebensziels erkennen lassen und gleichzeitig aufzeigen, wie er selbst damit umgeht.

Wird das Problem durch eine inadäquate Selbstwertbestimmung hervorgerufen, verläuft das therapeutische Vorgehen wie zuvor unter (3) beschrieben. Ein zusätzliches Lernziel ist hier jedoch, dass der Patient die eigene Unsicherheit als unabdingbar akzeptiert und sich Ziele setzt und verfolgt, *ohne* sicher zu sein, ob diese letztendlich – woran auch immer gemessen – richtig sind. Auch dieses metaphysische Thema lässt sich hervorragend mit Hilfe explikativer Sokratischer Dialoge zu den Themen „Was ist Sicherheit?" und „Was ist ein erfülltes Leben?" bearbeiten. Der Patient wird erkennen, dass „Sicherheit" ein Konstrukt ist, nichts, was in seinem Alltag irgendwie zu beobachten oder beschreiben wäre (Vorgehen und kommentierter Beispieldialog in: Stavemann, 2007, Kapitel 7.4). Das sollte ihn jedoch nicht davon abhalten, seinem Leben eigenverantwortlich einen selbst bestimmten Sinn zu geben.

Ist das Problem durch die Angst vor göttlicher Bestrafung bedingt, sollte der Patient in einem diesbezüglichen Dialog die eigenen metaphysischen Glaubensgrundsätze reflektieren und lernen, nur für die Dinge Verantwortung zu übernehmen, die aufgrund eigener Fähigkeiten zu entscheiden und durchzuführen sind. Er wird dabei auch erkennen, dass seine Angst vor göttlicher Strafe aus bestimmten Glaubensprämissen resultiert, die man sich entscheidet zu glauben – oder eben nicht (siehe hierzu den Beispieldialog in Kapitel 6.1).

(5) „Wenn ich nicht so depressiv wäre, wüsste ich genau, was ich will."

Gut möglich. Aber wir haben bereits gesehen, dass aus Depression und Ziellosigkeit ein Teufelskreis entstehen kann, den es – je nach Stärke der depressiven Symptome – mit oder ohne Hilfe von Psychopharmaka zu unterbrechen gilt. Gerade hier stoßen Therapeuten auf weiteren, häufig unerwartet starken Widerstand, wenn die Betroffenen um den erheblichen Symptomgewinn ihrer Erkrankung kämpfen (z. B. kein Energieeinsatz, keine Eigenverantwortungsübernahme, keine Misserfolgsgefahr).

Therapeutischer Ansatz. Wir haben bereits festgestellt, dass das Leben erst dann einen Sinn bekommt, wenn man ihm einen gibt. Daher wird der Patient zuerst bestimmen müssen, welchen Sinn er seinem restlichen Leben geben will, bevor er darangehen kann, die damit in Verbindung stehenden Ziele mühsam, mit der ihm momentan zur Verfügung stehenden Kraft zu verfolgen.

Auch Aktivitäten-Programme (Beck et al., 1996; Hautzinger, 2001, 2003) können nur etwas bewirken, wenn es dem Patienten gelingt, sich wieder Ziele zu setzen – auch wenn es sich dabei zunächst noch um kurzfristige Ziele handeln mag (z. B. Tagesziele, Genussziele, Körperpflegeziele oder Haushaltsziele).

Sollte das depressive Beschwerdebild allerdings so sehr dominieren, dass die Betroffenen kaum noch reflexions- und aktivierungsfähig sind, wird man zunächst wohl einer Pharmakotherapie den Vorrang geben, um die lähmenden Symptome der Depression zu lindern und dann in eine kombinierte Psychotherapie und Pharmakotherapie übergehen (vgl. Hautzinger, 2003; Roscher, 2008).

(6) „Was weiß ich, was in 30 Jahren ist. Ich lebe jetzt!"

So spricht ein eingefleischter → Kurzfristhedonist und Mensch mit geringer Frustrationstoleranz: Bloß nicht auf augenblicklichen Genuss verzichten, bloß keine mühsamen Vorleistungen für unsichere künftige Vorteile bringen!

Therapeutischer Ansatz. Tja, das wird schwierig. Vermutlich ist dieser Patient ohnehin nur wegen lästiger physiologischer oder psychosomatischer Begleitsymptome seines Problems gekommen und möchte nur diese „weggemacht" bekommen. Zunächst wird in solchen Fällen die Krankheitseinsicht und Veränderungsmotivation zu erarbeiten sein, um die notwendigen Voraussetzungen für den Therapiebeginn zu schaffen (genauer zu Patientenanforderungen siehe: Stavemann, 2008, S. 5f.).

Zudem wird der Patient sich zu entscheiden haben: entweder den Symptomgewinn *mit* den dazugehörigen Konsequenzen, den Symptomkosten, zu behalten oder künftig auf den Symptomgewinn zu verzichten, um nicht die in der Regel weit relevanteren Symptomkosten weiterhin tragen zu müssen. Bevor der Patient sich nicht für letztere Variante entschieden hat, ist ein Therapiebeginn mangels Erfolgsaussicht nicht angezeigt, und der Therapeut wird den Therapieauftrag als undurchführbar begründet abweisen (zum Vorgehen siehe: Stavemann, 2003, S. 198f.).

Der Therapeut wird im Laufe des Therapieprozesses vermutlich immer wieder der Vermeidungstendenz des Patienten damit begegnen müssen, ihn zwischen kurzfristigem Symptomgewinn und langfristigen Symptomkosten abwägen zu lassen und die Erkenntnis zu vertiefen, dass man um Entscheidungen nicht herumkommt und dass auch die Entscheidung dafür, sich nicht zu entscheiden, eine solche ist und entsprechende Konsequenzen nach sich zieht (vgl. Stavemann, 2008a, Abschnitt 3.3.5).

Der anschließende Abbau der → „discomfort anxiety" (Ellis, 2003) hat nicht unbedingt die beste Erfolgsprognose, da die Betroffenen ein ausgeprägtes Vermeidungsverhalten zeigen und sich vehement an ihre Symptomgewinne klammern. Am besten sind die Erfolgsaussichten wohl mit einer Symptomverschreibung (vgl. Watzlawick et al., 2003), indem der Patient dazu ermuntert wird, die schwerer wiegenden negativen Symptomkosten *zu vermeiden*. Und das geht eben nur durch eigenverantwortliche Entscheidungen, die langfristige Konsequenzen und Zielvorstellungen berücksichtigen.

3.2 Patienten mit zu vielen Zielen

Offensichtlich reicht es nicht aus, sich Ziele zu setzen, um garantiert den emotionalen Problemen zu entfliehen, unter denen die Menschen, die keine Ziele haben, leiden. Denn auch Menschen, die Ziele verfolgen, können erheblich unter ihren aufgestellten Vorsätzen leiden, z. B. wenn sie sich an zu vielen, irrationalen oder widersprüchlichen Vorsätzen ausrichten.

Betrachten wir zunächst das Kontrastprogramm zur vorher beschriebenen Gruppe: Menschen, die sich zu viele Ziele setzen und deswegen in emotionale Turbulenzen geraten.

3.2.1 Gründe für zu viele Ziele

Betrachtet man die Gründe, weshalb Menschen sich so unerreichbar viele Ziele setzen, finden sich hauptsächlich folgende:
(1) Überschätzung der eigenen Möglichkeiten und Fähigkeiten,
(2) Null-Verzicht-Denken,
(3) keine Präferenzstruktur und fehlende Oberziele,
(4) hohe Suggestibilität,
(5) psychopathologische Gründe.
Betrachten wir nun auch diese Möglichkeiten genauer.

(1) Überschätzung der eigenen Möglichkeiten und Fähigkeiten
Auch ohne manisches, zyklotymes oder hypomanisches Krankheitsbild: Es gibt etliche, die sich in ihren Möglichkeiten und ihrer Leistungsfähigkeit maßlos überschätzen und entweder pro Tag 30 Stunden verplanen oder grundsätzlich nur von optimalen Abläufen und Energieeinsätzen ohne Reibungsverluste ausgehen. Sie sind stets voller Ideen und unterschiedlichster Interessen, voller Tatendrang und auf jeder sozialen Veranstaltung anzutreffen. Ob beruflich (diverse Ausbildungen, häufige neue Bewerbungen, unterschiedliche Tätigkeitsfelder), privat (häufige Partnerwechsel, riesiger Bekanntenkreis, institutionalisierte soziale Engagements in angesehenen Vereinen oder Verbindungen) oder in der Freizeit (Flugschein machen, Tauchen, Segelfliegen, Reiten, Polo, Marathon, Weltreisen): Sie sind überall dabei und können sich aufgrund ihrer Vielseitigkeit auf nichts so richtig konzentrieren, nichts so richtig zu Ende bringen oder genießen.

Wen wundert's, dass diese Menschen dauernd unter Dampf stehen, dauernd gestresst sind und über ihre Energieressourcen leben?

Irgendwann sind die Kraftreserven natürlich erschöpft. Meist kommt dann der Absturz, nicht selten in Form einer ausgeprägten Depression.

Die extremsten Vertreter dieses Konzepts sind Menschen, die an einer Manie oder an „Größenwahn" leiden.

(2) Null-Verzicht-Denken

Eine andere Variante von „frei flottierenden" Zielsetzungen ist bei Menschen anzutreffen, deren Grundhaltung wohl am ehesten mit Maßlosigkeit in Verbindung mit geringer Frustrationstoleranz zu beschreiben ist. Bei ihnen geht es nicht so sehr darum, dass sie an allem und jedem interessiert sind und dafür jede Menge Energie einsetzen, sondern eher um das Auch-haben-Wollen, um das Nicht-verzichten-Können. Aus der Befürchtung heraus, zu kurz zu kommen oder etwas Angenehmes zu verpassen, haben sie dann schließlich mehr auf ihrem Zettel stehen, als sie verkraften können.

Wegen ihrer geringen Frustrationstoleranz werden Vorhaben und Wünsche aber genauso schnell wieder gestrichen, wenn sie nicht auf einfache Art zu verwirklichen sind. Die Betroffenen erscheinen Außenstehenden daher häufig als unbeständig, flatterhaft und desorientiert, emotional latent unzufrieden.

(3) Keine Präferenzstruktur und fehlende Oberziele

Manche Menschen verzetteln sich schon allein deshalb im Zielgewusel, weil ihnen ihre Oberziele unklar sind (falls sie denn überhaupt langfristige Oberziele haben) oder weil sie auf keine eindeutige Präferenzstruktur zurückgreifen können, wenn verschiedene Ziele in Konflikt geraten und einige eigentlich abgewählt werden müssten. In letztem Fall fehlt ihnen dann der Entscheidungsmaßstab dafür, welchen Zielen sinnvollerweise der Vorzug zu geben und auf welche zu verzichten wäre.

Irgendwann haben sie dann so viele Pferde gesattelt, die alle in unterschiedliche Richtungen galoppieren, dass es sie beim Versuch, auf allen gleichzeitig zu reiten, schier zerreißt.

(4) Hohe Suggestibilität

Manche Menschen haben zwar „eigentlich schon" Ziele, Oberziele und vielleicht sogar eine Präferenzstruktur, sind aber leicht durch Außenstehende zu beeinflussen und zu beschwatzen, so dass sie sich zu Zielen und Aktivitäten überreden lassen, die gar nicht so recht zu den selbst aufgestellten Vorsätzen passen.

So kann es sein, dass sie kurz vor dem Examen noch mit Freunden verreisen, obwohl das nach eigener Einschätzung nicht zielführend ist, dass sie sich Dinge anschaffen, für die ihr Budget nicht ausreicht, dass sie sich zu beruflichen oder privaten Aktionen anstacheln lassen, die eigene Ziele sabotieren, oder dass sie sich derart instrumentalisieren und emotionalisieren lassen, dass sie plötzlich für die Ziele anderer kämpfen.

Derart leicht beeinflussbare Menschen haben meist entweder keinen besonders stabilen Selbstwert, da sie diesen von äußeren Kriterien (wie z. B. der Zustimmung oder Anerkennung von anderen) abhängig machen, oder sie sind sehr entscheidungsunsicher und glauben, andere hätten den einzigen richtigen Weg durchs Leben gefunden. Vorsichtshalber geben sie aber die zuvor eingeschlagenen Wege nicht auf. Man weiß ja nie…

(5) Psychopathologische Gründe

Auch bei Menschen, die darunter leiden, dass sie zu viele Ziele verfolgen, ist zunächst durch gezielte Exploration zu klären, ob sie dies aus psychopathologischen Gründen tun. Zum Beispiel,

► ob sie lediglich deswegen zu viele Ziele verfolgen, weil sie manisch, hypomanisch oder zyklothym erkrankt sind,
► ob sie an „Größenwahn" leiden oder
► ob sie ein Selbstwertproblem haben und aus Angst vor Ablehnung alle möglichen Ziele anderer verfolgen.

3.2.2 Indizien für zu viele Ziele

Wenn jemand zu viele Ziele verfolgt, wird das u. a. durch folgende Indizien deutlich:

► Die Vorsätze für die Tages- und Wochenplanung (siehe Arbeitsblatt 3) können „aus Zeitgründen" oft nicht erfüllt werden.
► Die Zeit- und Energieanteile der einzelnen Vorhaben ergeben pro Tag addiert mehr als 100 Prozent der verfügbaren Ressourcen.
► In der Planung fehlen permanent ausreichende Ruhe- und Schlafphasen (weniger als 6 Stunden).
► In der Planung fehlen Pufferzeiten.
► In der Planung bekommen Freizeit, Hobby, Partner und/oder Familie weniger Zeit- und Energieanteile, als der Betreffende es selbst für angemessen hält.
► Der Patient wirkt in der Therapiestunde getrieben und hektisch, erledigt seine Hausaufgaben oberflächlich oder kommt „aus Zeitgründen" gar nicht dazu.

3.2.3 Symptomgewinne von zu vielen Zielen

Auch die Symptomgewinne können – je nach zugrundeliegender Ursache – sehr unterschiedlich ausfallen:

- Einige meinen, interessanter zu sein, an Wichtigkeit und Ansehen zu gewinnen, wenn sie möglichst viele Ziele verfolgen oder Beziehungen führen, und sie genießen es, überall im Mittelpunkt zu stehen.
- Für andere steht im Vordergrund, durch pausenlose Aktivität nicht zum Nachdenken zu kommen, unangenehme oder angstbesetzte Themen nicht reflektieren zu müssen und so die daraus resultierenden Konsequenzen vermeiden zu können.
- Für Kurzfristhedonisten steht nur eines im Vordergrund: Möglichst umfassender Genuss hier und jetzt.
- Wer keine Präferenzstruktur oder Oberziele besitzt, glaubt häufig, dass er sich damit noch nicht endgültig (und womöglich falsch) festgelegt und noch alles offen hat und er dadurch, dass er besonders viel macht, seine Chance erhöht, dass das Richtige dabei ist.
- Leicht beeinflussbare Menschen meinen oft, Verantwortung auf andere übertragen zu können, wenn sie deren Weg kopieren.

3.2.4 Konsequenzen von zu vielen Zielen

Verhaltenskonsequenzen. Egal aus welchem Grund Menschen mehr Ziele verfolgen, als sie langfristig nachgehen können, die Auswirkungen sind doch für alle ziemlich gleich: Wer mehr Ziele verfolgt, als er bewältigen kann, wirkt hektisch, gestresst, rastlos, getrieben, unkonzentriert, ist ständig „auf dem Sprung" zu etwas anderem.

Kognitive Konsequenzen. Bezüglich ihrer kognitiven Konzepte unterscheiden sich die Betroffenen aber durchaus, je nachdem, weshalb sie zu viele Ziele verfolgen:

Selbstüberschätzer neigen zur Selbstaufwertung und messen ihre Wichtigkeit an der Zahl ihrer Pläne, Kontakte und Vorhaben. Umso stärker ist dann ihr „Wertverlust", wenn sie Ziele nicht zu Ende verfolgen (können), daran scheitern oder für Ergebnisse getadelt werden, die sie offensichtlich mit zu heißer Nadel gestrickt haben.

Die Maßlosen erleben sich oft als zu kurz gekommen und beäugen misstrauisch ihre Umwelt daraufhin, ob ihnen etwas vorenthalten werden soll, ob sie mal wieder benachteiligt sind, ob Aktivitäten ohne sie stattfinden oder ob andere etwas genießen, woran sie auch gerne teilhätten. Neid und Missgunst sind häufig vertretene Grundhaltungen.

Menschen ohne Präferenzstruktur erleben sich meist als orientierungslos, entscheidungsunfähig und innerlich zerrissen. Diese Selbstwahrnehmung bewirkt eine als negativ empfundene Selbsteffizienz, geringes Selbstvertrauen und – darauf gründend – langfristig häufig ein Minderwertigkeitskonzept.

Ein ausgeprägtes Selbstwertproblem ist bereits vorhanden, wenn Menschen sich leicht dazu verleiten lassen, eigene Ziele zu vernachlässigen und dafür die anderer zu verfolgen, um deren Anerkennung und Zuwendung zu erhalten. Vertreter dieses Konzepts verfolgen häufig rigide Normen, unterscheiden zwischen „richtig" und „falsch" bzw. „gut" und „böse" und sind stets bemüht, *den* einen garantiert richtigen, guten Weg durchs Leben zu beschreiten, um nur ja nicht kritisiert und abgelehnt zu werden.

Emotionale Konsequenzen. Die anfängliche Euphorie der Selbstüberschätzer ist häufig bald dahin und weicht einer mehr oder minder ausgeprägten depressiven Erschöpfung.

Die ewig unzufriedenen Maßlosen können sich meist noch nicht einmal über all das freuen, was ihnen bereits an Genussmöglichkeiten zur Verfügung steht, und Ärger dominiert ihr Gefühlsleben.

Die leicht beeinflussbaren Menschen sind ebenso wie die ohne Präferenzstruktur ständig ängstlich darauf bedacht, das Richtige zu tun, nicht an Selbstwert zu verlieren und „gut" zu sein. Angst, Selbstärger und Scham sind die hier vorherrschenden Emotionen.

3.2.5 Strategien für typische Widerstände

Betrachten wir nun für jede der unter 3.2.1 aufgeführten Problemursachen einige typische Patienten-Widerstände und den möglichen therapeutischen Umgang damit:

(1) „Ich hab nur Pech gehabt. Normalerweise hätte ich das gewuppt!"

Na ja, möglich wäre das schon. Aber wie oft hat der Betreffende denn in letzter Zeit „Pech gehabt"? Die wenigsten Selbstüberschätzer führen ihr Versagen auf eigenes Verschulden zurück, sondern suchen externe Begründungen, Schuldige oder schicksalhafte Erklärungen.

Therapeutischer Ansatz. Nicht nur bei hypomanischen oder manischen Patienten hat es der Therapeut schwer, die grundlegenden dysfunktionalen Konzepte anzugreifen, die für eine Fehlleistung oder für mentale und physische Erschöpfungszustände verantwortlich sind. Er muss darauf achten, nicht als ein weiterer Miesepeter, Spaßverderber oder Langweiler abgestempelt zu werden (wie es die meisten erleben, die einen Selbstüberschätzer auffordern, „einen Gang herunterzuschalten") und damit den Zugang zum Patienten zu verlieren.

Besonders für Selbstüberschätzer ist die Einsicht schwer zu schlucken, dass sie ihre Misere selbst verursacht haben. Therapeuten tun gut daran, dies nicht explizit zu vermitteln, um nicht unnötig Widerstand zu evozieren. Günstiger ist es, wenn die Betroffenen diese unangenehme Erkenntnis selbst erarbeiten. Dazu werden sie zunächst in einer Selbstbeobachtungsphase in Tages- und Wochenplänen sämtliche Aktivitäten (geplante und tatsächlich durchgeführte) notieren, darin geplante und tatsächlich benötigte Energie und Zeitaufwendung gegenüberstellen, um unrealistische Planungen zu erkennen. Die „Pech gehabt"-Beispiele werden über einen längeren, auch bereits vergangenen Zeitraum gesammelt. Schließlich wird der Patient gefragt, ob er selbst seine „Pech gehabt"-Erklärung noch für ausreichend hält oder ob es eventuell auch andere Gründe für sein häufiges Scheitern geben könnte.

Der Therapeut wird Alltagsbeispiele und Analogien einsetzen, um den sinnvollen Umgang mit erschöpfbarer Energie zu erarbeiten, und er wird den Patienten anhalten, → Pufferzeiten einzuplanen, um nicht sofort in Stress zu geraten, wenn einmal etwas nicht so schnell geht, wie geplant.

Bei zyklothymen Patienten kann der Therapeut eventuell den Verlust des Symptomgewinns dadurch ersetzen, indem er verdeutlicht, dass durch den Verzicht auf Aktivität die anschließende Erschöpfungsphase und die depressive Reaktion vermieden, hinausgezögert oder abgeschwächt werden kann.

Patienten mit „Größenwahn" sind im Wahnerleben nicht reflexionsfähig, so dass eine psychotherapeutische Behandlung wegen fehlender Patientenvariablen (vgl. Stavemann, 2008a, S. 5 f.) zu diesem Zeitpunkt nicht angezeigt ist.

(2) „Weshalb sollte *ich* darauf verzichten, andere tun das doch auch nicht?!"

Achtung: Hier kommen Forderungen auf Sie zu, und die Erwartungen an Ihre Heilkunst ist grenzenlos. Und wehe, Sie schaffen das nicht so, wie gewünscht: Beseitigen Sie die Symptomkosten, aber bitte ohne die Symptomgewinne anzutasten!

Therapeutischer Ansatz. Maßlose Patienten mit geringer Frustrationstoleranz sind nicht gerade die, die sich Therapeuten erträumen. Im Gegenteil: Sie werden darauf zu achten haben, die Aussagen und Verhaltensweisen dieser Klientel als Symptom ihrer Erkrankung zu sehen, um nicht selbst in den Widerstand zu gehen, um nicht verdeckt oder offen unangemessen emotional zu reagieren, und um nicht zynisch oder sarkastisch zu werden.

Ein weiterer Grund für die Unbeliebtheit dieser Klientel ist die recht mäßige Therapieerfolgsprognose. Die Wahrscheinlichkeit ist groß, dass „gelernte Vermeider" auch den wesentlichen Therapieschritten ausweichen, weil diese zu unbequem, angstbesetzt und mühsam sind.

Die Widersinnigkeit der obigen Aussage ließe sich zwar auch mit einem logischen Disput (siehe Kapitel 5.2) aufzeigen, aber langfristig wirksamer ist es wohl, einen Kurzfristhedonisten mit hedonistischen Argumenten auszuhebeln, z. B.: „Und wie geht es Ihnen damit, wenn Sie darauf nicht verzichten mögen?"

Analog zu 3.1.5 (6) wird der Therapeut vermutlich auch hier am günstigsten mit einer Symptomverschreibung arbeiten und den Patienten ermuntern, die langfristigen Symptomkosten durch kurzfristigen Verzicht, d. h. durch Aufgabe einiger seiner Ziele „zu vermeiden". Er wird dabei beständig die kurzfristigen Symptomgewinne den langfristigen Symptomkosten gegenüberstellen, um so den Kurzfristhedonisten zu langfristiger Lebensqualitätverbesserung anzuhalten.

Häufig wird dabei zunächst ein „hierarchisches" Problem (vgl. Stavemann, 2003) zu bearbeiten sein, um an der Akzeptanz des Ist-Zustands zu arbeiten. Letzteres meint, dass diese Patienten leider zunächst bestehende Einschränkungen oder Symptome als bestehend akzeptieren müssen. Erst danach kann eventuell an deren Reduktion gearbeitet werden. (Zur Behandlung hierarchischer Probleme oder von „Symptomstress" siehe: Ellis, 1997; Stavemann, 2003; Born & Sonntag, 2008.)

(3) „Wozu soll ich noch Oberziele formulieren, wenn ich noch nicht mal mit meinen Tagesplänen zurechtkomme?"

Hier hat jemand Ursache und Wirkung durcheinandergebracht. Oder hier möchte jemand nicht an den Kern der Sache heran, und sich – vermutlich aus Angst vor Fehlentscheidungen – nicht definitiv festlegen, welche Ziele er weiterverfolgen und welche er aufgeben will, wenn die vorhandene Energie oder Zeit nicht ausreicht, um alle vorhandenen Ziele sinnvoll zu verfolgen.

Therapeutischer Ansatz. Für den ersten Fall wird der Therapeut herausarbeiten, dass der Grund dafür, warum der Patient sich mit seinen Tageszielen verzettelt, bei den fehlenden Oberplänen und der fehlenden Präferenzstruktur liegt.

Im zweiten Fall wird er zunächst die Befürchtungen erfragen, die der Patient im Zusammenhang mit möglichen Fehlentscheidungen hegt. Liegt die Ursache hierfür in einer inadäquaten Form der Selbstwertbestimmung (z. B. durch Anerkennung oder Zuwendung von außen), wird er vorgehen, wie in unter 3.1.5 (3) dargelegt.

Wird die Bestrafung durch eine höhere Macht befürchtet, gilt es, die Kosten für das selbst gewählte metaphysische System zu (er-)tragen, oder es zu ändern, wie bereits unter 3.1.5 (4) beschrieben.

(4) „Na ja, wenn Sie meinen, kann ich das ja auch mal anders probieren."

Vermutlich ist damit gemeint, dass der therapeutische Weg nun zu einem weiteren in der Masse der bereits vorhandenen wird.

Therapeutischer Ansatz. Leicht beeinflussbare Menschen sind leicht zu überreden, – auch vom Gegenteil dessen, was sie gerade noch angenommen haben. Die Aufgabe besteht daher darin, den Patienten dadurch zu überzeugen, dass er sich seine neue Erkenntnis auf sokratischem Wege selbst erarbeitet, und dann diese Erkenntnis so zu festigen, dass sie anderen Argumenten standhält, so dass der Patient sie begründet vertreten kann. Dazu bedarf es eines widerspruchsfrei formulierten Lebenszieles und -plans.

Mit der Annahme des therapeutischen Ziels ist nur der erste Schritt gelungen. Nun gilt es noch zu vermitteln, dass dieses „andere Ziel" nicht zusätzlich zu den anderen Vorhaben verfolgt werden soll, sondern alternativ. Und da wird es dann schon schwieriger: Wie bewegt man den Patienten dazu, sich festzulegen?

Zunächst wird der Therapeut herausarbeiten, was den Patienten bisher von einer Festlegung abhielt. Liegt dies in einem Selbstwertproblem oder in der Angst vor Bestrafung durch höhere Mächte begründet, erfolgt das weitere Vorgehen wie zuvor beschrieben. Bei Patienten, die Sicherheit fordern, bevor sie sich festlegen wollen, bietet sich ein Vorgehen an, wie unter 3.1.5 (4) beschrieben.

Ist die Ursache für die leichte Suggestibilität des Patienten und seine Angst vor Eigenverantwortlichkeit beseitigt, wird anschließend leichter an einer funktionalen Lebenszielplanung zu arbeiten sein.

3.3   Patienten mit irrationalen Zielen

Unter irrationalen Zielsetzungen sollen all die Vorsätze verstanden werden, die prinzipiell unerreichbar und unsinnig sind (z. B.: „Ich will nicht sterben" oder „Ich werde ab sofort keine Fehler mehr machen") oder die auf Ursachen beruhen, die nicht in der Macht des Zielverfolgenden stehen (z. B.: „Ich werde 100 Jahre alt" oder „Ich will von allen gemocht werden").

3.3.1 Gründe für irrationale Ziele

Betrachtet man die Gründe, warum Menschen irrationale Ziele verfolgen, so stößt man hauptsächlich auf folgende:
(1) Wunschdenken,
(2) dysfunktionale Konzepte zur Selbstwertbestimmung,
(3) mangelnde Reflexionsbereitschaft oder -fähigkeit,
(4) psychiatrisch-neurologische Erkrankungen.

(1) Wunschdenken
Unter Wunschdenken soll eine gedankliche Fixierung auf unrealistische, unerreichbare Zielsetzungen verstanden werden, z. B.: „Ich möchte älter werden, ohne biologische Alterungsprozesse aufzuweisen", „Ich will nie vergessen werden, auf ewig berühmt und geachtet sein", „Ich möchte alles tun können, ohne

dafür die Konsequenzen zu tragen" oder „Ich möchte bedingungslos geliebt werden".

Menschen, die zu Wunschdenken neigen, erscheinen anderen häufig naiv, leicht abgehoben, realitätsfremd oder „spinnert". Meist wissen die Betroffenen sogar selbst um die Unerreichbarkeit ihrer Ziele, mögen aber einfach nicht davon lassen.

Aber was treibt sie nur dazu? – Na klar: der Symptomgewinn. Und den betrachten wir unter 3.3.3.

(2) Dysfunktionale Konzepte zur Selbstwertbestimmung

Wir haben nun schon häufiger Beispiele für → dysfunktionale Konzepte zur Selbstwertbestimmung angesehen, die darin bestehen, dass Menschen mit aller Kraft danach trachten, beliebt zu sein, keine Fehler zu machen, geachtet oder gefürchtet zu werden, um nicht an Selbstwert zu verlieren, den sie von Beliebtheit, Leistung oder Achtung abhängig machen. Besonders kritisch ist dies, da zur Selbstwertbestimmung die Reaktionen anderer herangezogen werden, auf die die Betroffenen selbst keinen Einfluss haben. Das ganze Streben der Betroffenen besteht dann im andauernden Versuch, ihren Selbstwert zu erhalten, ihren Wert zu retten. Für andere Ziele bleibt da selten Raum.

(3) Mangelnde Reflexionsbereitschaft oder -fähigkeit

Manche Menschen verfolgen unreflektiert irrationale Ziele, die sie irgendwann selbst aufgestellt haben (z. B. abergläubische Rituale) oder von außen an sie herangetragen wurden („Wenn du gut sein willst, dann musst du …"). Diese Ziele haben sie bisher nicht als schädlich erkannt, weil sie nicht darüber nachgedacht haben – sei es aus Trägheit, sei es aus Angst vor Veränderung oder Verantwortungsübernahme oder sei es, weil ihnen die Fähigkeit zur Selbstreflexion fehlt.

(4) Psychiatrisch-neurologische Erkrankungen

Wer hat nicht schon einmal phantasiert, er sei Robin Hood, Cinderella, Clint Eastwood, Marco Polo, ein Popstar oder Ausnahmesportler? Halb so wild, von solchen Phantastereien leben ganze Wirtschaftszweige.

Kritisch wird die Sache erst, wenn den Betreffenden die Unterscheidung zwischen Realität und Fiktion nicht mehr recht gelingt und sie meinen, sie *seien* tatsächlich das kopierte Idol oder sie erhielten von ihm bestimmte Aufträge, die es zu verfolgen gilt.

Manche Betroffenen mit wahnhaften Symptomen sehen sich im Mittelpunkt des Interesses, glauben beneidet, verfolgt, belauscht oder verlacht zu werden, und ihr einziges Ziel besteht darin, sich zu schützen und sich in Sicherheit zu bringen.

Besteht die Lebenszielproblematik aufgrund irrationaler Ziele, prüft der Therapeut daher zunächst, ob psychopathologische Gründe dafür verantwortlich zu machen sind, z. B.

▶ ob der Patient wahnhafte Ziele verfolgt (z. B.: „Ich muss die Welt retten") oder

▶ ob der Patient wegen eingeschränkter geistiger Fähigkeiten nicht oder nicht mehr ausreichend reflexionsfähig ist, um die Irrationalität seines Ziels zu erkennen.

In beiden Fällen sind keine Symptomgewinne zu erwarten, da die Problematik nicht lerngeschichtlich begründet ist.

3.3.2 Indizien für irrationale Ziele

Irrationale Ziele können häufig nicht mit Hilfe von Arbeitsblatt 4 („Aktivitäten-Wochenplan") erkannt werden, denn dort kommen die Intentionen für bestimmte Handlungen nicht deutlich zum Ausdruck (wie z. B. der Wunsch, es anderen recht zu machen, von allen gemocht zu werden, perfekt zu sein). Derartige, auf ein Selbstwertproblem zurückzuführende Zielsetzungen lassen sich leichter in der Eingangsexploration oder mit Hilfe von Arbeitsblatt 3 („Vorhandene Lebensziele bestimmen") aufdecken.

3.3.3 Symptomgewinne von irrationalen Zielen

Die Symptomgewinne von irrationalen Zielen sind – je nach Ursache – sehr unterschiedlich:

▶ Wunschdenker können durch das Verfolgen irrationaler Ziele Alltagsanforderungen und die Übernahme von Eigenverantwortung vermeiden und müssen sich nicht mühsam mit den Widrigkeiten des realen Lebens auseinandersetzen.

▶ Wer seine Selbstwertbestimmung von den Reaktionen anderer abhängig macht, erhofft sich, durch Anerkennung an Wert zu gewinnen.

▶ Der Symptomgewinn von mangelnder Reflexionsbereitschaft in Bezug auf irrationale Ziele ist Bequemlichkeit.

▶ Mangelnde Reflexions*fähigkeit* und wahnhafte Ideen sind in der Regel nicht lerngeschichtlich zu begründen und damit auch nicht durch Nach- oder Umlernen zu verändern, so dass hier keine Symptomgewinne, die die Problematik aufrechterhalten, zu erwarten sind, oder sie spielen nur eine untergeordnete Rolle.

3.3.4 Konsequenzen von irrationalen Zielen

Auch die Konsequenzen bei Vorliegen irrationaler Ziele unterscheiden sich ursachenspezifisch:

Verhaltenskonsequenzen. Von Wunschdenken beseelte Menschen wirken auf der Verhaltensebene wenig zielorientiert, eher indifferent bis apathisch. Menschen mit einem Selbstwertproblem sind stets beflissen; angestrengt bei Leistungsorientiertheit, freundlich-servil bei Beliebtheitszielsetzungen. Menschen mit mangelnder Reflexionsbereitschaft oder -fähigkeit und mit Wahnvorstellungen wirken – je nach ihrer Zielsetzung – unauffällig bis obskur.

Kognitive Konsequenzen. Irrationale Ziele werden naturgemäß nie erreicht, so dass Erfolgserlebnisse ausbleiben und die Betroffenen sich als Versager erleben. Langfristig führt dies in der Regel zu einem negativen Selbstbild, zum Eindruck geringer Selbsteffizienz, zu Selbstunsicherheit und zu Selbstwertproblemen.

Emotionale Konsequenzen. Bei Wunschdenkern ist Enttäuschung, Trauer, Ärger und deprimierte Resignation vorherrschend, bei Menschen mit dysfunktionalen Konzepten zur Selbstwertbestimmung hingegen Angst, Scham und Selbstärger.

Bei Patienten mit mangelnder Reflexionsbereitschaft oder -fähigkeit und bei denen mit wahnhaften Ideen ist das gesamte emotionale Spektrum betroffen.

3.3.5 Strategien für typische Widerstände

Betrachten wir nun für jede der unter 3.3.1 aufgeführten Problemursachen einige typische Patienten-Widerstände und den möglichen therapeutischen Umgang damit:

(1) „Ich will von allen geachtet und geschätzt werden.“

Schön wäre das schon, denn vieles im Leben wäre dann vermutlich leichter. Aber da dies voraussetzt, dass *alle* den gleichen Geschmack, die gleichen Vorlieben und identische Ziele haben müssten, ist dieses Ziel utopisch.

Therapeutischer Ansatz. Wenn die Betroffenen nicht den Rest ihres Lebens fordernd und schmollend verbringen wollen, müssen sie lernen, sich von der bedingungslosen Mutterliebe (wenn es die denn jemals gab) zu verabschieden und zu akzeptieren, dass ihnen Zuneigung und Achtung nicht immer und überall entgegengebracht werden – und schon gar nicht umsonst. Die kognitiven Konzepte von Wunschdenkern sind nahezu identisch mit denen, die eine geringe Frustrationstoleranz besitzen. Der therapeutische Ansatz entspricht dem unter 3.1.5 (6) beschriebenen.

(2) „Ich muss das aber unbedingt perfekt schaffen, sonst kann ich gleich einpacken!"

So spricht ein Mensch mit extern bestimmten Selbstwertkriterien. Die Kennzeichen und Auswirkungen dieser fremdbestimmten Zielsetzungen wurden unter 3.3.1 (2) bereits hinlänglich beschrieben.

Therapeutischer Ansatz. Der therapeutische Ansatz entspricht dem unter 3.1.5 (3) beschriebenen.

(3) „Ich bin, wie ich eben bin."

Ein solcher Einwand deutet meist auf eine äußerst geringe Veränderungsmotivation und Reflexionsbereitschaft hin. Vermutlich kommt der Patient, damit der Therapeut die lästigen Symptomkosten beseitigt – und das natürlich ohne seine Mitarbeit.

Therapeutischer Ansatz. Zunächst sollte der Therapeut die Veränderungsmotivation prüfen, um abzuschätzen, ob eine Behandlungsaufnahme ausreichend erfolgversprechend ist, z. B. indem er die kurzfristigen Symptomgewinne und die langfristigen Symptomkosten gegenüberstellt und den Patienten fragt, ob er zur Beseitigung Letzterer aktiv werden möchte oder nicht.

Ansonsten entspricht das therapeutische Vorgehen dem, wie es für Wunschdenker und Menschen mit geringer Frustrationstoleranz angezeigt ist und unter 3.1.5 (6) beschrieben wird.

(4) „Ich muss das Böse aus der Welt schaffen!"

Mit derartigen wahnhaften Vorstellungen – seien es selbst gesetzte Ziele oder Aufträge von höheren Mächten – ist der Alltag der Betroffenen vollends ausgefüllt.

Therapeutischer Ansatz. Diese Patienten besitzen meist keine → reflexive Persönlichkeit und erfüllen somit die für ambulante Psychotherapie notwendigen Voraussetzungen nicht (vgl. Stavemann, 2008a, S. 5 f. und Abschnitt 7.3.5).

Möglicherweise lässt sich noch die Verursachung der Wahnideen klären (Familiengenese, Drogenkonsum, Entzugssymptome), doch dann sollte der Patient an einen Facharzt für Psychiatrie verwiesen werden, um die Möglichkeiten einer pharmakologischen Behandlung auszuloten.

3.4 Patienten mit widersprüchlichen Zielen

Unter widersprüchlichen Zielen sollen Vorhaben verstanden werden, die sich gegenseitig ausschließen („Ich möchte unabhängig in einer guten Beziehung leben!") oder sich gegenseitig sabotieren („Ich möchte alleinerziehende Mutter sein und gleichzeitig meine zeitliche, finanzielle und soziale Ungebundenheit und meine berufliche Flexibilität erhalten!").

3.4.1 Gründe für widersprüchliche Ziele

Menschen können aus unterschiedlichen Gründen, bewusst oder unbewusst widersprüchliche, sich gegenseitig sabotierende oder blockierende Ziele verfolgen. Die häufigsten Ursachen dafür sind:
(1) eine fehlende Zielhierarchie,
(2) Null-Verzicht-Denken,
(3) Angst vor den Konsequenzen einer Entscheidung,
(4) psychiatrisch-neurologische Erkrankungen.

(1) Fehlende Zielhierarchie
Manche Menschen erkennen zwar, dass sie widersprüchliche Ziele verfolgen, können sich aber nicht entscheiden, da sie keine Zielhierarchie oder entscheidungsrelevanten Oberziele besitzen.

(2) Null-Verzicht-Denken
Andere wiederum *wollen* sich nicht entscheiden, weil sie auf nichts verzichten möchten. Denn jede Entscheidung für etwas bedeutet zwangsläufig die Abwahl der anderen Alternative(n) und den Verzicht auf die Vorteile dieser weniger relevanten Ziele. Dies entspricht der unter 3.2.1 (2) beschriebenen Haltung.

(3) Angst vor den Konsequenzen einer Entscheidung
Manche Menschen trauen sich nicht, sich bei Zielkollisionen für ein wichtigeres Ziel zu entscheiden, weil sie befürchten, das Falsche zu wählen und deswegen an Selbstwert zu verlieren oder von einer höheren Macht dafür bestraft zu werden. Dies ähnelt der unter 3.1.1 (3) beschriebenen Haltung.

(4) Psychiatrisch-neurologische Erkrankungen
Auch das Setzen widersprüchlicher Ziele kann durch psychiatrisch-neurologische Erkrankungen begründet sein, z. B. wenn der Patient nicht in der Lage ist, die Widersprüchlichkeit seiner Ziele z. B. wegen Erkrankungen aus dem schizophrenen Formenkreis, erheblicher kognitiver Minderbegabung, Demenz oder Alzheimer zu erkennen.

3.4.2 Indizien für widersprüchliche Ziele

Auch widersprüchliche Ziele lassen sich leichter mit Hilfe von Arbeitsblatt 3 („Vorhandene Lebensziele bestimmen") durch die Aufsummierung der eigenen Lebens- und Etappenziele erkennen als mit Hilfe von Arbeitsblatt 4 („Aktivitäten-Wochenplan"). Manchmal sind widersprüchliche Ziele jedoch verklausuliert oder undeutlich wiedergegeben. Um ihnen auf die Schliche zu kommen, hilft dann oft Logik, Lebenserfahrung und therapeutisches Gespür.

Widersprüchliche Ziele lassen sich oftmals auch dadurch erkennen, dass sich kurz- oder langfristige Ziele nicht mit den grundlegenden Glaubensprämissen vertragen.

3.4.3 Symptomgewinne von widersprüchlichen Zielen

Die Symptomgewinne von widersprüchlichen Zielen sind – je nach Ursache – sehr unterschiedlich:

▶ Manche Menschen besitzen allein deswegen keine Zielhierarchie, weil sie sich aus Bequemlichkeit oder wegen kurzfristigen hedonistischen Verhaltens keine Zeit nehmen, über den Sinn ihres Lebens zu reflektieren und somit dieses für sie lästige Thema vermeiden.
▶ Andere glauben, auf weniger verzichten zu müssen, solange sie sich nicht *für* etwas – und damit gegen die andere(n) Alternative(n) – entscheiden.
▶ Manche versuchen, gefürchtete Bestrafung, Verachtung oder Wertverlust für falsche Entscheidungen zu vermeiden, indem sie sich „gar nicht" entscheiden, und können damit kurzfristig ihr Angstniveau senken.
▶ Bei psychiatrisch-neurologischen Erkrankungen sind aus den o. g. Gründen keine relevanten Symptomgewinne zu erwarten.

3.4.4 Konsequenzen von widersprüchlichen Zielen

Wer, aus welchem Grund auch immer, widersprüchliche Ziele verfolgt, kommt nie so recht voran, da Fortschritte hinsichtlich der einen Zielsetzung gleichzeitig zielschädigend für die andere ist: Das, was hier erarbeitet wird, wird gleichzeitig dort verloren.

Verhaltenskonsequenzen. Menschen, die widersprüchliche Ziele verfolgen, verhalten sich auch widersprüchlich. Da unvorhersehbar ist, welches ihrer Ziele sie gerade verfolgen, sind sie in ihrem Verhalten für andere undurchschaubar, nicht prognostizierbar und wirken sprunghaft oder willkürlich.

Kognitive Konsequenzen. Es ist leicht nachvollziehbar, dass die Betroffenen sich selbst als wenig effizient, erfolgreich und klar erleben und dass sich dies negativ auf die Selbstwahrnehmung, das Selbstbild, die Selbsteffizienz und auf ihre Prognose hinsichtlich der eigenen Lebensziele auswirkt. Häufig erleben sie sich selbst als sprunghaft, innerlich zerrissen, unzuverlässig, wankelmütig und als Versager. Sie meinen, ihr Leben ungenutzt an sich vorüberziehen zu lassen und schreiben sich selbst die Verantwortung dafür zu.

Emotionale Konsequenzen. Erfolge im Hinblick auf die eine Zielsetzung können aufgrund der gleichzeitigen Schädigung der anderen Interessen natürlich nicht genossen werden. Latente Unzufriedenheit, Selbstärger, Frustration und Resignation kennzeichnen die emotionalen Konsequenzen. Bei einigen Betroffenen gesellt sich noch die andauernde Angst dazu, sich für das Falsche zu entscheiden.

3.4.5 Strategien für typische Widerstände

(1) „Wenn ich nur wüsste, was ich tun soll!"

So spricht jemand, dem der Entscheidungsmaßstab fehlt oder abhanden gekommen ist, jemand ohne langfristige Ziele oder ohne klare Zielhierarchie.

Therapeutische Strategie. Der Therapeut wird den Betroffenen (z. B. mit Hilfe eines explikativen Sokratischen Dialogs zum Thema „Was ist *richtig*?") erarbeiten lassen, dass es eines Maßstabs bedarf, um die Frage der Angemessenheit oder Richtigkeit beantworten zu können. Dieser Maßstab stellt in diesem Fall die oberste Zielsetzung, die Beantwortung der Lebenssinnfrage dar.

Hat der Patient für sich geklärt, welchen Sinn er seinem Leben geben möchte, kann er aufgrund dessen eine Hierarchie seiner verschiedenen lang- und kurzfristigen Ziele erstellen, um so die Qualität oder Wichtigkeit untergeordneter Zielsetzungen und Vorhaben beurteilen und sich im Konfliktfall für das wichtigere Ziel entscheiden zu können.

(2) „Das soll man nicht überstürzen. Ich überleg mir das lieber noch mal."

Tja, Therapeut, offensichtlich haben Sie noch nicht die richtige Lösung gefunden: Die, die alle Vorteile sämtlicher Alternativen mit sich bringt und jeden Verzicht und alle Nachteile vermeidet. Hätten Sie die geliefert, hätte sich Ihr Patient sofort entschieden, …und Sie hätten einen neuen Fan.

Therapeutische Strategie. Der Umgang mit Null-Verzicht-Denkern und Vermeidungskünstlern wurde bereits unter 3.1.5 (6) auf S. 48 und 3.2.1 (2) auf S. 50 beschrieben. Das therapeutische Vorgehen ist hier entsprechend. (Zur genauen Beschreibung der Null-Verzicht-Denkmuster, ihrer Symptome, Auswirkungen und Behandlungsmöglichkeiten siehe z. B. Ellis, 2003; Stavemann, 2001, Kapitel 4.7, S. 104 ff. oder Stavemann, 2003, 3.1.7, S. 84 ff.).

(3) „Können Sie mir nicht sagen, was ich tun soll?"

Na, die Verantwortung für die Entscheidung der Lebenssinnfrage werden Sie sicherlich dort lassen, wo sie hingehört: beim Patienten. Diese Frage entspricht inhaltlich dem unter 3.1.1 (4) beschriebenen Problem und dem unter 3.1.5 (4) beschriebenen Widerstand.

Therapeutische Strategie. Die therapeutische Strategie entspricht der unter 3.1.5 (4) bereits beschriebenen.

(3) „Wieso soll ich nicht beide Ziele verfolgen dürfen, andere tun das doch auch!"

Aber natürlich darf man das! ... Wenn man bereit ist, die Konsequenzen aus der Verfolgung widersprüchlicher Ziele zu tragen. Und genau das scheint dieser Klient nicht zu akzeptieren. Insofern handelt es sich hierbei um einen typischen Null-Verzicht-Denker, der gleichzeitig widersprüchliche Ziele verfolgt, weil er weder auf den einen, noch auf den anderen Vorteil verzichten will, ohne aber die daraus resultierenden langfristigen negativen Konsequenzen zu akzeptieren.

Therapeutischer Ansatz. Das therapeutische Vorgehen entspricht dem, wie es bereits im ersten Beispiel auf S. 48 für Patienten mit geringer Frustrationstoleranz und Null-Verzicht-Denken dargelegt ist.

3.5   Weiterführende Literatur

Ellis, A. (2003). Discomfort Anxiety: A New Cognitive-Behavioral Construct (Part I + II). Journal of Rational-Emotive and Cognitive-Behavior Therapy, 21 (3–4), 183–192, 193–202.

Leahy, R.L. (2003). Overcoming Resistance in Cognitive Therapy. New York: Guilford Press.

Stavemann, H.H. (2003) Therapie emotionaler Turbulenzen (3. Aufl.). Weinheim: Beltz/PVU.

Stavemann, H.H. (Hrsg.) (2008a). KVT-Praxis. Strategien und Leitfäden für die Kognitive Verhaltenstherapie (2. Aufl.). Weinheim: Beltz/PVU.

Watzlawick, P., Beavin, J.H. & Jackson, D.D. (2003). Menschliche Kommunikation. Formen, Störungen, Paradoxien, Kapitel 7.3 (10. Aufl.). Stuttgart: Huber.

4 Lebenszielplanung: Den Soll-Zustand erarbeiten

> **!** Keine Zielplanung, bevor die bestehende Problematik diagnostiziert ist!
> Keine Zielplanung, bevor die Symptomgewinne, Konsequenzen und typischen Patientenwiderstände erkannt und besprochen sind!

Mit der Lebensziel*analyse* wurde zuvor untersucht, ob die vom Patienten aufgestellten Lebensziele für seine emotionalen Probleme verantwortlich sind und, falls ja, woran dies genau liegt. Nachdem die Art der Zielproblematik diagnostiziert war, gingen wir ihrer Ursache, ihren Symptomgewinnen und ihren Konsequenzen nach.

Bei der Lebensziel*planung* betrachten wir nun, *wie* die Zielsetzung zu verändern ist, damit sie künftig weniger emotionalen Stress verursacht. Dabei soll der Patient erarbeiten, welchen Zielen er langfristig folgen möchte, um – aus heutiger Perspektive – später von sich behaupten zu können, ein „erfülltes", „erfolgreiches" oder „gutes" Leben gelebt zu haben. Er kann so seine Lebenszufriedenheit maximieren – unterstellt, er verhält sich auf dem Weg dorthin zielgerichtet.

Vorgehen. Das allgemeine Vorgehen bei der Lebenszielplanung lässt sich gemäß der im Vorwort beschriebenen Struktur in drei Schritten beschreiben:

(1) Lebensziele erarbeiten,

(2) Zielhierarchie erstellen,

(3) Zeit- und Energieverteilung für Ziele bestimmen.

Im Speziellen wird dabei dann auf die unterschiedlichen Interventionsstrategien für die einzelnen Arten der Zielproblematik und ihre Ursachen eingegangen.

Änderungsvorschläge der Patienten erfragen

Etliche Patienten kommen bereits mit klaren Vorstellungen darüber, was sie an ihren Zielsetzungen verändern müssten, in die Behandlung oder Beratung, ohne aber zu wissen, wie sie das umsetzen können. Oder sie haben zumindest eine Idee, in welchen Bereichen sie etwas ändern sollten, um mit ihren Zielen nicht immer wieder zu scheitern.

Wie bereits in der Analysephase, wird der Therapeut auch in der Zielplanungsphase nicht unnötig explorieren und an Erkenntnissen arbeiten, die der Patient bereits besitzt. Er wird ihn nach eigenen Ideen und Änderungsvorschlägen fragen, z. B.: „Haben Sie schon eine Idee, was Sie verändern müssten, um nicht so sehr unter fehlenden/zu vielen/irrationalen/widersprüchlichen Zielen zu leiden?"

Darüber hinaus wird er erfragen, welche lang-, mittel- und kurzfristigen Ziele der Betroffene künftig neu, stärker, weniger oder gar nicht mehr verfolgen möchte, und in welchen Bereichen er dabei selbst Probleme, Entscheidungs- oder Veränderungsbedarf sieht. Die genannten oder modifizierten Vorhaben werden in die Zielplanung übernommen.

Änderungsvorschläge aus der Reflexion des Ist-Zustands erarbeiten

Erkennt der Patient nicht alle vorhandenen Zielprobleme selbst, wird der Therapeut nun gemeinsam mit ihm an dessen Zielplanung arbeiten, indem er problematische Ziele aus dem Ist-Zustand aufgreift und zusammen mit dem Patienten reflektiert, um so die Einsicht zu erarbeiten, welche Ziele irrational oder widersprüchlich sind und daher zu den beschriebenen Problemen führen. Für diese Reflexion nutzt er sämtliche Disputtechniken, Erkenntnis gewinnende Fragetechniken und alle Formen sokratischer Dialogführung (siehe Kapitel 5).

Hat der Betroffene schließlich die Einsicht, dass ein Ziel dysfunktional ist, so wird er aufgefordert zu entscheiden, ob er dieses künftig ersatzlos streichen will, oder ob er eine sinnvolle Alternative verfolgen möchte. Funktionale neue Alternativen werden in die Zielplanung übernommen.

Den Zielplan erstellen lassen

Die eigenen Veränderungsvorschläge und die in der Reflexion erstellten Alternativziele fasst der Patient nun in seiner neuen lang-, mittel- und kurzfristigen Zielplanung zusammen. Auch hierzu kann Arbeitsblatt 3 („Vorhandene Lebensziele bestimmen") verwendet werden.

Zielplanung prüfen und korrigieren. Das therapeutische Vorgehen in dieser Zielplanungsphase wird sich zum Teil beträchtlich voneinander unterscheiden, je nachdem, ob wir beispielsweise einen depressiven Menschen ohne Ziele vor uns haben, einen manischen mit zu vielen oder einen, der aus Angst vor Selbstwertverlust mit irrationalen oder widersprüchlichen Zielen herumläuft. Betrachten wir daher nun zusätzliche Strategien, die für die unterschiedlichen Arten der Zielproblematik einsetzbar sind.

4.1 Zielplanung bei fehlenden Zielen

Bei Patienten ohne Zielvorstellung geht es zunächst darum, in einer Art Brainstorming-Phase grundsätzlich mögliche Lebensziele aufzustellen und diese dann anhand der Glaubensgrundsätze des Patienten (gemäß Arbeitsblatt 1) bewerten zu lassen.

Hierzu erhält der Patient Arbeitsblatt 5 („Fehlende Lebensziele erstellen"), auf dem der Sinn der Lebenszielbestimmung sowie mögliche Symptomgewinne und langfristige Konsequenzen von Ziellosigkeit beschrieben sind. Zusätzlich wird erläutert, warum es notwendig ist, bei der Zielplanung mit den langfristigen Zielen zu beginnen, um dann daraus die Etappenziele abzuleiten, und es wird der Vorteil beschrieben, den man mit einer klaren Zielhierarchie in Konflikt- und Entscheidungssituationen hat.

Fehlende Lebensziel(bereich)e erarbeiten

Manche Menschen besitzen in bestimmten Lebensbereichen bereits klare Zielvorstellungen, in anderen dagegen nur diffuse oder gar keine. Für ein zufriedenes, erfülltes Leben ist es zwar nicht zwingend notwendig, in allen vier auf Arbeitsblatt 3 („Vorhandene Lebensziele bestimmen") beschriebenen Kategorien Ziele zu verfolgen, der Therapeut sollte aber dennoch alle Bereiche prüfen, um zu verhindern, dass der Patient womöglich deswegen in bestimmten Bereichen keine Zielvorstellungen benennt, weil er z. B.

▶ sich vor der Festlegung fürchtet,
▶ sich für diese Ziele schämt oder
▶ aus anderen, z. B. aus religiösen oder psychopathologischen Gründen glaubt, *er* habe nicht das Recht dazu.

Beispiel

Zur Erarbeitung fehlender Lebenszielbereiche erfragt der Therapeut die langfristigen Ziele und die Etappenziele beispielsweise wie folgt: „Angenommen, Sie hätten noch 30 Jahre zu leben. Was müssten Sie ab heute in diesem speziellen Bereich tun, um später dann von sich behaupten zu können, ‚die letzten Jahre waren auch in diesem Bereich ein gutes, erfülltes Leben', und was sollten Sie auf dem Wege dorthin in einem Jahr und in zehn Jahren geschafft haben, um dieses Ziel zu erreichen?"

Vorgehen bei der Zielplanung

Patienten ohne Ziele aufgrund von Schicksalsschlägen. Bei diesen Patienten kann man in der Regel sofort an die Sammlung möglicher neuer Ziele gehen. Häufig hilft auch eine Rückbesinnung auf Ziele, die der Betreffende bereits früher einmal verfolgt hat und die auch jetzt noch zu erreichen wären.

Ist der Patient durch die erlittenen Schicksalsschläge z. B. physisch schwer gehandicapt, oder hat er vermutlich nur noch kurze Zeit zu leben, kann die

Wozu Ziele?

Stellen Sie sich vor, Sie sind bei einem Querfeldein-Lauf angemeldet, sind gut vorbereitet und vermutlich der schnellste Läufer. Es spräche insofern nichts dagegen, dass Sie den Lauf und den ausgesetzten Preis gewinnen. Nur leider sind Sie etwas zu spät gekommen, und nun, auf der Startlinie, wissen Sie nicht, wo das Ziel liegt, und die Konkurrenten freuen sich und schweigen. Und nun? Jemandem hinterherlaufen, der es womöglich auch nicht kennt? Aufgeben und gar nichts tun?

Ähnlich hilflos – auch bei wichtigen Entscheidungen – sind Menschen, die sich ihrer Lebensziele nicht bewusst sind oder die sich nicht entscheiden, wo es im Leben für sie langgehen, was Sinn, Zweck und Inhalt ihres Lebens sein soll. Sie wissen dann nicht, wofür sie ihr Leben nutzen, was sie erreichen, genießen, verhindern oder fördern wollen.

Was sind „gute" Ziele?

Prinzipiell gibt es keine „guten" oder „schlechten", „sinnvollen" oder „sinnlosen" Lebensziele. Sie sollten allerdings grundsätzlich erreichbar sein und zu den persönlichen moralischen, sozialen und kulturellen Normen einer Person passen und sich darüber hinaus nicht gegenseitig blockieren oder gar sabotieren. Es gibt allerdings keinen objektiv richtigen, für alle Menschen „gültigen" Maßstab, nach dem die eigenen Lebensziele erstellt werden könnten, da die Moralvorstellungen, die religiösen und sozialen Glaubens- und Normensysteme und die ethische, kulturelle und spezifische Entwicklung der Menschen sehr unterschiedlich sind, und die entscheiden ja maßgeblich, wie jemand sein Leben führen und gestalten möchte sowie was „gut" und was „schlecht" für ihn bedeutet.

Warum fehlen Ziele?

Viele Menschen finden es schwierig, selbst und eigenverantwortlich solche Entscheidungen zu treffen, denn sie könnten sich ja im Nachhinein als falsch herausstellen . . . Und genau diese Verantwortung wollen manche lieber nicht tragen.

Andere hatten einmal Ziele, haben diese aber aufgrund von Schicksalsschlägen oder aus anderen Gründen inzwischen verloren, weil sich ein Ziel (z. B. Kinder zu bekommen) zwischenzeitlich aus Altersgründen erledigt hat oder weil ihnen ihre alten Ziele nicht mehr überzeugend oder verlockend erscheinen, ohne dafür Alternativen zu haben.

Welche Folgen hat die Ziellosigkeit?

Die Folgen sind für die Betroffenen ähnlich wie für obigen Querfeldein-Läufer: Sie laufen mal hierhin, mal dorthin, mal diesem hinterher und mal jenem, sie befürchten dabei stets, das Falsche zu tun und irren orientierungslos umher. Oder sie geben ganz auf und machen gar nichts mehr.

In jedem Fall erreichen sie *so* nie ein Ziel, haben damit auch nie Erfolgserlebnisse und keinen Grund zu innerer Zufriedenheit.

Es ist leicht nachvollziehbar, dass diese Menschen langfristig unter erheblichen psychischen Problemen zu leiden haben. Es beginnt mit Selbstzweifeln, schwindendem Selbstvertrauen und geringer Selbstachtung, kann zu erheblichen Selbstwertproblemen mit Versagensangst und Scham im Gefolge und schließlich zu schwerer Niedergeschlagenheit bis hin zu einer ausgewachsenen Depression führen.

Wie erstellt man Lebensziele?

Lebensziele erstellt man, indem man sich folgende Fragen beantwortet: „Was will ich mit der mir verbleibenden Zeit anfangen? Wie will ich sie nutzen, was will ich erreichen, so dass ich nach heutigem Wissen später sagen kann: ‚Das war gut so! Das würde ich wieder so machen. Schade, wenn es jetzt vorbei ist, aber ich habe das Beste daraus gemacht‘!?"

Ziele nach Bereichen sortieren! Beim Erstellen von Lebenszielen ist es häufig hilfreich, diese nach unterschiedlichen Bereichen zu sortieren, z. B.:

(1) Partner/Familie/Sozialkontakte,

(2) Beruf/Karriere/verfügbare Geldmittel,

(3) Hobbys/Freizeit und

(4) sonstige, genauer zu beschreibende Bereiche.

Zeit- und Energieverteilung bestimmen! Neben der reinen Lebenszielauflistung ist es auch zweckmäßig, zu bestimmen, wie viel Zeit und Energie man momentan für einzelne Ziele aufwendet (Ist-Zustand) und wie viel man dafür eigentlich aufwenden möchte (Soll-Zustand). Denn häufig wendet man sich inhaltlich bereits den richtigen Zielen zu und ist lediglich mit der bestehenden Aufteilung von Zeit und Energie für die einzelnen Lebensziele oder Zielbereiche unzufrieden, z. B. wenn jemand eigentlich mehr Zeit und Energie für die Familie investieren möchte und weniger in seine Karriere.

Zuerst die langfristigen Ziele! Einer der häufigsten Fehler bei der Lebenszielbestimmung besteht darin, mit den kurzfristigen Zielen zu beginnen. Vielen Menschen fällt es zwar leichter, zunächst die Dinge zu benennen, die die unmittelbare Zukunft betreffen, die ihnen „auf den Nägeln brennen" und möglicherweise auch Probleme verursachen. Aber sie wären schlecht beraten, *deswegen* zunächst auf die Erarbeitung langfristiger Ziele zu verzichten und sich stattdessen mit diesen kurzfristigen *Etappenzielen* zu beschäftigen, denn so lange ihnen die Oberziele fehlen, können kurzfristige Ziele nicht sinnvoll bestimmt werden, weil ihnen dann die endgültige Orientierung fehlt.

Ziele hierarchisch ordnen! Um entscheiden zu können, auf welche Ziele man zuerst verzichten sollte, braucht man eine *Zielhierarchie*. Diese Zielhierarchie gibt an, wie wichtig Ihnen einzelne Ziele im Vergleich zu anderen sind. Liegen *Zielkonflikte* vor, wenn sich Ziele gegenseitig blockieren, lässt sich somit leicht entscheiden, welches davon im Hinblick auf Ihre obersten Ziele und Glaubensgrundsätze wichtiger ist, welches Sie weiterverfolgen und auf welches Sie verzichten wollen.

© Stavemann: Lebenszielanalyse und Lebenszielplanung. Weinheim: Beltz PVU, 2008

Planung sich sinnvoll nur auf die ihm verbliebenen, eingeschränkten Möglichkeiten beziehen. Es gilt dann für den Betroffenen, das Beste aus den restlichen Möglichkeiten oder der verbliebenen Zeit herauszuholen.

Patienten ohne Ziele nach Erreichen ehemaliger Ziele. Auch hier kann man in der Regel sofort an die Sammlung möglicher neuer Ziele gehen, sie dann gewichten und hierarchisch sortieren. Der Therapeut sollte hier besonders darauf achten, dass der Patient nicht erneut → Zeitpunktziele aufstellt, um nicht die nächste Zielproblematik einzuleiten, wenn er diese dann auch erreicht. Zu diesem Zweck empfiehlt sich, klar zwischen Zeitpunkt- und → Zeitraumzielen zu unterscheiden und gemeinsam die Erkenntnis zu erarbeiten, weshalb Zeitpunktziele nicht als Oberziele dienen sollten.

Patienten ohne Ziele aus Angst vor Selbstwertverlust. Diese Patienten können am ehesten Ziele benennen, wenn diese unter der Voraussetzung aufgestellt werden, dass das Befürchtete (die Ablehnung, der Wertverlust) garantiert nicht eintritt: „Wie würden Sie leben wollen, wenn garantiert ausgeschlossen ist, dass …"

Bevor der Patient sich dann allerdings an die tatsächliche Verfolgung der so aufgestellten Ziele traut, wird er zunächst sein Selbstwertproblem bearbeiten und lösen müssen. Hier wird der Therapeut daher nach Abschluss der Lebenszielplanung zuerst anzusetzen haben.

Patienten ohne Ziele aufgrund von Entscheidungsunsicherheit. Falls die Entscheidungsangst durch die befürchtete Bestrafung durch ein höheres Wesen begründet sein sollte, ist bei der Zielfindung ein entsprechendes Vorgehen angezeigt: Der Therapeut lässt diese Patienten Ziele benennen, die unter der Voraussetzung aufgestellt werden, dass die befürchtete Bestrafung für Fehlentscheidungen (z. B. durch Gott) garantiert nicht eintritt: „Wie würden Sie leben wollen, wenn garantiert ausgeschlossen ist, dass Sie dafür durch Gott bestraft werden?"

Das weitere Vorgehen wurde bereits unter 3.1.5 (4) beschrieben.

Wenn die Entscheidungsangst jedoch dadurch begründet ist, dass der Betreffende unbedingt negative Konsequenzen seiner heutigen Entscheidung vermeiden will, unbedingt sicher sein will, dass die Entscheidung nur positive Konsequenzen mit sich bringt, ist das adäquate Vorgehen das unter 3.1.5 (3) beschriebene.

Patienten ohne Ziele aufgrund von Kraft- und Energielosigkeit. Bei schweren depressiven Erkrankungen ist in der Regel zunächst an deren Linderung und an der Steigerung des allgemeinen Aktivitätsniveaus sowie an der Einhaltung von Tagesplänen zu arbeiten (siehe hierzu auch: Hautzinger, 2003), bevor zur eigentlichen Lebenszielplanung übergegangen werden kann. Je nach Schwere der Erkrankung kann die Erstbehandlung psychotherapeutisch, psychotherapeutisch und psychopharmakologisch oder zunächst ausschließlich psychopharmakologisch erfolgen (siehe hierzu auch: Roscher, 2008).

Erinnern wir uns: Der Symptomgewinn von depressiven Menschen liegt häufig in der Vermeidung von Aktivität und Anstrengung. Ein wirksamer therapeutischer Ansatz, diesen Symptomgewinn unattraktiv zu machen, besteht darin, den depressiven Rückzug als ein vom Patienten beeinflussbares Verhaltensmuster zu identifizieren und dann (aber bitte erst *nach* Erarbeiten dieser Erkenntnis!) nach dessen Präferenz zu fragen: „Was haben Sie morgen vor, dasselbe wie heute oder etwas anderes?"

Danach gilt es dann, dieses „andere" zu formulieren. Fällt einem Patienten dazu „überhaupt nichts" ein, kann er zunächst allgemeine Ziele aufstellen, die er von früher oder von anderen kennt. Aus dieser Sammlung möglicher Lebensziele kann er dann eine Präferenzstruktur entwickeln oder – falls er auch das nicht will, weil er sich „dazu rein gar nichts vorstellen" kann – entscheiden, welches er davon zuerst ausprobieren möchte. (Eine Beschreibung dieses Vorgehens und ein Beispieldialog hierzu findet sich in: Stavemann, 2008a, Kapitel 3.)

Bei einem zyklothymen Patienten in der depressiven Phase kann der Therapeut zunächst die Einsicht in das Krankheitsbild erarbeiten, um anschließend mit dem Patienten mögliche Coping-Strategien zu suchen (z. B. „Aktivitätsbremsen" in der manischen Phase besprechen und üben, um die anschließende depressive Erschöpfungsphase abzumildern oder ganz zu verhindern). Darüber hinaus wird er versuchen, den Patienten sensibler für einsetzende manische oder depressive Phasen zu machen, um rechtzeitig durch Medikamente und Verhaltensänderungen gegensteuern zu lernen. Hierbei kann ein achtsamkeitsorientiertes Vorgehen hilfreich sein (vgl. Heidenreich & Michalak, 2008).

Patienten ohne Ziele wegen kurzfristigen Denkens. Kurzfristhedonisten sind häufig auch „gelernte Vermeider", und dementsprechend zäh verläuft dann der therapeutische Prozess. Das Herangehen entspricht dem, wie es allgemein für Patienten mit geringer Frustrationstoleranz, kurzfristigem Denken und Vermeidungsverhalten zweckmäßig ist: Bevor diese Menschen bereit sind, kurzfristig Belastungen, Entbehrungen und Mühen für langfristige Ziele auf sich zu nehmen, brauchen sie einen überzeugenden Grund. Dieser lässt sich in der Vermeidung der Symptomkosten begründen: Wer nicht orientierungslos im Hier und Jetzt schweben möchte, wer für kurzfristige Erleichterungen und momentanen Genuss nicht morgen plötzlich unerwartet hohe Rechnungen präsentiert bekommen möchte, wer nicht dauerhaft auf Erfolgschancen verzichten will, sollte sich lieber langfristige Ziele setzen und sich daran orientieren.

4.2 Zielplanung bei zu vielen Zielen

Zielgewichtung

Im ersten Schritt wird ein Patient, der zu viele Ziele verfolgt, gebeten, sämtliche seiner auf Arbeitsblatt 3 („Vorhandene Lebensziele bestimmen") aufgeführten langfristigen Ziele nach der persönlichen Präferenz zu gewichten. Der Therapeut achtet darauf, dass bei der Gewichtung tatsächlich nur langfristige Ziele berücksichtigt werden, weil der Patient im nächsten Schritt die weniger bedeutsamen Ziele streichen soll – und damit fallen natürlich auch automatisch die entsprechenden Etappenziele dieser abgewählten langfristigen Ziele fort. (So wäre es beispielsweise irrelevant, zu wissen, ob jemand lieber Schoko-Mandelsplitter-Eis oder Marzipan-Nuss-Torte mag, wenn er bereits entschieden hat, keine Süßigkeiten mehr essen zu wollen.)

Zum Aufbau der Zielhierarchie kann der Patient Arbeitsblatt 9 („Eine eigene Zielhierarchie erstellen") zur Hilfe nehmen.

Zeit- und Energieverteilung realistisch planen

Im zweiten Schritt wird der Patient gebeten anzugeben, wie viel Zeit und Energie er für das Erreichen der einzelnen langfristigen Ziele aufbringen möchte bzw. müsste. Er beginnt dabei oben in seiner Zielhierarchie und geht dann schrittweise zu den weniger wichtigen Zielen über. Die Prozentangaben für die jeweilige, für jedes einzelne Ziel benötigte Zeit und Energie wird dabei so lange kumuliert, bis entweder die Zeit- oder die Energieverteilung 100 Prozent erreicht.

Der Therapeut achtet darauf, dass

▶ die Ziele hinsichtlich Zeit- und Energieeinsatz realistisch geplant sind,

▶ keine Wunschziele enthalten sind, sondern nur solche, die der Betreffende prinzipiell aus eigener Kraft erreichen kann,

▶ Ruhe-, Erholungs- und Schlafphasen realistisch eingeplant sind,

▶ keine Idealpläne erstellt werden, die nur optimale Bedingungen unterstellen, ohne → Pufferzeiten einzuplanen.

Auf weniger wichtige Ziele verzichten

Tauchen in der Zielplanung kurz- oder mittelfristige Ziele ohne dazugehörige langfristige Ziele auf, werden diese zuerst gestrichen.

Der nächste Schritt besteht im Verzicht auf die langfristigen Ziele, die nach dem Erreichen der Hundertprozentmarke nicht mehr in die Zielplanung aufgenommen werden sollten. Die Notwendigkeit dieses Verzichts ist allerdings nicht für jeden Patienten sofort einsichtig und nachvollziehbar. Besonders die, die gerade in einer manischen oder hypomanischen Phase stecken, können oft schwer nachvollziehen und annehmen, was der Therapeut da von ihnen verlangt. Auch geübte Selbstüberschätzer haben damit Probleme.

Weshalb auf weniger Ziele konzentrieren?

Stellen Sie sich jemanden vor, der heute neben seinem Achtstunden-Arbeitstag auch noch seine Steuererklärungen der letzten Jahre aufstellen und abgeben, seine Fünfzimmerwohnung gründlich renovieren, zum Friseur gehen, das Fallschirmspringen erlernen, ins Theater gehen und am Abiturfest seiner Tochter teilnehmen will. Die nächsten Tage und Wochen sind ähnlich verplant.

Was meinen Sie, wie sich so jemand abends fühlt?

Vermutlich ziemlich ausgepowert. Und: Entweder hat er das meiste von dem, was er sich vorgenommen hat, noch nicht einmal angefangen, oder er hat alles angefangen, aber nichts so recht zu Ende gebracht. Wir wundern uns nicht, wenn so ein Mensch dann unzufrieden mit sich, frustriert und total erschöpft ist.

Und was würden Sie ihm raten, wenn er sich darüber bei Ihnen beklagte?

Vermutlich: „Tret' mal etwas kürzer!" Oder: „Mach' mal halblang!" Und Sie würden ihm damit nahelegen, um seiner eigenen Lebensqualität willen, Ziele zu reduzieren, also auf einen Teil davon zu verzichten.

Wann sind es zu viele Ziele?

Jemand hat immer dann zu viele Ziele, wenn er sie aus Zeit- oder Energiegründen nicht alle so intensiv verfolgen kann, wie er möchte, oder wenn er einige davon immer wieder vor sich herschieben muss, um die anderen verfolgen zu können. Hat jemand zu viele Lebensziele, ist eine Lebensspanne nicht ausreichend, um sie alle zu verwirklichen. Hat jemand zu viele kurzfristige Ziele, müsste der Tag mehr als 24 Stunden haben.

Häufig erkennt man Menschen, die zu viele Ziele verfolgen, daran, dass sie gehetzt, hektisch und angespannt wirken, oft erschöpft sind, sich ständig über zu kurze Tage oder die zu schnell verrinnende Zeit beklagen, immer wieder mit neuen Ideen auftauchen, wenig Zeit für Ruhe- und Schlafphasen einplanen (und vielleicht sogar damit prahlen) und für Lebensinhalte, die ihnen selbst wichtig sind, zu wenig Zeit finden (z. B. für Familienleben, Pflege des Freundeskreises oder Hobbys).

Warum setzt sich jemand so viele Ziele?

Manche Menschen finden es schwierig, sich zwischen verschiedenen verlockenden Zielen zu entscheiden. Die einen, weil sie fürchten, ihre Entscheidung könnte sich im Nachhinein als falsch herausstellen, die anderen, weil sie am liebsten auf *nichts* davon verzichten, *alles* auskosten und genießen möchten. Andere schätzen ihre Fähigkeiten, ihre Zeit- und Energiereserven schlichtweg falsch ein, verplanen 30 Stunden am Tag oder ein Pensum, das normalerweise für zwei gereicht hätte. Wieder andere meinen, überall dabei sein, alles erleben und mitmachen zu müssen, um nicht an Beliebtheit, Anerkennung und persönlichem Wert zu verlieren.

Welche Folgen hat das Verfolgen zu vieler Ziele?

Die Folgen sind für die Betroffenen meist ähnlich wie im eingangs beschriebenen Beispiel: Wer mehr Ziele verfolgt, als er bewältigen kann, wirkt meist hektisch, rastlos, getrieben, unkonzentriert und ist ständig „auf dem Sprung" zu etwas anderem. Er wirkt gestresst und ist oft leicht erregbar.

© Stavemann: Lebenszielanalyse und Lebenszielplanung. Weinheim: Beltz PVU, 2008

Es ist leicht nachvollziehbar, dass diese Menschen, die immer wieder ihre Ziele verfehlen oder nicht ausreichend verfolgen, langfristig unter erheblichen psychischen Problemen zu leiden haben. Einerseits kann dies zu Selbstzweifeln, schwindendem Selbstvertrauen, geringer Selbstachtung und erheblichen Selbstwertproblemen mit Versagensangst und Scham führen, was schließlich in schwerer Niedergeschlagenheit – bis hin zu einer ausgewachsenen Depression – enden kann, andererseits kann auch die andauernde energetische Überforderung leichte bis schwere depressive Erschöpfungszustände nach sich ziehen.

Wie reduziert man Lebensziele?

Wenn Sie bereits mit Hilfe des Arbeitsblatts 3 („Vorhandene Lebensziele bestimmen") die zur Zeit von Ihnen verfolgten Ziele in den vier Bereichen

(1) Partner/Familie/Sozialkontakte,

(2) Beruf/Karriere/verfügbare Geldmittel,

(3) Hobbys/Freizeit und

(4) sonstige, genauer zu beschreibende Bereiche

aufgestellt und die jeweils dafür aufgewendete Zeit und Energie angegeben haben, ist ja der Ist-Zustand bereits erhoben. Vermutlich werden Sie feststellen, dass entweder der dabei verwendete Zeit- oder Energieaufwand 100 Prozent überschreitet, oder dass Sie nicht alle Ziele so verfolgen können, wie Sie es sich vorgenommen haben und wie es zur Zielerreichung notwendig wäre.

Auf Energie- und Zeitplanung achten! Wenn Sie bisher zu viele Ziele verfolgt haben, können Sie Ihre Zielplanung realistischer gestalten, wenn Sie neben der reinen Lebenszielauflistung besonders darauf achten, wie viel Zeit und Energie Sie dafür aufwenden möchten. Werden nun die einzelnen prozentualen Energie- und Zeitangaben (separat für die lang-, mittel- und kurzfristigen Ziele) addiert, sollten sie jeweils maximal 100 Prozent ergeben. Ist der Wert höher, zeigt dies an, wie viel mehr an Zeit oder Energie Sie verplanen, als tatsächlich vorhanden ist.

Grundsätzlich gibt es zwei Möglichkeiten, den Energie- und Zeithaushalt wieder ins Lot zu bekommen: Entweder verzichtet man auf einzelne Ziele komplett, oder man verfolgt manche oder alle Ziele weniger intensiv – mit den daraus entstehenden Konsequenzen.

Das eingangs gezeigte Beispiel und die meist vielfältigen negativen Konsequenzen, die aus oberflächlicher Zielverfolgung entstehen, legen die erste Alternative nahe: Für das psychische und körperliche Wohlbefinden wird man Ziele stets so intensiv verfolgen, wie es zu ihrer prinzipiellen Erreichbarkeit erforderlich ist. Reicht der dafür notwendige Energie- und Zeitvorrat nicht für alle Ziele, sollten Sie diejenigen streichen, die Sie am wenigsten wichtig finden. Darauf werden Sie verzichten lernen, um die Zielerreichung Ihrer wichtigeren Vorhaben zu ermöglichen.

Ziele hierarchisch ordnen! Um entscheiden zu können, auf welche Ziele man zuerst verzichten sollte, braucht man eine *Zielhierarchie*. Diese Zielhierarchie gibt an, wie wichtig Ihnen einzelne Ziele im Vergleich zu anderen sind. Ist eine Zielreduzierung notwendig oder liegen *Zielkonflikte* vor, wenn sich Ziele gegenseitig blockieren, lässt sich somit leicht entscheiden, welches davon im Hinblick auf Ihre obersten Ziele und Glaubensgrundsätze wichtiger ist, welches Sie weiterverfolgen und auf welches Sie verzichten wollen.

Welche Vorteile es hat und welche Nachteile man vermeiden kann, wenn man „zu viele" Ziele reduziert, erläutert Arbeitsblatt 6 („Lebensziele reduzieren").

Therapeutisches Vorgehen bei der Zielplanung

Patienten mit dem Hang zur Überschätzung der eigenen Möglichkeiten. Vermutlich war es bereits bei der Zeit- und Energieplanung schwer, einen Selbstüberschätzer dazu zu bewegen, realistische Werte anzusetzen. Sowohl bei der Zeit- und Energieeinschätzung als auch bei der Zielfestlegung hilft es häufig, wenn diese Patienten sich ein „Hintertürchen" offenhalten dürfen: Der Therapeut schlägt ihnen vor, zunächst nur die Ziele zu verfolgen, die bei allgemein realistischer Zeit- und Energieschätzung innerhalb des Hundertprozentkriteriums liegen. Wenn sich zeigt, dass der Patient mit diesen Vorhaben schneller erfolgreich ist als angenommen, darf er ein weiteres Ziel verfolgen. Dies sollte jedoch weder zu Lasten der eingeplanten Ruhe- und Regenerationszeiten noch zu Lasten anderer Ziele gehen! Dieses neu aufgenommene Ziel sollte dann auch als Erstes wieder fallengelassen werden, sobald der Zeit- und Energiebedarf insgesamt wieder die Hundertprozentmarke überschreitet.

Patienten mit zu vielen Zielen wegen Null-Verzicht-Denkens. Die erfolgreiche Zielreduzierung wird mit dieser Klientel ein zähes Unterfangen. Vielen Therapeuten fällt es schon schwer, stets daran zu denken, sich nicht vor den Karren dieser Patienten spannen zu lassen und nach Lösungen zu suchen, mit denen auch noch der maßloseste und exzessivste „Frustrations-Phobiker" zufrieden ist. Der Therapeut wird die Betroffenen immer wieder aufs Neue an die negativen psychischen, physischen und sozialen Konsequenzen von Maßlosigkeit und geringer Frustrationstoleranz erinnern müssen und aufzeigen, wie sie diese am besten umgehen können: durch Verzicht auf die Ziele, die ihnen am wenigsten bedeutsam sind. Der Patient muss selbst entscheiden, ob er das will oder ob er doch lieber noch einen anderen um Rat fragt, ob der nicht eine Lösung kennt, die keinen Verzicht erfordert. Das weitere Vorgehen ist bereits unter 3.1.5 (6) beschrieben.

Patienten mit zu vielen Zielen wegen fehlender Präferenzstruktur. Hier wird eine Zielreduzierung in der Regel relativ problemlos verlaufen. Sobald die Betroffenen eine hierarchische Einordnung ihrer Ziele vorgenommen haben, erfolgt das weitere Vorgehen wie eingangs unter 4.1 beschrieben. Zur Unterstützung kann Arbeitsblatt 9 („Eine eigene Zielhierarchie erstellen") verwendet werden.

Patienten mit zu vielen Zielen wegen hoher Suggestibilität. Bei diesen Patienten wird zunächst die Ursache ihrer hohen Beeinflussbarkeit durch andere zu klären sein. Ist dies in einem Selbstwertproblem begründet, z. B. wegen dysfunktionaler Kriterien zur Selbstwertbestimmung wie Beliebtheit, Anerkennung oder Leistung, wird zusätzlich dieses Problem therapeutisch aufzulösen sein, bevor die Betroffenen sich trauen, ihre Zielplanung umzusetzen, d. h. eigenverantwortlich festgelegte Ziele auch tatsächlich zu verfolgen. Bei der Zielplanung selbst kann dann vorgegangen werden wie unter „Patienten ohne Ziele aus Angst vor Selbstwertverlust" auf S. 70 beschrieben.

Ist die Suggestibilität durch die Suche nach „Sicherheit" oder durch die Angst vor Strafe bei falschen Entscheidungen begründet, kann vorgegangen werden wie unter „Patienten ohne Ziele aufgrund von Entscheidungsunsicherheit" auf S. 70 beschrieben.

Patienten mit hypomanischen, manischen oder zyklothymen Krankheitsbildern. Falls der Therapeut hier psychotherapeutisch behandeln möchte – mit oder ohne begleitende Psychopharmakotherapie – sollte er zunächst die Reflexionsbereitschaft und -fähigkeit des Patienten prüfen. Ist beides vorhanden, gilt es, die psychischen, physischen und sozialen Vorteile einer Zielreduktion zu erarbeiten und herauszufinden, ob der Patient zu einer solchen Zielreduktion bereit ist. Letzteres wird auch davon abhängen, wie intensiv der Betroffene bisher die negativen Konsequenzen aus seiner übermäßigen Zielverfolgung erfahren und als solche erkannt hat. Möglicherweise muss der Therapeut hier noch Einsicht vermittelnd arbeiten und stets aufs Neue die immensen Symptomkosten den kurzfristigen Symptomgewinnen gegenüberstellen, um die Veränderungsbereitschaft des Patienten zu fördern.

Im Anschluss daran kann entsprechend wie bei „Patienten mit zu vielen Zielen wegen Null-Verzicht-Denkens" auf S. 75 verfahren werden.

Zielplanung bei Patienten mit „Größenwahn". Für Patienten mit „Größenwahn" gilt das unter 3.2.5 (1) beschriebene Vorgehen.

4.3 Zielplanung bei irrationalen Zielen

Irrationale Ziele identifizieren und streichen

Zunächst wird jedes der vom Patienten auf Arbeitsblatt 3 („Vorhandene Lebensziele bestimmen") aufgestellten Ziele auf seine prinzipielle Erreichbarkeit untersucht. Ziele, die diesem Kriterium nicht genügen, werden aussortiert. Anschließend wird in einem weiteren gemeinsamen Reflexionsprozess die Begründung dafür gesucht, weshalb diese Ziele für das psychische und physische Wohlbefinden des Betreffenden unzuträglich sind. Letztendlich muss dann der Patient entscheiden, ob er künftig bereit ist, auf diese Ziele zu verzichten, oder ob er stattdessen lieber weiter die Konsequenzen daraus tragen will. (Im letzteren Fall endet die Therapie oder Beratung hier wegen mangelnder Veränderungsmotivation.)

Hat der Patient bisher so viele irrationale Ziele verfolgt, dass nach deren Elimination nicht genügend funktionale Ziele übrig bleiben, um seine (Tages- oder

Lebens-)Zeit auszufüllen, ist in einer anschließenden Zielfindungsphase nach alternativen Zielvorhaben zu suchen. Dieses Vorgehen ist bereits unter 4.1 („Zielplanung bei fehlenden Zielen") beschrieben.

Therapeutisches Vorgehen bei der Zielplanung

Patienten mit Wunschdenken. Die erste schwierige Aufgabe für den Therapeuten besteht darin, einen Wunschdenker zu mehr Realitätsbewusstsein zu bewegen, da sinnvolle Zielplanung beim Ist-Zustand ansetzt, von den Gegebenheiten im Hier und Jetzt ausgehen muss.

Haben die Betroffenen erst einmal den Blick für die Realität wiedergewonnen, erscheinen so manche Wunschziele auch ihnen utopisch. Bei den übrigen wird der Therapeut in einer gemeinsamen Reflexionsphase die Irrationalität dieser Ziele und ihre psychischen, physischen und sozialen Konsequenzen zunächst gemeinsam erarbeiten müssen. Vermutlich wird er dazu etliche empirische, logische und hedonistische Dispute einzusetzen haben (zur Beschreibung dieser Techniken siehe Kapitel 5).

Zur Unterstützung dabei, irrationale Ziele aufzuspüren, zum Verständnis ihrer Symptomgewinne und Symptomkosten und zur Vermittlung, warum auf derartige Ziele sinnvollerweise verzichtet werden sollte, kann Arbeitsblatt 7 („Lebensziele erreichbar machen") dienen.

Patienten mit irrationalen Zielen wegen dysfunktionaler Konzepte zur Selbstwertbestimmung. Falls die irrationale Zielsetzung auf ein zugrundeliegendes Selbstwertproblem zurückzuführen sein sollte, ist zuerst dieses therapeutisch zu lösen, bevor der Patient bereit ist, diese Ziele auch tatsächlich aufzugeben, da er ja davon z. B. seinen Wert oder eine Bestrafungswahrscheinlichkeit ableitet.

Bei der eigentlichen Zielplanung kann danach so vorgegangen werden, wie es unter „Patienten ohne Ziele aus Angst vor Selbstwertverlust" auf S. 70 beschrieben ist.

Ist die irrationale Zielsetzung des Patienten durch die Angst vor Strafe begründet, kann analog zu „Patienten ohne Ziele aufgrund von Entscheidungsunsicherheit" auf S. 70 verfahren werden.

Patienten mit irrationalen Zielen wegen mangelnder Reflexionsbereitschaft oder -fähigkeit. Unabhängig davon, ob der Patient nicht reflexionsfähig ist oder ob er nicht reflektieren möchte – in jedem Fall fehlt damit eine der Grundvoraussetzungen für eine erfolgversprechende psychotherapeutische Behandlung (vgl. Stavemann, 2008a, S. 5 f.). Eine Behandlungsaufnahme oder Beratung ist daher nicht angezeigt.

Patienten mit irrationalen Zielen wegen psychiatrischer Krankheitsbilder. Bei Patienten mit wahnhaften Zielen und bei Erkrankungen aus dem schizophrenen Formenkreis soll wie unter 2.3.3 (4) vorgegangen werden.

Weshalb sollten Ziele erreichbar sein?

Kennen Sie jemanden, der meint, keine Fehler machen zu dürfen, oder jemanden, der bei allen gut ankommen möchte? Bestimmt.

Aber kennen Sie auch jemanden, der das schon erreicht hat? Wohl kaum.

Und was würden Sie so einem Menschen raten, wenn er sich darüber beklagte, dass er deshalb unendlich unzufrieden mit sich und frustriert ist und zudem total erschöpft wegen seiner ewig erfolglosen Versuche?

Vermutlich: „Niemand kann alles und ist überall beliebt. Schön wär's, aber darauf wirst du wohl verzichten müssen."

Wer sich Ziele setzt, die prinzipiell unerreichbar sind, hat den Misserfolg gleich mit eingeplant, und wir können uns gut vorstellen, wie negativ sich so etwas langfristig auf das seelische Wohlbefinden auswirkt.

Wann sind Ziele unerreichbar?

Unerreichbar sind Ziele, wenn sie mit den uns zur Verfügung stehenden Möglichkeiten grundsätzlich nicht erreicht werden können (z. B. keine Fehler mehr zu machen, von allen Menschen geliebt zu werden oder nie sterben zu müssen). Erreichbar sind Ziele, wenn sie prinzipiell aus eigener Kraft zu verfolgen und zu erreichen sind, ohne dabei auf andere, den Zufall oder Glück angewiesen zu sein (z. B. sich um den Partner und Freunde zu kümmern, versuchen, eine Partnerin zu finden oder sich bemühen, nur noch Dinge zu essen, die einem schmecken).

Warum setzt sich jemand unerreichbare Ziele?

Manche Menschen finden den Alltag so schwierig zu bewältigen, dass sie lieber in Wunschwelten flüchten, zumindest dort ein erfolgreiches, glückliches Leben führen und von morgens bis abends die Heldenrolle besetzen. Ach, ist das schön! ... Leider holt sie die Realität schnell wieder ein.

Einige verfolgen allein deswegen unerreichbare Ziele, weil sie glauben, dass andere Menschen oder ein göttliches Wesen dies von ihnen erwartet (z. B. keine Fehler oder „Sünden" zu begehen). Und sie machen dann ihren Selbstwert davon abhängig, ob ihnen das gelingt oder nicht.

Anderen ist vielleicht noch gar nicht aufgefallen, dass sie unerreichbaren Zielen hinterherjagen, weil sie noch nie darüber nachgedacht haben.

Welche Folgen hat es, unerreichbare Ziele zu verfolgen?

Die Folgen sind für die, die unerreichbaren Zielen nachjagen, ähnlich wie im eingangs beschriebenen Beispiel: Sie werden keinen Erfolg dabei haben.

Es ist leicht nachvollziehbar, dass Menschen, die immer wieder ihre Ziele verfehlen, langfristig unter erheblichen psychischen Problemen zu leiden haben. Häufig bringt dies Selbstzweifel, schwindendes Selbstvertrauen, geringe Selbstachtung und erhebliche Selbstwertprobleme mit Versagensangst und Scham mit sich, was schließlich zu schwerer Niedergeschlagenheit – bis zu einer ausgewachsenen Depression – führen kann. Viele geben irgendwann erschöpft auf und resignieren.

Wie ersetzt man unerreichbare Lebensziele durch erreichbare?

Wenn Sie bereits mit Hilfe des Arbeitsblatts 3 („Vorhandene Lebensziele bestimmen") die zur Zeit von Ihnen verfolgten Ziele in den vier Bereichen

(1) Partner/Familie/Sozialkontakte,

(2) Beruf/Karriere/verfügbare Geldmittel,

(3) Hobbys/Freizeit und

(4) sonstige, genauer zu beschreibende Bereiche

aufgestellt und die jeweils dafür aufgewendete Zeit und Energie angegeben haben, ist ja der Ist-Zustand bereits erhoben. Nachdem Sie nun alle Ziele im Hinblick auf das Kriterium, ob sie prinzipiell aus eigener Kraft erreichbar sind, geprüft haben, werden Sie alle Ziele aussortieren, die diesem nicht genügen, d. h. all die Wunschziele, bei denen Sie auf Glück, Zufall oder höhere Mächte angewiesen sind, um sie zu erreichen.

Wunschziele und Wunschdenken vermeiden! „Ja, aber warum sollte man sich nichts wünschen dürfen?" Dürfen schon, doch schauen wir uns hierzu zwei Beispiele an: Jemand sitzt in seiner Lieblingssofaecke und denkt: „Ich möchte eine treue, fürsorgliche Frau und zwei glückliche Kinder haben, einen Jungen und ein Mädchen." Oder: „Ich mache jetzt mein Abitur, studiere dann Musik und bin spätestens mit 30 weltberühmt." Was meinen Sie: Ob solche Menschen wohl je aktiv werden?

Derartige Wunschziele gehören nicht in eine Lebenszielplanung, allenfalls auf einen Wunschzettel an das Schicksal oder eine göttliche Macht. Wer Wunschziele aufstellt und verfolgt, macht sich vom Zufall, Schicksal oder göttlichen Mächten abhängig und kann oder will meist nichts aus eigener Kraft dafür tun außer: hoffen, hoffen, hoffen.

Unerreichbare Ziele streichen, Wunschziele umformulieren! Auf unerreichbare Ziele wird man zum Wohl der eigenen psychischen Gesundheit völlig verzichten. Manche – und dazu gehören auch die meisten Wunschziele – lassen sich jedoch so umformulieren, dass sie einen Sinn ergeben, z. B. indem man daraus ein Aktivitätsziel formuliert: Aus „Ich möchte eine treue, fürsorgliche Frau und zwei glückliche Kinder haben, einen Jungen und ein Mädchen" wird dann: „Ich fange jetzt an, nach einer Partnerin zu suchen, die zu mir passt und auch gern zwei Kinder hätte. Sollte mir das gelingen, will ich versuchen, mit ihr zwei Kinder zu bekommen." Das Ziel besteht nun nicht mehr in einem gelieferten Ergebnis, das nicht in der eigenen Macht steht, sondern in dem *Versuch*, es sich – auch mühsam, mit allem verfügbaren Einsatz – zu verschaffen oder zu erarbeiten. Und *dieses* Ziel ist aus eigener Kraft erreichbar.

Ziele hierarchisch ordnen! Um entscheiden zu können, auf welches Ziel man zuerst verzichten sollte, wenn einmal mehrere Ziele miteinander in Konflikt geraten und nicht sinnvoll zusammen weiterverfolgt werden können, braucht man eine *Zielhierarchie*. Diese Zielhierarchie gibt an, wie wichtig Ihnen einzelne Ziele im Vergleich zu anderen sind. Liegen *Zielkonflikte* vor, wenn sich Ziele gegenseitig blockieren, lässt sich somit leicht entscheiden, welches davon im Hinblick auf Ihre obersten Ziele und Glaubensgrundsätze wichtiger ist, welches Sie weiterverfolgen und auf welches Sie verzichten wollen.

© Stavemann: Lebenszielanalyse und Lebenszielplanung. Weinheim: Beltz PVU, 2008

4.4 Zielplanung bei widersprüchlichen Zielen

Widersprüchliche Ziele identifizieren

Zunächst werden die vom Patienten im Arbeitsblatt 3 („Vorhandene Lebensziele bestimmen") aufgestellten Ziele daraufhin untersucht, ob sich einige davon widersprechen. Sämtliche widersprüchlichen Ziele werden zunächst aussortiert.

Anschließend wird in einem weiteren gemeinsamen Reflexionsprozess die Begründung dafür gesucht, weshalb widersprüchliche Ziele für das psychische und physische Wohlbefinden des Betreffenden unzuträglich sind und er somit gut daran tut, nur das ihm wichtigere Ziel weiterzuverfolgen. Zur Verdeutlichung wird dem Patienten hierzu das Arbeitsblatt 8 („Lebensziele widerspruchsfrei planen") mit nach Hause gegeben.

Widersprüchliche Ziele gegeneinander abwägen

Um zu erkennen, welches der widersprüchlichen Ziele bedeutsamer ist, werden sie gegeneinander abgewogen. Dabei gilt der Grundsatz, dass langfristige Ziele immer wichtiger als Etappenziele sind und mittelfristige Ziele stets wichtiger als kurzfristige. Widersprechen sich Ziele auf der gleichen Ebene, bekommt bei Konflikten langfristiger Ziele das höher gewichtete den Vorrang, bei Etappenziel-Konflikten jenes, das zu einem höher gewichteten langfristigen Ziel führt.

Weniger wichtige widersprüchliche Ziele aufgeben

Hat der Patient sein wichtigstes Ziel innerhalb der sich widersprechenden Vorhaben bestimmt, wird er dieses weiterverfolgen und auf das oder die andere(n) verzichten. Letztendlich muss natürlich der Patient entscheiden, ob er künftig bereit ist, auf diese Ziele zu verzichten, oder ob er stattdessen lieber weiter die Konsequenzen ihrer Verfolgung tragen will. Im letzteren Fall endet die Therapie oder Beratung hier wegen mangelnder Veränderungsmotivation.

Hat der Patient bisher so viele widersprüchliche Ziele verfolgt, dass nach deren Aufgabe nicht genügend funktionale Ziele übrig bleiben, um seine (Tages- oder Lebens-)Zeit auszufüllen, ist in einer anschließenden Zielfindungsphase nach alternativen Zielvorhaben zu suchen. Das Vorgehen hierfür ist bereits unter „Zielplanung bei fehlenden Zielen" auf S. 66 ff. beschrieben.

Therapeutisches Vorgehen bei der Zielplanung
Patienten mit widersprüchlichen Zielen aufgrund fehlender Zielhierarchie. Hier wird eine widerspruchsfreie Zielplanung in der Regel relativ problemlos von der Hand gehen. Sobald die Betroffenen eine hierarchische Einordnung ihrer Ziele vorgenommen haben, erfolgt das weitere Vorgehen wie unter 4.1 beschrieben.

Weshalb sollen Ziele widerspruchsfrei sein?

Stellen Sie sich jemanden vor, der gleichzeitig stets ausgiebig schlemmen und abnehmen möchte, oder jemanden, der seine Freiheiten unter keinen Umständen aufgeben will, aber sich gleichzeitig eine innige, vertrauensvolle Beziehung wünscht.

Haben Sie einen Vorschlag, wie das gehen kann?

Vermutlich nicht. Denn egal, welches dieser Ziele auch immer diese Person gerade verfolgt, sie schädigt damit automatisch das andere.

Und was würden Sie ihr raten, wenn sie sich darüber bei Ihnen beklagte?

Vermutlich: „Da wirst du dich schon entscheiden müssen: entweder duschen oder trocken bleiben. Beides zusammen geht nicht!" Sie würden dieser Person also nahelegen, sich unter ihren widersprüchlichen Zielen für eines zu entscheiden und auf die anderen zu verzichten.

Wann sind Ziele widersprüchlich?

Widersprüchliche Ziele lassen sich nicht gleichzeitig verfolgen, sondern allenfalls nacheinander. Doch je erfolgreicher gerade das eine Ziel verfolgt wird, umso mehr wird das andere sabotiert. Dies ist die Eigenheit von solchen, sich gegenseitig ausschließenden Entweder-oder-Zielen. Beispiele dafür sind:

▶ Ich möchte im Casino spielen, aber kein Risiko eingehen.
▶ Ich will selbständig sein, aber die Vorzüge des Angestelltenverhältnisses haben.
▶ Ich will alles essen, was mir schmeckt, und ich möchte abnehmen.
▶ Ich möchte tun und lassen, was ich will, und ich möchte, dass meine Frau immer toll findet, was ich mache.

Warum hat jemand widersprüchliche Ziele?

Bei den meisten Betroffenen liegt das wohl daran, dass sie keine funktionierende Zielhierarchie haben, nach der sie entscheiden können, welches der sich widersprechenden Ziele für ihre Oberziele und ihre obersten Glaubensgrundsätze am bedeutsamsten ist.

Manche können zwar erkennen, dass sie widersprüchliche Ziele verfolgen und wissen sogar, welches davon ihnen wichtiger ist, sie wollen aber die Vorteile der anderen Alternative nicht aufgeben.

Einige entscheiden sich auch nicht, weil sie Angst haben, sie könnten die falsche Wahl treffen und dafür irgendwie bestraft werden.

Welche Folgen hat das Verfolgen widersprüchlicher Ziele?

Wer widersprüchliche Ziele verfolgt, kommt mit seinen Vorhaben nie so recht voran, da Fortschritte bei der einen Zielsetzung die zuvor mühsam erarbeiteten Erfolge bei der anderen wieder zunichte machen. So kommt man nicht vom Fleck.

Es ist leicht nachvollziehbar, dass diese Menschen sich als wenig erfolgreich erleben und dass sich dies negativ auf ihr Selbstbild, ihr Selbstvertrauen und ihre Selbstsicherheit auswirkt. Bei etlichen führt dies zu tiefgreifenden Selbstwertproblemen mit den entsprechenden emotionalen Turbulenzen.

© Stavemann: Lebenszielanalyse und Lebenszielplanung. Weinheim: Beltz PVU, 2008

Wie erreicht man widerspruchsfreie Lebensziele?

Wenn Sie bereits mit Hilfe von Arbeitsblatt 3 („Vorhandene Lebensziele bestimmen") die zur Zeit von Ihnen verfolgten Ziele in den vier Bereichen

(1) Partner/Familie/Sozialkontakte,

(2) Beruf/Karriere/verfügbare Geldmittel,

(3) Hobbys/Freizeit und

(4) sonstige, genauer zu beschreibende Bereiche

aufgestellt und die jeweils dafür eingesetzte Zeit und Energie angegeben haben, ist ja der Ist-Zustand bereits erhoben. Als Nächstes sollten Sie prüfen, in welchen Bereichen Sie auf der Stelle treten, obwohl Sie dort viel Zeit und Energie investieren. Schauen Sie dann, ob das daran liegen könnte, dass sich einige Ober- oder Etappenziele gegenseitig widersprechen, sich sabotieren oder blockieren. Sortieren Sie solche Ziele zunächst aus und stellen Sie die Alternativen gegenüber.

Ziele hierarchisch ordnen! Um entscheiden zu können, auf welche Ziele man zuerst verzichten sollte, braucht man eine *Zielhierarchie*. Diese gibt an, wie wichtig Ihnen einzelne Ziele im Vergleich zu anderen sind. Liegen *Zielkonflikte* vor, wenn sich Ziele gegenseitig blockieren, lässt sich somit leicht entscheiden, welches davon im Hinblick auf Ihre obersten Ziele und Glaubensgrundsätze wichtiger ist, welches Sie weiterverfolgen und auf welches Sie verzichten wollen.

Verzichten lernen. Und nun kommt für einige der schwierigste Part: Sie werden auf die Vorteile der abgewählten Alternative(n) verzichten lernen müssen, wenn Sie den Folgen, die aus der Verfolgung widersprüchlicher Ziele erwachsen, entgehen wollen.

Für manche scheint das extrem schwer. Vielleicht fällt es Ihnen leichter, wenn Sie sich dabei immer wieder vor Augen führen, welche konkreten Vorteile dieser Verzicht mit sich bringt: Sie müssen nicht mehr die oben beschriebenen negativen Konsequenzen ertragen.

Zur Unterstützung hierzu kann das Arbeitsblatt 9 („Eine eigene Zielhierarchie erstellen") verwendet werden.

Patienten mit widersprüchlichen Zielen aufgrund von Null-Verzicht-Denken. Widersprüchliche Ziele sind für Null-Verzicht-Denker typisch und zu erwarten (vgl. Ellis, 2003; Stavemann, 2001, Kap. 4.7; 2003, 3.1.7). Sie dazu zu bewegen, auf eines ihrer Ziele zu verzichten, ist meist ein schwieriges Unterfangen. Das therapeutische Vorgehen erfolgt analog zu dem auf S. 71 beschriebenen.

Patienten mit widersprüchlichen Zielen aufgrund von Angst vor den Konsequenzen einer Entscheidung. Hier ist zunächst zu prüfen, wodurch die Entscheidungsangst des Patienten bedingt ist.

Ist die widersprüchliche Zielsetzung auf ein zugrundeliegendes Selbstwertproblem zurückzuführen, ist dieses zuerst therapeutisch zu lösen, bevor der Patient bereit ist, eine Entscheidung zu treffen und Ziele aufzugeben, da er ja daraus z. B. seinen Wert ableitet. Bei der eigentlichen Zielplanung kann danach so vorgegangen werden, wie es bereits unter „Patienten ohne Ziele aus Angst vor Selbstwertverlust" auf S. 70 beschrieben ist.

Ist die widersprüchliche Zielsetzung durch die Angst vor Strafe begründet, wenn der Patient sich für die „falsche" Alternative entscheidet, kann analog zu dem unter „Patienten ohne Ziele aufgrund von Entscheidungsunsicherheit" auf S. 70 Beschriebenen verfahren werden.

4.5 Zielhierarchie erstellen

Wozu Zielhierarchien?

Wir stellten bereits fest, dass sich die Planung der Veränderungsprozesse bei vielen, nicht nur bei depressiven Patienten, schon allein deswegen schwierig gestaltet, weil sie keine oder keine klaren Zielvorstellungen und Präferenzstrukturen (mehr) benennen können. Patienten mit geringer Frustrationstoleranz und mit auf Misserfolgsangst beruhenden Selbstwertproblemen versuchen häufig aus anderen Gründen, klare Festlegungen zu vermeiden (z. B. aus Bequemlichkeit, wegen Verlust des Symptomgewinns, Angst vor Fehlern, Ablehnung oder Kritik).

Aus welchem Grund auch immer eine klare Zielhierarchie fehlt oder diffus und schwammig gehalten wird, sie muss zunächst präzisiert oder erstellt werden, bevor sinnvolle Therapieplanung möglich ist (vgl. Emmons, 1992; Stavemann, 2008, S. 5 f.).

Die Zielhierarchie dient zur Entscheidungserleichterung bei widersprüchlichen Zielen, denn, um Zielkonflikte auflösen zu können, bedarf es einer hierarchischen Struktur der Ziele, die im Konfliktfall eine Entscheidung ermöglicht,

Um eine Zielhierarchie zu erstellen, schreiben Sie bitte zunächst all Ihre langfristigen Ziele auf kleine Zettel. (Achten Sie dabei darauf, dass Sie zuvor alle Ziele danach sortiert haben, ob sie langfristige Lebensziele oder mittel- und kurzfristige Etappenziele darstellen, denn in die Zielhierarchie werden zunächst nur langfristige Ziele aufgenommen.)

Warum sind Etappenziele weniger wichtig?

Viele Menschen möchten am liebsten mit ihren kurzfristigen Zielen beginnen, denn es fällt ihnen erheblich leichter, die Dinge zu benennen, die ihre unmittelbare Zukunft betreffen, die ihnen „auf den Nägeln brennen" und möglicherweise auch Probleme verursachen. Aber sie wären schlecht beraten, sie nur deswegen – ohne Berücksichtigung ihrer langfristiger Ziele – zu verfolgen, denn so lange ihnen die Oberziele unklar sind, können sie kurzfristige Ziele nicht sinnvoll angehen, weil ihnen die endgültige Orientierung fehlt (siehe hierzu auch die Beispiele aus Arbeitsblatt 2: „Lebensziele").

Da sich die Etappenziele also grundsätzlich an den Endzielen ausrichten sollten, sind langfristige Ziele immer wichtiger als Etappenziele. So würde es ja auch keinen Sinn machen, weiterhin kurz- oder mittelfristig Etappenziele zu verfolgen, wenn man sich bereits entschieden hat, das dazu gehörende langfristige Lebensziel aufzugeben, um mehr Zeit und Energie für wichtigere Ziele zur Verfügung zu haben.

Aufbau der Zielhierarchie

Bringen Sie die Zettel mit Ihren langfristigen Zielen in eine Wichtigkeitsrangreihe. Beim Aufbau der Zielhierarchie gehen Sie bitte wie folgt vor:

(1) Bestimmen Sie zunächst das Ziel, das Ihnen am unwichtigsten und das, das Ihnen am wichtigsten ist. Diese erhalten die Rangplätze 1 und 10.

(2) Nun nehmen Sie sich den nächsten Zettel vor: Das Ziel, das auf diesem Zettel steht, ist entweder genauso wichtig, wie das unwichtigste oder wichtigste und kommt ebenfalls auf Rang 1 oder 10, oder es liegt auf irgendeiner Wichtigkeitsstufe dazwischen.

(3) Alle weiteren Zettel fügen Sie nun ein, indem Sie sie mit jedem bereits eingeordneten Ziel daraufhin vergleichen, ob es wichtiger, unwichtiger oder gleich wichtig ist.

Auf diese Weise ordnen Sie all Ihre Ziele in die verschiedenen Wichtigkeitsstufen ein.

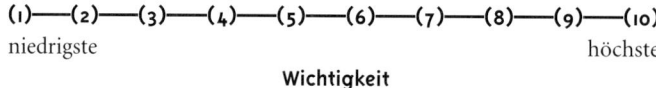

(1)——(2)——(3)——(4)——(5)——(6)——(7)——(8)——(9)——(10)
niedrigste   höchste
Wichtigkeit

welches der widersprüchlichen Ziele höher gewichtet wird und demzufolge den Vorzug erhält.

Zielhierarchie erstellen lassen

Der Patient wird gebeten, alle vorhandenen Ziele nach seiner individuellen Wichtigkeit zu sortieren und so eine Zielhierarchie zu erstellen. Diese hierarchische Struktur der Ziele lässt sich beispielsweise mit der „Methode des → Paarvergleichs" erarbeiten (vgl. Stavemann, 2003, S. 255; 2007, S. 336). Dabei wird der Therapeut den Patienten die hierarchische Struktur sowohl innerhalb der einzelnen Lebenszielbereiche als auch für die Zielbereiche zueinander erstellen lassen, damit der Patient im Konfliktfall leichter funktionale, am Oberziel orientierte Entscheidungen fällen kann.

Als Grundregeln gelten dabei:

▶ Es werden ausschließlich die langfristigen Ziele gewichtet, denn die sind stets wichtiger als Etappenziele.

▶ Werden langfristige Ziele gestrichen, fallen die dazu gehörigen Etappenziele automatisch mit weg.

Als Anleitung für die Patienten kann Arbeitsblatt 9 („Eine eigene Zielhierarchie erstellen") genutzt werden.

Zielhierarchie prüfen und korrigieren

Wie bei der Lebenszielanalyse, werden nun auch die einzelnen Ziele der Lebenszielplanung geprüft im Hinblick auf:

▶ Funktionalität,

▶ Rationalität,

▶ Realitätsbezug und

▶ Widerspruchsfreiheit

und gegebenenfalls entsprechend verbessert.

4.6 Zeit- und Energieverteilung bestimmen

Wozu die Zeit- und Energieverteilung betrachten?

Neben der reinen Auflistung der Zielsetzungen und ihrer Hierarchisierung hat es sich als zweckmäßig erwiesen, die Patienten zu den einzelnen Zielen angeben zu lassen, wie viel Zeit und Energie sie für deren Verwirklichung aufwenden (Erheben des Ist-Zustands) und wie viel sie dafür gerne aufwenden würden (Planung des Soll-Zustands). Denn häufig stellt sich heraus, dass sich die bereits gelebten Ziele inhaltlich gar nicht so sehr von der Soll-Vorstellung unterscheiden, sondern dass es vielmehr die bestehende Aufteilung von Zeit und Energie für die

Zeit- und Energieverteilung für Ziele

☐ heute ☐ in 30 Jahren ☐ in 10 Jahren ☐ in 1 Jahr

Zielbereich:	Ziel:	Zeit %	Energie %
Partner/ Familie/ Sozial- kontakte:	(1)		
	(2)		
	(3)		
	(4)		
	(5)		
	(6)		
	(7)		
	(8)		
	(9)		
Beruf/ Karriere/ verfügbare Geldmittel:	(1)		
	(2)		
	(3)		
	(4)		
	(5)		
	(6)		
Hobbys/ Freizeit:	(1)		
	(2)		
	(3)		
	(4)		
	(5)		
	(6)		
Sonstiges:	(1)		
	(2)		
	(3)		
	(4)		
	(5)		
	(6)		

einzelnen Bereiche oder Lebensziele ist, die die Unzufriedenheit mit dem Ist-Zustand begründet (so möchte jemand vielleicht mehr Zeit und Energie in den Bereich Familie/Partner/Sozialkontakte investieren und weniger in Beruf/Karriere/verfügbare Geldmittel).

Gerade für Menschen, die dazu neigen, sich zu überschätzen, sich zu verzetteln und unrealistisch zu planen, ist die Aufstellung eines Zeit- und Energieverteilungsplans nützlich, um der eigenen Überforderung, unnötigen Misserfolgserlebnissen und den daraus abgeleiteten negativen psychischen und sozialen Konsequenzen entgegenzuwirken.

Plan zur Zeit- und Energieverteilung erstellen lassen

Arbeitsblatt 3 („Vorhandene Lebensziele bestimmen") enthält zu diesem Zweck die Unterpunkte „Zeit" und „Energie", bei denen der Patient angeben soll, wie viel Prozent der verfügbaren Zeit und Energie er für die einzelnen Ziele momentan aufwendet oder, wenn das Arbeitsblatt für die Zielplanung verwendet wird, wie viel er künftig für jedes einzelne Ziel aufwenden möchte.
Die Soll-Werte für die einzelnen langfristigen und Etappenziele lassen sich auch mit Hilfe von Arbeitsblatt 10 („Zeit- und Energieverteilung für Ziele") erheben.

Plan zur Zeit- und Energieverteilung prüfen und korrigieren

Anschließend wird der Zeit- und Energieverteilungsplan für die lang-, mittel- und kurzfristige Planung daraufhin geprüft, ob die Summe der zugeordneten prozentualen Zeit oder Energie zusammen, über alle vier Lebensbereiche betrachtet, 100 Prozent überschreitet oder nicht.

Wird dieser Wert überschritten, ist der Patient aufgefordert, entsprechend zu kürzen, entweder, indem er eines oder mehrere seiner Ziele aufgibt, oder indem er die Zeit- oder Energieverteilung so kürzt und neu ordnet, bis das Hundertprozentkriterium nicht mehr verletzt wird.

Wurden erheblich weniger als 100 Prozent verteilt, d. h. hat jemand nicht genügend Ziele benannt, um seine (Tages- oder Lebens-)Zeit auszufüllen, ist in einer anschließenden Zielfindungsphase nach neuen Zielvorhaben zu suchen. Das Vorgehen hierfür ist bereits unter „Zielplanung bei fehlenden Zielen" auf S. 66 ff. beschrieben.

4.7   Strategien für typische Widerstände

„30 Jahre! Soweit kann ich gar nicht planen. Was weiß ich, was dann ist!"
oder: „Ich weiß nur, was ich heute tun sollte."
Wer so argumentiert, hat sich noch keine abschließenden Gedanken darüber gemacht, was er mit seinem Leben anfangen will, was er erreichen, genießen oder durchsetzen möchte. Vermutlich haben wir es hier mit einem Menschen mit geringer Frustrationstoleranz, einem „Sicherheitsdenker" oder einem Fatalisten zu tun.

Frustrationsvermeider würden selbst dann nicht planen, wenn sie *wüssten*, was in 30 Jahren ist, um nicht heute daraus abgeleitete, zielführende, mühsame Verhaltenskonsequenzen oder den Verzicht auf andere Alternativen ertragen zu müssen.

Sicherheitsdenker wären dazu wohl schon bereit, wenn sie denn *wirklich* sicher wären, dass es „gut" ausgeht, dass sie mit ihrer Entscheidung *garantiert* richtig liegen und *hundertprozentig* keine Fehler machen.

Für Fatalisten ist Planung ohnehin überflüssig, da ihrer Meinung nach sowieso alles so geschieht, wie es geschieht. Sie brauchen daher in ihrer Lebensphilosophie kein eigenverantwortlich strukturierendes Element, da sie keinen Einfluss auf künftige Ereignisse zu haben glauben, sondern meinen, alles so nehmen zu müssen, wie es gerade kommt.

Therapeutischer Ansatz. Das therapeutische Vorgehen ist hier – je nach vorherrschendem Denkstil – unterschiedlich ausgerichtet:

Bei Patienten mit geringer Frustrationstoleranz wird der Therapeut das Vorgehen wählen, wie es bereits unter 3.1.5 (6) auf S. 48 beschrieben ist.

Das Vorgehen bei Sicherheitsdenken ist bereits unter 3.1.5 (4) auf S. 46 hinlänglich beschrieben.

Mit Fatalisten wird der Therapeut mit Hilfe verschiedener empirischer, logischer und hedonistischer Dispute und einem explikativen Sokratischen Dialog zum Thema „Was ist der *wahre* Sinn des Lebens" die Einsicht erarbeiten, dass Zukunft in gewissem Maße eigenverantwortlich planbar und gestaltbar ist und dass die Bewertung dessen, was „richtige Ziele" sind, sich sinnvollerweise stets nur auf diesen eigenverantwortlich beeinflussbaren Bereich beziehen kann. (Eine genaue Beschreibung des Vorgehens und ein kommentierter Beispieldialog hierzu findet sich in: Stavemann, 2007, Kapitel 7.4.)

Häufig handelt es sich bei den hier verwendeten „fatalistischen" Argumenten jedoch nicht um echten Fatalismus, sondern lediglich um eine besondere Variante von Vermeidungsverhalten, denn wozu sollten „echte" Fatalisten in die Therapie kommen?

Derart „scheinfatalistische" Argumente lassen sich leicht durch die Frage entlarven: „Wenn ich Sie richtig verstehe, glauben Sie, dass alles vorherbestimmt ist und sich ihrer Einflussnahme entzieht. Falls das wirklich so ist, wobei und wie kann ich Ihnen dann helfen?" Das weitere Vorgehen entspricht dann dem, wie es oben für Patienten mit geringer Frustrationstoleranz beschrieben ist.

„Wissen Sie denn immer, was richtig ist?"

Mit dieser rhetorischen Frage versucht der Fragesteller vermutlich, auf mehr oder weniger kämpferische Art, die eigene Angst vor Fehlentscheidungen zu tarnen. Seine Fragestellung lässt vermuten, dass er glaubt, man könne sich erst dann entscheiden, wenn man sich seiner Sache hundertprozentig sicher sei.

Therapeutischer Ansatz. Das therapeutische Vorgehen entspricht dem, wie es für Sicherheitsdenker beschrieben ist.

„Ich möchte eine Lösung für *mein* Problem und nicht ein neues."

Dieser Patient besitzt vermutlich ein medizinisches Krankheitsmodell: Er kommt, um geheilt zu werden und erwartet vom Therapeuten, dass der ihm die lästigen Symptome abnimmt.

Therapeutischer Ansatz. Hier wird zunächst an der Problemeinsicht und Veränderungsmotivation zu arbeiten sein, bevor therapeutische Veränderungen Raum haben.

„Ich will nicht mittelmäßig sein!"

Dieses Argument wird besonders häufig von leistungsorientierten Patienten vorgebracht, die zu viele Ziele verfolgen.

Therapeutischer Ansatz. Hier wird der Therapeut prüfen, welche Konsequenzen der Patient aus der potentiellen Mittelmäßigkeit ableitet. Sollten sie – wie in der Mehrzahl dieser Fälle – mit dem eigenen Wert in Verbindung gebracht werden nach dem Motto „Haste was, biste was!" oder „Kannste was, biste was", wird zunächst das zugrundeliegende Selbstwertproblem zu bearbeiten sein, bevor der Patient bereit ist, seine Leistung zu verringern. In derartigen Fällen ist die Überforderung als Symptom der dysfunktionalen, leistungsorientierten Selbstwertbestimmung anzusehen.

In der Regel wird der Therapeut hier einen explikativen Sokratischen Dialog mit dem Thema „Was ist ein wertvoller Mensch?" führen, um die Erkenntnis zu erarbeiten, dass eine pauschale Selbstwertbestimmung inadäquat ist und zu erheblichen psychischen Störungen führt (siehe hierzu auch den kommentierten Beispieldialog in: Stavemann, 2007, S. 128 ff.).

„Ich will mich nicht in so einen Plan pressen lassen, da geht ja jede Spontaneität flöten!"

Hier spricht ein eingefleischter Vermeidungskünstler und Frustrationsphobiker, der seinen Symptomgewinn nicht verlieren möchte, und der seinen gelebten

Kurzfristhedonismus einem Wesenszug zuschreiben möchte, für den er nicht selbst verantwortlich gemacht werden kann.

Therapeutischer Ansatz. Auch hier wird der Therapeut den Betroffenen zunächst die kurzfristigen Symptomgewinne und die langfristigen Symptomkosten seines Kurzfristhedonismus erarbeiten und abwägen lassen. Danach kann der Patient sich entscheiden: für den Kurzfristhedonismus mit seinen Konsequenzen oder für langfristige Planung mit deren Konsequenzen.

Auch die Bedeutung des Wortes „spontan" sollte reflektiert werden. Meist ist es lediglich ein Synonym für „unüberlegt", „ohne darüber nachgedacht zu haben". Aber wer will schon unüberlegt handeln?

Das weitere Vorgehen entspricht dann dem, wie es oben für Patienten mit geringer Frustrationstoleranz beschrieben ist.

„Ich bin eher ein spontaner Typ, der sich nicht festlegen kann."

Dieses Argument, die ihm zugrundeliegenden Denkmuster und die Motivation dahinter entsprechen der im vorangegangenen Beispiel.

Therapeutischer Ansatz. Der Therapeut hat hier verschiedene Ansatzpunkte: Zum einen kann er den Unterschied zwischen „ich bin" und „ich verhalte mich" klären, um dem Patienten zu verdeutlichen, was an seinen Verhaltens- und Denkmustern „unveränderbar genetisch" (ich bin) und was „eigenverantwortlich steuerbar" (ich verhalte mich) ist. (Ein Beispieldialog hierzu findet sich in: Stavemann, 2008, 3.3.5). Vermutlich wird er dazu mit dem Patienten über etliche Therapiestunden hinweg den → E-prime (vgl. Bourland, 1966) und die Aufhebung von → Nominalisierungen oder → Tilgungen (vgl. Bandler & Grinder, 2001) zu trainieren haben, bevor der Patient lernt, auch sprachlich eigene Verantwortlichkeiten dort auszudrücken, wo sie vorliegen.

Auch hier empfiehlt sich die Reflexion des Wortes „spontan".

Zum anderen wird der Therapeut mit dem Betroffenen erarbeiten, was genau verlorengeht, wenn er beginnt, überlegt zu planen und sich zielführend zu verhalten. Dabei wird er natürlich auf den Symptomgewinn des Patienten stoßen und ihn seine kurzfristigen Symptomgewinne gegen die langfristigen Symptomkosten abwägen lassen. Das weitere Vorgehen entspricht dann dem, wie es oben für Patienten mit geringer Frustrationstoleranz beschrieben ist. Auch hier gilt es (auf dem dort bereits beschriebenen Weg), die Erkenntnis zu erarbeiten, dass der Patient um eine eigenverantwortliche Entscheidung nicht herumkommt, auch nicht, wenn er sich entscheidet, sich lieber nicht zu entscheiden.

„Soll ich darauf nun auch noch verzichten?"

Der Gedanke an einen anstehenden Verzicht ist für Menschen mit geringer Frustrationstoleranz ziemlich schrecklich, schließlich streben sie ja den Maximalgenuss bei Null-Verzicht an, und dann kommt da so ein Therapeut daher und spricht von Entscheidungen! Einem Frustrationsphobiker ist dabei natürlich sofort klar, dass seine Entscheidung für eine Alternative gleichzeitig auch die Abwahl und den Verzicht auf die Vorteile aller anderen Möglichkeiten bedeutet.

Therapeutischer Ansatz. Der Therapeut wird mit dem Patienten die kurz- und langfristigen Konsequenzen der einzelnen Alternativen betrachten, insbesondere auch die der bisher gewählten Möglichkeit: sich nicht zu entscheiden. Das weitere Vorgehen entspricht dann wieder dem, wie es oben für Patienten mit geringer Frustrationstoleranz beschrieben ist.

„Ich will erst meine kurzfristigen Ziele erfüllen!"

Manche Patienten sind dermaßen von kurzfristigen Konsequenzen bestimmter Handlungen oder Leistungserbringung eingenommen, dass es ihnen schwerfällt, sich auf andere Inhalte zu konzentrieren. Sie sind daher bemüht, den Therapeuten von langfristigen Betrachtungen abzubringen, um nicht Gefahr zu laufen, die gefürchteten Konsequenzen ertragen oder auf die begehrten Konsequenzen verzichten zu müssen.

Dabei können unterschiedliche Denkmuster beteiligt sein. Der Therapeut wird daher zunächst herauszufinden versuchen, welche Funktionalität dieses Kleben an kurzfristigen Zielen hat:

▶ Verfolgt der Patient kurzfristige Ziele anderer, um angesehen, beliebt oder respektiert zu sein, und übernimmt er diese Fremdbewertung als Selbstbewertungsmaßstab?

▶ Verfolgt der Patient kurzfristige Ziele, weil er die sonst drohenden Konsequenzen als peinlich und Selbstwert schädigend erlebt?

▶ Macht der Patient seinen Selbstwert von bestimmten kurzfristigen Zielen abhängig?

▶ Will der Patient die kurzfristigen Ziele wegen begehrter Vorteile nicht aufgeben, obwohl das langfristig erhebliche Nachteile mit sich bringt?

Therapeutischer Ansatz. Wer – wie in den ersten drei Fällen – an kurzfristigen Zielen festhält, um einen sonst drohenden Selbstwertverlust zu entgehen, wird zunächst sein Selbstwertproblem lösen müssen, bevor er eine sinnvolle Zielplanung auch tatsächlich umsetzen kann. Das Vorgehen ist inzwischen hinlänglich beschrieben.

In letzterem Fall gehört der Patienten vermutlich zur vielschichtigen Gemeinde der Frustrations- und Verzichtphobiker. Es gilt das entsprechende therapeutische Vorgehen für Patienten mit geringer Frustrationstoleranz.

„Wenn ich wüsste, wie ich mein Leben künftig gestalten soll, wäre ich nicht hier!" oder: „Ich brauche Sicherheit."

Auch bei diesem Einwand handelt es sich in der Regel um eine Variante des bereits beschriebenen Sicherheitsdenkens in Verbindung mit Wunschdenken, denn nur selten wird der Patient gar keine Vorstellung davon haben, was er sich vornehmen, welche Ziele er sich setzen könnte.

Der Sicherheitsdenker kommt zum Vorschein, wenn er die in diesem Satz getilgte → Randbedingung ergänzt mit: „Wenn ich wüsste, wie ich mein Leben künftig gestalten soll, *um garantiert richtig damit zu liegen und immer glücklich und zufrieden damit zu sein,* wäre ich nicht hier!" (Zur Erarbeitung von → Tilgungen siehe: Bandler & Grinder, 2001). Zwar streben Menschen wohl schon seit jeher nach „Sicherheit", um ihr Überleben zu gewährleisten, aber so recht hat das nie funktioniert. „Sicherheit" beschreibt im menschlichen Alltag ein Konstrukt, etwas, dass sich in der Realität nicht tatsächlich beobachten lässt (siehe hierzu auch Stavemann, 2007, Kapitel 3.3, S. 59 ff.). Der Wunschdenker entlarvt sich durch die Forderung, etwas, was offensichtlich nicht existiert, dennoch zu fordern.

Therapeutischer Ansatz. Für den Fall, dass der Patient tatsächlich überhaupt keine Ideen für die Lebensplanung hat, wird der Therapeut zunächst grundsätzlich mögliche Zielalternativen erarbeiten lassen, aus denen der Patient dann auswählen kann, welche er für sich angemessen findet oder welche er zumindest einmal ausprobieren möchte.

Bei Sicherheitsdenkern entspricht die therapeutische Strategie der, die für Patienten mit geringer Frustrationstoleranz angewandt wird.

Die explikative sokratische Dialogführung ist hervorragend dazu geeignet herauszuarbeiten, dass bzw. weshalb es für Menschen keine Sicherheit geben kann. Ein explikativer Sokratischer Dialog zum Thema ‚Was ist Sicherheit?' wird die Irrationalität dieser Forderung verdeutlichen: Die Forderung nach Sicherheit ist utopisch,

► weil wir dazu absolutes Wissen benötigten,
► weil wir dieses absolute Wissen jederzeit parat haben und fehlerfrei einsetzen müssten,
► weil wir dazu auch zukünftige Ereignisse und Ergebnisse heute bereits kennen und berücksichtigen müssten.

Als tröstlich empfinden die meisten aber die Erfahrung, dass man auch in Unsicherheit offensichtlich ziemlich alt werden und dabei sogar noch ein zufriedenes Leben führen kann.

„Mir fallen einfach keine guten Ziele ein."

Vermutlich steht hinter dieser Aussage die Einstellung, gute Ziele würde man nie bereuen, wären garantiert gottgefällig und allgemein anerkannt, denn sie wären dann der „wahre" Sinn des Lebens.

Therapeutischer Ansatz. Die Einsicht in die Dysfunktionalität dieser Sichtweise lässt sich am einfachsten mit einem explikativen Sokratischen Dialog zum

Thema „Was ist der wahre Sinn des Lebens?" erarbeiten. (Ein kommentierter Beispieldialog hierzu findet sich in: Stavemann, 2007, Kapitel 7.4, S. 160 ff.)

4.8 Weiterführende Literatur

Ellis, A. (2002). Overcoming Resistance. A Rational Emotive Behaviour Therapy Integrated Approach (2. Aufl.). New York: Springer.

Emmons, R.A. (1992). Abstract versus concrete goals: Personal striving level, physical illness and psychological well-being. Journal of Personality and Social Psychology, 62, 292–300.

Roscher, D. (2008). Doppelstrategie: Psychotherapie und Psychopharmaka. In H.H. Stavemann (Hrsg.), KVT-Praxis. Strategien und Leitfäden für die Kognitive Verhaltenstherapie (S. 477–505) (2. Aufl.). Weinheim: Beltz/PVU.

5 Gesprächsführung bei lebensphilosophischen Fragestellungen

In Kapitel 1.3 haben wir bereits erkannt, weshalb wir auf die Frage nach dem Sinn des Lebens und danach, was ein sinnvolles, erfolgreich gelebtes Dasein ausmacht, keine objektiv richtigen Antworten finden können. Um die Ratsuchenden bei ihrer eigenverantwortlichen, subjektiven Wahrheitssuche nicht unnötig zu beeinflussen, werden Psychotherapeuten und Berater sich tunlichst mit → sophistischen Belehrungen zurückhalten und möglichst non-direktive Formen der Erkenntnisgewinnung wählen.

Mit den dazu geeigneten Fragetechniken und Gesprächsführungsmodellen werden wir uns nun überblickartig beschäftigen (Quellen: Stavemann, 2006, 2007, 2008b).

5.1 Fragetechniken

Betrachten wir zunächst die verschiedenen Arten von Fragetechniken und ihre Indikationen für den Einsatz in Psychotherapie oder Beratung.

5.1.1 Informationserhebende Fragetechniken

Explorationsfragen
Explorationsfragen dienen dazu, mehr über die Persönlichkeit des Ratsuchenden, seine Ideen, Ziele, Normen, seinen soziokulturellen Hintergrund und die Erlebnisse, die ihn geprägt haben, zu erfahren, um sie bei der Lösungssuche berücksichtigen zu können. Explorationsfragen werden daher hauptsächlich zu Beginn, in der Anamnese und Diagnosephase genutzt, insbesondere um ein Verständnis vom vorliegenden emotionalen Problem, seiner Symptomgewinne und -kosten zu erarbeiten.

Explorationsfragen zielen auf Informationen aus dem Leben des Patienten, sie besitzen eine informationserhebende Funktion und können z. B. lauten:
► „Wie oft haben Sie in der letzten Woche …?"
► „Wie lange haben Sie … bereits?"
► „Wann hat … begonnen?"
► „Was hat das für Konsequenzen für Sie?"

- „Wie fühlen Sie sich daraufhin?"
- „Wann und durch wen haben Sie davon erfahren?"

Fragen zum Verständnis kognitiver Konzepte

Andere, ebenfalls auf Informationsgewinn ausgerichtete Fragetechniken dienen dazu, die vom Patienten verwendeten kognitiven Konzepte zu verstehen, indem → Tilgungen und → Randbedingungen ergänzt, vermutete Konsequenzen und Bewertungen erfragt und Vorannahmen erhoben werden. Derartige Fragetechniken werden vor allem zur Erhebung des ethisch-moralischen Normensystems und kognitiver, insbesondere auch metaphysischer Konzepte genutzt. Dazu können folgende Fragen dienen:

- schlussfolgernde Fragen: „Sonst?", „Was wäre dann?"
- Bewertungsfragen: „Wie finden Sie das?"
- analytische Fragen: „Wie kommen Sie darauf?"
- synthetische Fragen: „Was schließen Sie daraus?"

5.1.2 Informationsprüfende Fragetechniken

Andere Fragetechniken dienen dazu, einzelne Behauptungen, Schlussfolgerungen, vermutete Konsequenzen, Lebensphilosophien, Prinzipien oder Leitsätze eines Patienten auf Rationalität, Logik, Normenkonformität, Funktionalität und Hedonismusorientierung zu untersuchen. Diese informationsprüfenden Frageformen sind auch als Disputtechniken bekannt (vgl. Stavemann, 2006; Wilken, 2006).

Empirische Dispute

Empirische Dispute dienen dazu, Eintrittswahrscheinlichkeiten oder Realitätsbezüge zu prüfen, z. B. bei folgenden Patientenaussagen:

„Das ist alles Mist!"
„Die wollen sowieso alle immer nur das eine."
„Das taugt alles nichts!"
„So etwas passiert immer nur mir."
„Der wird mich anfallen und beißen!"
„Beim nächsten Panikanfall bekomme ich garantiert einen Herzinfarkt!"
„Ich mache ohnehin immer alles falsch."

Mit Hilfe empirischer Dispute kann der Therapeut die garantiert negative Prognose von depressiven Patienten, Katastrophen- oder Versicherungsdenkern relativieren (zur Beschreibung der einzelnen Denkmuster vgl. Stavemann, 2001 oder 2003), die verzerrten Eintrittswahrscheinlichkeiten von Zwangserkrankten oder Phobikern korrigieren und inadäquate Kriterien zur Selbstwertbestimmung bei Patienten mit einem Selbstwertproblem ad absurdum führen. Er nutzt dazu empirisch prüfende Fragen wie z. B.:

- ▶ „Ist das zwangsläufig so?"
- ▶ „Wie wahrscheinlich ist es, dass …?"
- ▶ „Muss das so kommen, oder was könnte noch geschehen?"
- ▶ „Kennen Sie jemanden, der keine Fehler macht?"
- ▶ „Ganz sicher?"
- ▶ „Immer?"
- ▶ „Alle?"

Logische Dispute

Mit logischen Disputen können Schlussfolgerungen des Patienten auf den logischen Wahrheitsgehalt untersucht werden, z. B. bei folgenden typischen Patientenäußerungen:

„Wenn die mich auslachen, kann ich mich hier nie wieder sehen lassen!"

„Das hat sowieso alles keinen Zweck!"

„Wenn ich das nicht perfekt schaffe, bin ich ein Versager."

„Der nächste Hund beißt bestimmt, weil es die letzten zehn nicht taten."

„Ich habe als Mutter versagt, weil mein Kind sitzengeblieben ist."

„Wer abgelehnt wird, ist weniger wert."

Mit Hilfe logischer Dispute kann der Therapeut z. B. Fehlattributionen und unsinnige Schuldzuschreibungen korrigieren, Verrenkungsdeutern und Tatsachenverdrehern zu realistischen Sichtweisen verhelfen und Patienten mit Selbstwertproblemen unsinnige Wertzuschreibungen oder -ableitungen verdeutlichen und ad absurdum führen. Dazu dienen ihm auf Logik prüfende Fragen wie:

- ▶ „Wie kommen Sie darauf?"
- ▶ „Woraus schließen Sie das?"
- ▶ „Weshalb muss das so sein?"
- ▶ „Steht das in Ihrer Macht?"
- ▶ „Was hat das mit Ihrem Wert zu tun?"
- ▶ „Wieso bedeutet es, dass Sie weniger wert sind, sobald jemand über Sie lacht?"
- ▶ „Sie sagten vorhin … und jetzt … Wie passt das zusammen?"
- ▶ „Ich verstehe noch nicht, wie Sie darauf kommen. Können Sie das bitte erklären?"
- ▶ „Weshalb sollte er nach *Ihren* Maßstäben leben, statt nach seinen eigenen?"

Normative Dispute

Normative Dispute dienen dazu, bestimmte Einstellungen, Ziele oder Handlungen daraufhin zu prüfen, ob sie zum übergeordneten ethisch-moralischen Normensystem des Patienten passen und demnach als moralisch anzusehen sind oder nicht. Dabei werden z. B. folgende Patientenäußerungen aufgegriffen:

„Das gehört sich nicht!"

„Dann kann ich mir ja nicht mehr in die Augen sehen!"

„Ich tauge nichts."

„Dafür gehört man bestraft!"

„Wenn ich bloß das Kind nicht bekommen müsste!"

„Ich schäme mich deswegen."

„Ich würde das gern tun, aber meine Eltern möchten das nicht."

„Ich mache mich dann immer so richtig fertig, schlage mir auf den Kopf und beschimpfe mich."

Mit Hilfe normativer Disputs lassen sich z. B. Normenkonflikte aufdecken und durch Erstellen eines hierarchischen Normensystems lösen, bei Patienten mit rigiden Denkmustern, wie z. B. bei Muss- oder Gerechtigkeitsdenkern, die Subjektivität von „Wahrheit", „Recht" und „Angemessenheit" vermitteln und damit deren Angst- und Ärgerreaktion abbauen, Schuld-und-Sühne-Konzepte entlarven und ad absurdum führen und die Konsequenzen bestimmter Moralvorstellungen herausarbeiten. Dazu dienen dem Therapeuten auf Normen prüfende Fragen wie:

► „Woher kennen Sie diese Norm?"
► „Welche anderen Sichtweisen kennen Sie?"
► „Sind Sie bereit, die Kosten für Ihre Sichtweise in Form der geschilderten Konsequenzen weiter zu tragen, oder möchten Sie lieber Ihre Moralvorstellung ändern?"
► „Möchten Sie das weiterhin glauben?"
► „Welche Ihrer Normen sprechen für, welche gegen so ein Verhalten?"
► „Woher wissen Sie, wie viel Sie büßen müssen, um wieder *gut* zu sein?"
► „Hat Ihre Sühne Ihnen dazu verholfen, nun eine gute Mutter zu sein?"
► „Welche Fähigkeiten braucht man, um garantiert recht zu haben, damit heutige Entscheidungen sich in Zukunft nicht als falsch herausstellen können?"
► „Weshalb sollte er das nicht dürfen?"
► „Wie fänden Sie es, wenn *Ihnen* jemand Ihre Art zu leben verbietet?"

Funktionale Dispute

Funktionale Dispute werden eingesetzt, wenn Haltungen, Einstellungen oder Handlungen eines Patienten auf ihre Funktionalität und ihre Zielgerichtetheit geprüft werden sollen. Typische Patientenaussagen als Indikation für funktionale Dispute sind:

„Zunächst muss ich unbedingt das Examen schaffen. Dann sehe ich weiter."

„Das machen doch alle so!"

„Wenn ich nur wüsste, wie ich mich entscheiden soll!"

„Das hat doch alles keinen Sinn."

„Was meinen Sie denn, was ich tun soll?"

„Ich weiß gar nicht, warum ich morgens aufstehen soll."

Mit funktionalen Disputen kann der Therapeut bewirken, dass depressive Patienten erkennen, dass sie wieder Ziele benötigen, um sich Möglichkeiten für Erfolg und Zufriedenheit zu schaffen, dass Applausfetischisten und Untertanendenker ihre alten Ziele reflektieren (d. h. Annerkennung zu suchen bzw. Ablehnung um jeden Preis zu vermeiden) und neue formulieren, die unnötige psychische Turbulenzen vermeiden, und dass Patienten lernen, zwischen verschiedenen Alternativen diejenige auszuwählen, die ihren übergeordneten Zielen am dienlichsten ist. Dazu werden z. B. folgende auf Funktionalität prüfende Fragen eingesetzt:

▶ „Hilft das dabei, Ihr … -Ziel zu erreichen?"
▶ „Was sind die Konsequenzen dieser Einstellung/Handlung?"
▶ „Möchten Sie das?"
▶ „Erreichen Sie damit eigene Ziele oder die vermuteten Ziele von anderen?"
▶ „Kann man ohne Ziele Erfolg haben und ohne Erfolg zufrieden mit sich sein?"
▶ „Welche Alternative hilft Ihnen am ehesten dabei, Ihre Ziele zu erreichen?" (Bzw. im Dilemma: „Welche behindert am wenigsten?")
▶ „Nützt Ihnen das Saubermachen der Wohnung bei der Prüfungsvorbereitung?"

Hedonistische Dispute

Hedonistische Dispute werden genutzt, um zu prüfen, welche langfristigen Effekte Haltungen, Einstellungen oder Handlungen eines Patienten auf dessen Zufriedenheit und Wohlbefinden haben. Folgende Aussagen liefern Hinweise auf notwendige hedonistische Dispute:

„Ich hab's gelassen, weil ich mir den Abend damit nicht verderben wollte "

„Arbeit muss Spaß machen!"

„Ich hatte Angst, da ging das nicht."

„Mir war irgendwie nicht danach."

„Ich will mir da keinen Zwang antun, das muss sich so ergeben."

Mit hedonistischen Disputen kann der Therapeut Zielsetzungen eines Patienten daraufhin prüfen, ob sie langfristig hedonistisch orientiert sind oder eher einem Kurzfristhedonismus dienen (wie z. B. jede Form von Vermeidungs- oder Suchtverhalten). Er kann damit die Erkenntnisse erarbeiten, dass die langfristig negativen Konsequenzen des Vermeidens die kurzfristigen Erleichterungen in der

Regel bei weitem übersteigen und dass jede Entscheidung *für* eine Alternative gleichzeitig den Verzicht auf alle anderen einschließt. Damit werden auch deren Vorteile automatisch abgewählt. Null-Verzicht-Denker und Patienten, die aus Angst- oder Bequemlichkcitsgründen Situationen vermeiden, können dadurch leichter die Irrationalität und die langfristigen Konsequenzen ihres Konzepts erkennen. Zu diesem Zweck dienen z. B. folgende auf Hedonismus prüfende Fragen:

▶ „Hilft Ihnen dieser Gedanke/dieses Verhalten kurzfristig oder langfristig?"

▶ „Und auf die Vorteile der anderen Alternativen wollen Sie künftig verzichten?"

▶ „Sie haben also gestern wieder erfolgreich Ihre Angst mit Alkohol bekämpft. Und wie beurteilen Sie heute diesen Erfolg?"

▶ „Sind Sie bereit, auch die Nachteile der gewählten Alternative langfristig zu ertragen?"

▶ „Und was ist für Sie jetzt bedeutsamer: Die Erleichterung, es gestern nicht gemacht zu haben, oder die Konsequenzen daraus, es heute noch vor sich zu haben?"

▶ „Worin besteht der Vorteil, wenn man keine Ziele hat? Ist dieser Vorteil kurz- oder langfristiger Natur?"

5.1.3 Erkenntniserarbeitende Fragetechniken

Erkenntniserarbeitende Fragetechniken dienen besonders zum Aufbau neuer, zielführender Sichtweisen. Der Therapeut zielt hierbei besonders auf logische Verallgemeinerungen (→ Induktion) und auf logische Schlussfolgerungen (→ Deduktion).

Induktive Fragen. → Induktive Fragen werden gestellt, um von vielen Einzelbeobachtungen auf das Allgemeine schließen zu können, z. B.:

▶ „Wenn man noch nie fehlerfreie Menschen gesehen hat, was bedeutet das für die Aussage ‚Man muss perfekt sein'?"

▶ „Wenn noch kein Mensch älter als 125 Jahre geworden ist, was bedeutet das für die Sterblichkeit von Menschen?"

Deduktive Fragen. → Deduktive Fragen werden gestellt, um vom Allgemeinen auf das Besondere schließen zu können, z. B.:

▶ „Wenn alle Entscheidungen eine Konsequenz nach sich ziehen, was bedeutet das für Ihre Entscheidung, sich lieber nicht zu entscheiden?"

▶ „Wenn alle Menschen sterben, was bedeutet das für *Ihre* Zukunft?"

5.2 Sokratische Gesprächsführung

Kennzeichen sokratischer Gesprächsführung

Die sokratische Dialogführung ist wegen ihres non-direktiven Vorgehens besonders bei allen lebensphilosophischen, metaphysischen Themen geeignet, in denen Patienten ihre eigene *wahre* Lösung suchen.

Ein Sokratischer Dialog setzt ein Thema, eine dysfunktionale Grundüberzeugung, Lebensphilosophie oder Moralvorstellung voraus. Das typisch Sokratische im Vorgehen besteht dabei nicht nur im Dialog*stil* mit seiner nichtwissenden, naiv fragenden, um Verständnis bemühten, zugewandten, akzeptierenden Therapeutenhaltung, sondern auch in der Dialog*strategie*, in der Art und Weise, *wie* behauptetes Wissen hinterfragt wird, um den Patienten in den → „Zustand innerer Verwirrung" zu führen, und *wie* der Therapeut (mit oder ohne → regressive Abstraktion) seine Patienten zu funktionalen Erkenntnissen führt, ohne selbst neues Wissen oder eigene Ansichten zu vermitteln. Denn der Patient soll selbst die Unstimmigkeiten oder Fehler seiner alten Denkweise aufdecken, damit *er* sie unglaubwürdig findet, denn der Erfolg einer Kognitiven Umstrukturierung hängt entscheidend davon ab, wie sehr der Patient von seiner neuen Ansicht überzeugt ist und die Dysfunktionalität der alten versteht.

Einzelne Disputmethoden und Techniken, wie der Einsatz von Analogien, Metaphern, Reframing, Humor, Ironie, Überzeichnungen, Rollentausch, Modellen und Verhaltensübungen, wirken zwar sehr effektiv im Sokratischen Dialog, sind aber nicht die Methode selbst, denn die ist mehr als eine Aneinanderreihung verschiedener Techniken. Sie verläuft strukturiert und prozesshaft.

5.2.1 Modelle sokratischer Gesprächsführung

Sokratische Gesprächsführung lässt sich auf drei Arten für unterschiedliche therapeutische Ziele einsetzen:

Explikative Sokratische Dialoge

Explikative sokratische Gesprächsführung dient der Beantwortung der „Was ist das?"-Frage und gleicht der historischen begriffsbestimmenden Methode: Es geht darum, dass Patienten bestimmte Wertbegriffe definieren („Was ist ein sinnvolles Leben?") oder Begriffsklärungen für abgegrenzte Gruppen erarbeiten („Was heißt: ‚Solidarität'?"). Der Dialog beginnt mit einem konkreten Beispiel aus dem Patientenalltag und schließt mit einer funktionalen Definition. Ausnahme: Explikative Diskurse mit dem Ziel „negativer" Begriffsklärung enden im → „Zustand innerer Verwirrung" und der Erkenntnis, dass der gesuchte Begriff nicht real existiert (z. B. bei der Forderung nach Perfektionismus, Sicherheit oder Gerechtigkeit).

Die zuvor beschriebenen Disputtechniken kommen im explikativen Dialog in den Phasen 5 und 6 zum Einsatz (siehe Übersicht in Kapitel 5.2.3 auf S. 103 f.).

Normative Sokratische Dialoge

Normative sokratische Gesprächsführung dient der Beantwortung der „Darf ich das?“-Frage und somit der Prüfung, ob bestimmte Einstellungen oder Handlungen des Patienten gemäß seiner ethisch-moralischen Grundeinstellung moralisch sind oder nicht, sowie der Auflösung moralischer Konflikte durch Auswahl der am wenigsten moralschädigenden Variante. Sie beginnt mit der Formulierung der Fragestellung, die von konkreten Alltagsbeispielen ausgeht (z. B.: „Darf ich dieses Kind abtreiben?“), und endet mit der Entscheidung der Patienten.

Normative Dialoge sind sowohl für Einzel-, als auch für Paar-, Familien- und Gruppentherapien von besonderer Bedeutung, wenn dort ethisch-moralische Fragestellungen untersucht werden und deren Entscheidbarkeit mit Hilfe des Gewichtens und Abwägens der gegensätzlichen moralischen Argumente erleichtert wird.

Disputtechniken kommen im normativen Dialog in der Phase 4 zum Einsatz (siehe Übersicht in Kapitel 5.2.3 auf S. 105 f.), um zu prüfen, ob die zur Entscheidung herangezogenen Normen und Wertmaßstäbe sinnvoll und für die Entscheidung relevant sind.

Funktionale Sokratische Dialoge

Funktionale sokratische Gesprächsführung dient der Beantwortung der „Soll ich das?“-Frage und damit der Prüfung, ob bestimmte Einstellungen oder Handlungen des Patienten gemäß seiner (Lebens-)Ziele sinnvoll sind oder nicht. Meist geht es dabei um das Auflösen von Zielkonflikten durch das gegeneinander Abwägen widersprüchlicher Unter- oder Oberziele (mit anschließendem Aufbau einer Zielhierarchie) und der Entscheidung, welche(s) davon vor dem Hintergrund der übergeordneten Lebensziele als wichtiger angesehen werden soll(en).

Funktionale Sokratische Dialoge beginnen mit der Formulierung der Fragestellung (z. B.: „Soll ich mich von meinem Partner trennen?“), die von konkreten Alltagsbeispielen ausgeht, und enden mit der Entscheidung der Patienten.

Disputtechniken kommen im funktionalen Dialog in der Phase 4 zum Einsatz (siehe Übersicht in Kapitel 5.2.3 auf S. 106 f.), um zu prüfen, ob die herangezogenen Entscheidungskriterien und Aspekte sinnvoll und entscheidungsrelevant sind.

5.2.2 Indikation für sokratische Gesprächsführung

Explikative Sokratische Dialoge

Explikative sokratische Gesprächsführung ist bei Begriffsklärungen indiziert. Besonders bei Selbstwertproblemen ist sie das Mittel der Wahl, um dysfunktionale Kriterien zur Selbstwertschöpfung zu verändern. Bei depressiven Patienten kann damit die oft unbeantwortete Frage nach dem Sinn des Lebens bearbeitet, bei Patienten mit Ärger- oder Wutreaktionen (dazu gehören viele Patienten mit psychosomatischen Beschwerden) können rigide Normen und Moralvorstellungen aufgeweicht, „richtig", „falsch", „gut" und „schlecht" relativiert werden.

Weitere Indizien für den sinnvollen Einsatz liegen vor, wenn Patienten Schlüsselbegriffe wie „Sicherheit", „Gerechtigkeit", „Perfektionismus", „unbedingte Anerkennung" oder „Selbstwert" benutzen. Dann wird die Methode für negative Definitionen angewandt, um aufzuzeigen, dass das Geforderte real nicht existiert. Typische Fragestellungen sind:

► „Was ist ein wertvoller Mensch?"
► „Was ist ein erfülltes Leben?"
► „Was ist Liebe?"
► „Was ist das: Gerechtigkeit?"
► „Was ist sicher?"

Normative Sokratische Dialoge

Normative sokratische Gesprächsführung ist indiziert, wenn das Denken oder Handeln eines Patienten auf Moralkonformität geprüft und Moralkonflikte aufgelöst werden sollen, wenn einzelne moralische Instanzen miteinander kollidieren. Typische Fragestellungen sind:

► „Darf ich dieses Kind in dieser Situation abtreiben?"
► „Darf ich den unheilbar kranken Partner verlassen?"
► „Darf ich den Pflegewunsch der Mutter ablehnen?"

Funktionale Sokratische Dialoge

Funktionale sokratische Gesprächsführung ist indiziert, wenn das Denken und Handeln eines Patienten auf Zielgerichtetheit geprüft werden soll, und um bestehende Zielkonflikte zu lösen, wenn einzelne Ziele widersprüchlich sind und miteinander kollidieren. Typische Fragestellungen sind:

► „Soll ich heiraten?"
► „Soll ich dieses Kind abtreiben?"
► „Soll ich diese Beziehung aufgeben, um nach einer besseren zu suchen?"
► „Soll ich weiter studieren?"

5.2.3 Struktur der Modelle sokratischer Gesprächsführung

Es wurde bereits betont, dass sokratische Gesprächsführung strukturiert und prozesshaft verläuft. Nachstehend wird diese Struktur für die einzelnen Modelle sokratischer Gesprächsführung im Überblick dargestellt.

Struktur des explikativen Sokratischen Dialogs („Was ist das?")

(1) Thema auswählen

Der Patient oder Therapeut wählt ein Thema oder eine Fragestellung (z. B. aus der Exploration, der Problemanalyse oder aus dem aktuellen Therapieprozess).

Beispiel: „Ich bin eine schlechte Mutter!"

(2) „Was ist das?" Erster Definitionsversuch des Patienten

Der Therapeut formuliert seine „Was ist das?"-Frage. Der Patient soll nun eine erste Definition versuchen. Dabei wird er seine Werte und Maßstäbe (z. B. zur Selbst- und Fremdbewertung) offenlegen, eigene Normen und die persönliche Lebensphilosophie erklären.

Beispiel: „Was ist das, eine ‚schlechte' Mutter?" Die Patientin antwortet mit Beispielen und Eigenschaftsaufzählungen.

(3) Thema konkretisieren und Alltagsbezug herstellen

Der Therapeut bittet den Patienten um Alltagsbeispiele zu den unter (2) aufgestellten Behauptungen und lässt sich daran den Zusammenhang zum Thema erklären.

Beispiel: „Wie kommen Sie darauf, dass Sie eine schlechte Mutter sind?" Wenn die Patientin z. B. als Begründung angibt, eine schlechte Mutter zu sein, weil ihr Kind im Kaufhaus beim Stehlen von Süßigkeiten erwischt wurde, hinterfragt der Therapeut deren Schlussfolgerung: „Sie meinen, Sie sind eine durch und durch schlechte Mutter, weil Ihr Kind gestern im Kaufhaus Süßigkeiten geklaut hat?"

(4) Ggf. Thema weiter konkretisieren oder umformulieren

Falls sich die Fragestellung als zu unkonkret, pauschal oder klärungsbedürftig erweist, erfolgt eine weitere Konkretisierung: Entweder durch Aufspalten in Subthemen oder Neudefinition des alten Themas. In jedem Fall: zurück zu (2).

Beispiel: Eine mögliche Konkretisierung des Themas wäre: „Mütter von stehlenden Kindern sind schlechte Mütter."

(5) Widerlegung: Disput der aufgestellten Behauptung

Der Therapeut ist bemüht, aus der Position eines naiv Fragenden, Unwissenden, das Modell des Patienten zu verstehen. Durch die Art seiner Fragen zielt er auf eine Widerlegung dysfunktionaler Patientenbehauptungen durch Aufzeigen von Widersprüchen in dessen Modell oder mit der Realität. Erkennt der Patient die Irrationalitäten und Widersprüche seines Modells, wird es unglaubwürdig, und er gerät in den „Zustand innerer Verwirrung". Dadurch wird seine Bereitschaft zur Neuorientierung gestärkt.

Beispiel: Wenn die Patientin behauptet, sie sei schuld daran, dass ihr Kind stehle, wird der Therapeut das verwendete Konzept von Schuld und Verantwortung hinterfragen: „Sie meinen, Ihr Kind konnte gar nicht anders? Es musste einfach klauen, weil *Sie* so sind, wie Sie sind?" Und, falls die Antwort „Ja" lautet: „Wer ist schuld daran, dass *Sie* so sind, wie Sie sind?"

(6) Hinführung: Gemeinsame Suche nach einer alternativen, zielführenden Definition und einem adäquaten, widerspruchsfreien Modell

Nun erfolgt anhand konkreter Beispiele die gemeinsame Suche nach einer Neudefinition und nach der individuellen „Wahrheit" über den Untersuchungsgegenstand. Dies geschieht mit Hilfe von Disput- und Fragetechniken und ggf. der Methode der explikativen regressiven Abstraktion.

Beispiel: Der Therapeut hat hier verschiedene Ansatzmöglichkeiten für seinen explikativen Diskurs. Zum einen könnte er seine Patientin herausfinden lassen, dass es objektiv „gute" oder „schlechte" Mütter nicht gibt, und dass ein derart pauschales Urteil unsinnig ist. Zum anderen kann er die generelle Verantwortungszuschreibung seiner Patientin angreifen: „Sie sind sowohl schuld daran, wie sich ihr Kind verhält, als auch, wie Sie sich selbst verhalten, und nicht *Ihre* Mutter?" Die Patientin wird erkennen, dass es unsinnig ist, mit zwei Maßstäben zu leben (einem harten für sich, und einem gnädigeren für den Rest der Menschheit) und dass sie nur dafür verantwortlich sein kann, was in ihrer eigenen Macht steht.

(7) Ergebnis des Dialogs

Der Patient formuliert die selbst erarbeitete persönliche Wahrheit oder Einsicht im Einklang mit seinen individuellen moralischen (Lebens-)Zielen, Normen und Vorstellungen. Diese neue Sichtweise vermeidet unangemessene emotionale Turbulenzen.

Beispiel: „Jeder kann nur für das verantwortlich sein, was in seiner eigenen Macht steht. Was mein Kind entscheidet zu tun, steht nicht in meiner Macht. Aber ich kann entscheiden, wie ich nun mit dieser Situation umgehen will: Ob und ggf. wie ich es bestrafe. Ich werde zunächst mal mit ihm darüber reden. Auf jeden Fall hat eine Entscheidung meines Kindes nichts damit zu tun, wie ich mein eigenes Verhalten und meine Leistungen als Mutter beurteile. Selbst wenn ich denke, ich habe etwas versäumt, wäre eine pauschale Verurteilung als ‚schlechte Mutter' unsinnig."

▶

Struktur des normativen Sokratischen Dialogs („Darf ich das?")

(1) Thema auswählen

Eine getroffene oder anstehende Entscheidung oder Handlung, auf die der Patient seine emotionalen Turbulenzen zurückführt, wird benannt.

Beispiel: „Darf man sich von seiner schwer erkrankten Partnerin scheiden lassen?"

(2) Fragestellung konkretisieren und Alltagsbezug herstellen

Der Therapeut bittet den Patienten um ein konkretes Beispiel für das untersuchte Thema und lässt sich dessen Alltagsrelevanz erklären.

Beispiel: Der Therapeut konkretisiert die Fragestellung: „Wie kommen Sie darauf?" Der Patient denkt z. B. darüber nach, ob er sich von seiner seit kurzem querschnittsgelähmten Partnerin trennen darf.

(3) Ethisch-moralische Werte oder Normen sammeln, die durch diese Entscheidung oder Handlung tangiert werden

Es werden die individuellen ethisch-moralischen Werte oder Normen des Patienten gesammelt, die durch die anstehende oder gefällte Entscheidung oder Handlung tangiert sind.

Beispiel: „Welche Ihrer Normen und Moralvorstellungen sprechen für oder gegen die Scheidung?"

(4) Tangierte ethisch-moralische Werte oder Normen zusammenfassen und ihre Entscheidungsrelevanz prüfen

Werden sehr viele tangierte ethisch-moralische Werte und Normen gefunden, lassen sich diese möglicherweise zu Oberbegriffen zusammenfassen. Dies würde das anschließende Gewichten und Abwägen erleichtern. Das Zusammenfassen kann nach der → Methode der normativen regressiven Abstraktion erfolgen. Einzelne oder zusammengefasste Werte oder Normen werden mit Hilfe der Disputtechniken daraufhin geprüft, ob der Patient sie für die Beantwortung seiner Ausgangsfrage relevant findet. Irrelevante Werte oder Normen werden gestrichen.

(5) Eventuelle weitere Werte oder Normen suchen

Werden weitere Werte oder Normen gefunden: zurück zu (4).

(6) Tangierte Werte und Normen gewichten und abwägen

Die tangierten ethisch-moralischen Werte und Normen des Patienten werden vor dem Hintergrund seiner individuellen ethisch-moralischen Grundeinstellung gewichtet und gegeneinander abgewogen. Die Gewichtung einzelner oder zusammengefasster Werte oder Normen kann nach der → Methode des Paarvergleichs erfolgen. Die einzelnen Gewichte der Argumente auf der Pro- und Kontraseite werden zum Abwägen addiert und gegenübergestellt.

▶

(7) Entscheidung

Das Ergebnis des Abwägens bzw. der Gegenüberstellung ergibt die Entscheidung, ob eine Einstellung oder eine geplante oder ausgeführte Handlung nach den individuellen Kriterien moralisch ist oder war. Im Konfliktfall wird die höher gewichtete Alternative gewählt.

Beispiel: Der Patient entscheidet sich nach dem Gegenüberstellen der gewichteten Argumente für das weitere Zusammenleben und lernt, den Argumenten der abgewählten Alternative(n) damit zu begegnen, dass er sich verdeutlicht, *weshalb* er sich so entschieden hat, welche moralischen Argumente ihm wichtiger sind und für diese Entscheidung sprechen.

Struktur des funktionalen Sokratischen Dialogs („Soll ich das?")

(1) **Thema auswählen**

Es wird die erfolgte oder anstehende Entscheidung oder Handlung benannt, auf die der Patient seine emotionalen Turbulenzen zurückführt.

Beispiel: „Soll ich meinen sicheren Arbeitsplatz zugunsten eines interessanteren Stellenangebots aufgeben?"

(2) **Fragestellung konkretisieren und Alltagsbezug herstellen**

Der Therapeut bittet den Patienten für dieses Thema um ein konkretes Beispiel und lässt sich daran dessen Alltagsrelevanz erklären.

Beispiel: „Soll ich meine unkündbare Stelle im Staatsdienst mit allen Sozialleistungen kündigen, um das Angebot anzunehmen, als Geschäftsführer in einer neu gegründete IT-Firma einzusteigen?"

(3) **Positive und negative Aspekte einer Entscheidung oder Handlung sammeln**

Es werden die positiven und negativen Aspekte einer Entscheidung oder Handlung gesammelt und gegenübergestellt.

Beispiel: Alle finanziellen, sozialen und hedonistischen absehbaren und möglichen Konsequenzen beider Alternativen werden gesammelt und in erwünschte und unerwünschte sortiert.

(4) **Positive und negative Aspekte zusammenfassen und ihre Entscheidungsrelevanz prüfen**

Werden sehr viele Aspekte gefunden, lassen sich diese möglicherweise zu Oberbegriffen zusammenfassen. Dies würde das anschließende Gewichten und Abwägen erleichtern. Das Zusammenfassen kann nach der → Methode der funktionalen regressiven Abstraktion erfolgen. Einzelne oder zusammengefasste Aspekte werden mit Hilfe der Disputtechniken daraufhin geprüft, ob der Patient sie für die Beantwortung seiner Ausgangsfrage relevant findet. Irrelevante werden gestrichen.

▶

Beispiel: Wegen der Menge der gefundenen Einzelaspekte werden diese zu Obergruppen zusammengefasst (z. B. zu „finanzielle Konsequenzen", „soziale Auswirkungen", „Sicherheitsaspekte", „Spaßfaktor").

(5) Eventuelle weitere Aspekte suchen

Werden weitere Gründe oder Aspekte gefunden, wird erneut Schritt 4 durchlaufen.

(6) Gefundene Aspekte gewichten und abwägen

Vor dem Hintergrund der individuellen Lebensziele des Patienten werden die mit der Entscheidung verbundenen möglichen (ggf. zusammengefassten) Vor- und Nachteile nach ihrer Entscheidungsrelevanz gewichtet. Die Gewichtung einzelner oder zusammengefasster Aspekte kann nach der Methode des Paarvergleichs erfolgen. Die einzelnen Gewichte der Argumente auf der Pro- und Kontraseite werden zum Abwägen gegenübergestellt und auf beiden Seiten addiert.

(7) Entscheidung

Das Ergebnis des Abwägens ergibt die Entscheidung, welche Alternative nach den individuellen (Lebens-)Zielen zielführender ist oder war.

Beispiel: Der Patient entscheidet sich nach durchgeführter Gewichtung für den Verbleib im gegenwärtigen Arbeitsverhältnis und lernt, den Argumenten der abgewählten Alternative(n) damit zu begegnen, dass er sich verdeutlicht, *weshalb* er sich so entschieden hat, welche Zielsetzungen, die ihm wichtiger sind, für diese Entscheidung sprechen.

5.3 Differentialindikation: Disput oder Sokratischer Dialog?

Disputе

Disputе sind informationsprüfende Fragetechniken und immer dann die Methode der Wahl,

▶ wenn emotionale Probleme in erster Linie durch einzelne übertriebene oder unrealistische Behauptungen, Erwartungen bzw. unlogische Schlussfolgerungen oder überzogene Bewertungen entstanden sind,

▶ wenn diese Behauptungen, Erwartungen oder Schlussfolgerungen von Patienten auf ihre (Eintritts-)Wahrscheinlichkeit, inhaltliche Logik, Zielgerichtetheit, langfristig hedonistische Orientierung oder Normenverträglichkeit untersucht oder widerlegt werden sollen; so z. B., wenn der Therapeut einzelne irrationale oder übertriebene Behauptungen des Patienten („Dann wäre alles aus!") aufgreift und hinterfragt („Garantiert *alles*?") und vom Patienten selbst widerlegen lässt („Na ja, vielleicht nicht alles, aber …"),

► wenn sie innerhalb der sokratischen Gesprächsführung dazu dienen, einzelne Behauptungen, Schlussfolgerungen oder Sichtweisen zu prüfen, zu widerlegen, dadurch in den „Zustand innerer Verwirrung" zu führen, um darauf aufbauend neue Erkenntnisse zu erarbeiten.

Disputtechniken sind vom Patienten relativ leicht erlernbar und können von ihm selbst zur Reflexion und Prüfung eigener Normen, Erwartungen und Schlussfolgerungen eingesetzt werden.

Sokratische Dialoge

Sokratische Dialoge sind Gesprächsführungsstile, die themenorientiert und ergebnisoffen sind, chronologisch ablaufen und sich dabei sämtlicher Frage- und Disputtechniken bedienen können. Sie sind immer dann die Methode der Wahl,

► wenn übergeordnete Themen der Patienten untersucht werden sollen. Solche Themen betreffen die Normenstrukturen oder Lebensziele und -einstellungen. Sie werden aufgrund der vorangegangenen Gesprächsinhalte oder von vornherein als klärungsbedürftig festgelegt. Sie sind nur durch philosophische Betrachtungen zu klären und erzielen ausschließlich subjektive Wahrheiten, nur persönlich „richtige" Ergebnisse.

Sokratische Dialogführung ist relativ arbeitsaufwendig und zeitintensiv (ca. 1 bis 3 Stunden je Thema) und erfordert vom Therapeuten erhebliche Vorbereitungen und Vorleistungen (z. B.: Erlernen der Gesprächsmodelle und ihrer Anwendung, vorherige eigene Reflexion der behandelten Themen). Sie wird nicht dem Patienten als „Handwerkszeug" vermittelt, da dieser schlecht mit sich selbst Dialoge führen kann.

Fazit

Der wesentliche Vorteil von Disputen gegenüber Sokratischen Dialogen ist im deutlich geringeren Zeitaufwand zu sehen, der für die Widerlegung einzelner dysfunktionaler Einstellungen oder Handlungen benötigt wird. Die Widerlegung ist jedoch meist nur dann möglich, wenn Einstellungen noch nicht konzeptionell verankert sind.

Der Vorteil von Sokratischen Dialogen gegenüber Disputen besteht darin, dass sie übergeordnete Konzepte aufgreifen. Themen wie z. B. die verwendeten Kriterien zur Selbstwertschöpfung werden damit ebenso erfasst wie moralische oder lebensphilosophische Fragestellungen. Derartige Themen lassen sich durch einzelne Dispute schlecht oder gar nicht beantworten.

5.4 Einsatz von Fragetechniken und Gesprächsführungs-strategien in den einzelnen Phasen des therapeutischen Veränderungsprozesses

Die nachfolgende Übersicht zeigt am Beispiel für die ambulante Kognitive (Ver-haltens-)Therapie zusammenfassend, an welcher Stelle des Therapieprozesses Therapeuten die zuvor beschriebenen speziellen Frage- oder Disputtechniken zu welchem Zweck einsetzen, und wann sie welche Form sokratischer Gesprächs-führung nutzen.

Frage-, Disputtechniken und Sokratische Dialoge in einzelnen Phasen ambu-lanter KVT

(1) **Erstkontakt:** Explorationsfragen zum Herausarbeiten des emotionalen Problems, Klärung organisatorischer Fragen

(2) **Exploration, Anamnese, Diagnose und Therapieplanung:** Explorations-fragen zum Verständnis des emotionalen Problems und seiner Symptome

(3) **Lebenszielanalyse und Lebenszielplanung:** Explorationsfragen zum Her-ausarbeiten vorhandener Lebensziele. Prüfung auf Funktionalität und logische Konsistenz mit Hilfe von Disputtechniken. Neuerstellung bzw. Aufbau von Lebenszielen mittels Sokratischer Dialoge (meist explikativ: „Was ist ein erfülltes Leben?" oder funktional: „Wie kann ich meine Lebensfreude maximieren?")

(4) **Wissensvermittlung und Krankheitseinsicht bei Patienten mit psychoso-matischen Erkrankungen und Verhaltensauffälligkeiten:** Reattribution dysfunktionaler Erklärungen durch Disputtechniken. Erregungs-/Stress-abbau durch Erkenntnisgewinn mittels Sokratischer Dialoge (meist expli-kativ: „Was ist Sicherheit/Gerechtigkeit?") oder logischer Dispute (z. B.: „Wie kommen Sie darauf, dass Ihr Herzrasen ein Gefahrensignal ist?")

(5) **Vermittlung des Kognitiven Modells zur Emotionsentstehung und -steuerung:** Explikativer Sokratischer Dialog zur Erarbeitung des Kogni-tiven Modells: „Was sind Gefühle und wodurch entstehen sie?"

(6) **Identifikation dysfunktionaler Konzepte:** Explorationsfragen zur Identifi-kation eigener Konzepte, schlussfolgernde Fragen zum Ergänzen von Tilgungen („Sonst?", „Was wäre dann?", „Was bedeutet das für Sie?"), Bewertungsfragen („Wie finden Sie das?"), analytische Fragen („Wie kommen Sie darauf?")

(7) **Disput identifizierter dysfunktionaler Konzepte:** Prüfung der Zielsetzun-gen und des erarbeiteten Konzepts auf Funktionalität und ggf. Erstellen funktionaler Alternativen mit Hilfe sämtlicher Disputtechniken (ins-

besondere zur Prüfung einzelner Teile des Bewertungssystems) und allen Formen Sokratischer Dialoge (z. B. explikativ: „Was ist eine gute Mutter?", „Was ist ein wertvoller Mensch?"; normativ: „Darf ich dieses Kind jetzt abtreiben?"; funktional: „Soll ich es abtreiben?")

(8) **Aufbau und Training neuer funktionaler Konzepte:** Ggf. Explorationsfragen zum Erstellen von Übungsleitern

(Quelle: Stavemann, 2007)

5.5 Strategien für typische Widerstände

„Warum eiern wir hier eigentlich so lange rum? Können Sie mir nicht sagen, wie die Lösung heißt!?" Oder: „Ich brauche keine Fragen. Was ich brauche, sind Antworten!"

Vermutlich haben wir hier einen reflexionsunwilligen Menschen vor uns, der seine (Welt-)Anschauungen noch in „richtig" und „falsch" sortiert und nun auf der Suche nach der einzig wahren Lösung für sein Problem ist. Und wenn der Therapeut etwas taugt, wird er die ja wohl kennen ...

Therapeutischer Ansatz. Hier wird der Therapeut wohl erst vorbereitende Einsichtserarbeitung betreiben müssen, bis er zu seinem eigentlichen Anliegen vordringen kann: Dass der Patient eigenverantwortlich seine eigene Lösung sucht.

Die obige Frage wird er aber wohl besser zunächst direkt beantworten, z. B. mit: „Leider nicht, denn dazu fehlen mir zwei Voraussetzungen: Erstens absolutes Wissen, um Ihnen eine garantierte, für alle Zeit gültige Lösung präsentieren zu können, zweitens fehlt mir noch hinreichendes Wissen über Ihre persönlichen Normen, Glaubengrundsätze und Ziele, um Ihnen bei einer persönlich richtigen Lösung helfen zu können. Aber an Letzterem arbeiten wir ja jetzt gerade. Ich möchte Ihnen das gern an einem Beispiel verdeutlichen: Stellen Sie sich vor, wir treffen drei Kinder auf der Straße, zwei davon lecken ein Eis, das eine ein Himbeer-, das andere ein Vanilleeis. Das dritte Kind hat das Geld für das Eis behalten und schaut zu. Was meinen Sie, welches Kind hat die richtige Lösung gefunden?"

Danach wird der Therapeut den Unterschied zwischen „Glauben" und „Wissen", zwischen „richtig/falsch" und „bevorzugen" erarbeiten lassen und mit Hilfe eines explikativen Sokratischen Dialogs zum Thema „Was ist richtig?" zur Erkenntnis leiten,

► dass es ohne absolutes Wissen keine garantiert richtigen Lösungen geben kann,

► dass kein Mensch über absolutes Wissen verfügt,

► dass richtige Lösungen daher für Menschen nicht erkennbar sind,

- dass stattdessen lediglich subjektiv „richtige" Lösungen auf Geschmacks- und Glaubensbasis angestrebt werden können und
- dass nur die beschrittenen Wege zu den subjektiven Lösungen in funktionale oder dysfunktionale, in richtige und falsche unterschieden werden können.

Vermutlich wird auch der Widerstand des Patienten vor der Selbstverantwortungsübernahme für eigene Entscheidungen zum Thema gemacht. Dazu wird der Therapeut zunächst dessen Verursachung zu klären haben: Handelt es sich dabei um Vermeidungs- oder Null-Verzicht-Denken oder um die Angst, Fehler zu machen mit a) darauf begründetem Selbstwertverlust oder b) der Erwartung, dafür durch ein höheres Wesen bestraft zu werden. Die jeweiligen therapeutischen Strategien für diese drei Möglichkeiten sind inzwischen hinlänglich beschrieben.

„Das ist ja eine merkwürdig unausgewogene Gesprächsform: Immer soll *ich* alles von mir preisgeben. Haben *Sie* eigentlich auch eine Meinung?"
So argumentiert ein Mensch mit einem Selbstwertproblem, vermutlich ein „Punktekämpfer", der sich um einen Punkteverlust aufgrund einer hierarchisch strukturierten Situation sorgt, diese Befürchtung als Schwäche interpretiert und sie deswegen mit aggressiv-forschem Verhalten zu kaschieren sucht. Er möchte nun vermutlich mit seiner Frage die Hierarchie zu seinen Gunsten verändern.

Therapeutischer Ansatz. Meist ist es am sinnvollsten, wenn der Therapeut zunächst die Tür, die der Patient einzurennen versucht, sperrangelweit öffnet und ihm so viele Punkte hinüberschiebt, wie der zu brauchen meint: „*Sie* stehen hier im Mittelpunkt, weil *Sie* hier die Nummer eins sind. Ich werde ja dafür bezahlt, dass ich mich in dieser Zeit ausschließlich darum kümmere, mit Ihnen zusammen die für *Sie* günstigste Lösung zu finden. Um das beurteilen zu können, muss ich ganz genau verstehen, wer Sie sind, welche Einstellungen, Normen und Moralvorstellungen Sie haben, und welche Ziele Sie verfolgen. Da wir uns hier sicherlich unterscheiden, wie zu den meisten anderen Menschen auch, wird Ihnen meine eigene Meinung zu bestimmten Fragen und Themen nicht nützen. Damit wir beide nicht bei der Suche nach der für *Sie* optimalen Lösung abgelenkt werden, versuche ich, mich hier völlig herauszuhalten."

Anschließend wird der Therapeut das Selbstwertkonzept des Betroffenen herausarbeiten und gemeinsam reflektieren, um zu der Erkenntnis zu führen, dass hierarchische Situationen nicht zur Selbstwertbestimmung taugen (ebenso wenig wie andere interne oder externe Kriterien). Er wird die immensen psychischen Turbulenzen verdeutlichen, die durch pauschale Selbstwertbestimmung verursacht werden und zusammen mit dem Patienten mit Hilfe eines explikativen Sokratischen Dialogs zum Thema „Was ist ein wertvoller Mensch?" ein alternatives Konzept zur Selbstbeurteilung erarbeiten. (Zur Beschreibung des genauen Vorgehens mit kommentiertem Beispieldialog siehe: Stavemann, 2007, Kapitel 7.2.)

5.6 Weiterführende Literatur

Horster, D. (1994). Das Sokratische Gespräch in Theorie und Praxis. Opladen: Leske + Budrich.

Nelson, L. (2002). Die sokratische Methode. In D. Birnbacher & D. Krohn (Hrsg.), Das sokratische Gespräch. Stuttgart: Reclam.

Stavemann, H.H. (2006). Differentialindikation für Disputationstechniken und Sokratische Dialoge in der Kognitiven Verhaltenstherapie. Verhaltenstherapie & Psychosoziale Praxis, 38 (2), 337–349.

Stavemann, H.H. (2007). Sokratische Gesprächsführung in Therapie und Beratung (2. Aufl.). Weinheim: Beltz/PVU.

Wilken, B. (2006). Methoden der Kognitiven Umstrukturierung (3. Aufl.). Stuttgart: Kohlhammer.

6 Falldarstellungen mit Beispieldialogen

Nachfolgend wird das Vorgehen bei der Lebenszielanalyse und -planung anhand von Fallbeispielen dargestellt, die sich auf die häufigsten Problemtypen der in Kapitel 3 genannten Gruppen beziehen. Das sind im Allgemeinen Patienten, die zu wenig oder zu viele Ziele verfolgen. Besonderes Gewicht wird dabei auf die Darlegung der therapeutischen Strategie und den Umgang mit typischen Widerständen gelegt.

Die nachstehenden Falldarstellungen beschreiben allerdings keine kompletten Behandlungsansätze. Damit sie nicht zu umfangreich werden, beziehen sich die dargestellten Inhalte, Lösungsvorschläge und Interventionen ausschließlich auf die Behandlungsteile, die sich mit der Zielanalyse und der Zielplanung beschäftigen.

6.1 Lebenszielanalyse und -planung mit einer Patientin, die keine Ziele verfolgt: „Ich muss erst wissen, was richtig ist!"

Kurzbeschreibung der Patientin

Beschwerdebild. Die 40-jährige, ledige Patientin klagt über erneute depressive Verstimmung, innere Getriebenheit, Unruhe und ängstliche Anspannung. Sie könne nichts mehr richtig genießen, sich über nichts mehr freuen, kaum noch richtig schlafen. Sie verbringe ihre Tage überwiegend passiv vor sich hin brütend, teilweise in ungerichteter, hektischer Agitiertheit in ihrer Wohnung herumlaufend. Als Langzeitarbeitslose habe sie inzwischen auch jede Hoffnung auf eine Verbesserung ihrer finanziellen und sozialen Situation verloren.

Anamnestische, verhaltensanalytische und -diagnostische Informationen. Die Patientin beschreibt ein sehr normenorientiertes, auf moralische Integrität ausgerichtetes Elternhaus, das durch rigide Sichtweisen und daran ausgerichteten Sanktionen gekennzeichnet sei. Die Familie insgesamt sei sehr religiös, an den Normen und Doktrinen der römisch-katholischen Kirche ausgerichtet.

Die Patientin berichtet von einer „seit jeher" bestehenden Entscheidungsunfähigkeit. Sie habe sich noch nie entscheiden oder festlegen können, solange sie nicht völlig sicher sei, dass die jeweilige Entscheidung gut, richtig und moralisch einwandfrei ist. Dies gelte sowohl für den privaten als auch für den beruflichen Bereich. Darauf führt sie auch ihre beiden gescheiterten Beziehungsversuche und ihre erfolglose Suche nach einer „ausfüllenden, moralisch korrekten Beschäftigung" und nach „sinnvollen Lebensinhalten" zurück. Selbstvorwürfe und Selbstabwertungen führten zu Scham und Ärger über das eigene Unvermögen.

Emotional schwanke sie zwischen der Angst vor göttlicher Bestrafung für Fehlverhalten oder Fehlentscheidungen und zwischen resignativer Deprimiertheit, wenn sie die Möglichkeit betrachte, „noch etwas Sinnvolles aus dem Leben zu machen". Sie erlebe sich daher seit Jahren völlig hilflos und verunsichert.

Die Patientin erreicht im BDI (Beck-Depressions-Inventar) einen Punktwert von 21.

Diagnose. ICD-10-GM-2004: F33.11G (rezidivierende depressive Störung, gegenwärtig mittelgradige Episode mit somatischen Symptomen vor dem Hintergrund einer tiefgreifenden Selbstwertinsuffizienz).

6.1.1 Grundlegende Glaubensgrundsätze erheben und reflektieren

Grundlegende Glaubensgrundsätze erheben

Die Anamnese und die Auswertung von Arbeitsblatt 1 („Glaubensgrundsätze für die Lebenszielplanung") ergibt folgendes Bild:
Die Patientin glaubt an einen strafenden und belohnenden Schöpfergott, der Forderungen in Form von Geboten und Regeln der römisch-katholischen Kirche aufstellt, bei deren Nichteinhalten Sanktionen drohen. Der Glaube an „Himmel" und „Hölle" hilft ihr dabei, sich diese Bedrohungen plastisch vorzustellen und auszumalen. Die einzige Möglichkeit, ihnen zu entgehen, sieht die Patientin in einem moralisch untadeligen, fehlerfreien und gottgefälligen Lebensstil.

Grundlegende Glaubensgrundsätze reflektieren

Therapeutische Strategie. Zunächst wird der Therapeut versuchen, mit der Patientin die Erkenntnisse zu erarbeiten,

▶ dass es sich bei ihrer religiösen Orientierung um eine mögliche Sichtweise unter vielen handelt,
▶ dass diese Variante ebenso (un-)wahrscheinlich ist wie jede andere,
▶ dass jeder Glaube bestimmte Konsequenzen nach sich zieht und
▶ dass die Patientin selbst entscheiden muss, ob sie die Konsequenzen ihres Glaubens für angemessen hält oder nicht und ob sie sich – in letzterem Fall – für eine Veränderung ihrer Glaubensaxiome entscheiden möchte.

Grundlegende Glaubensgrundsätze reflektieren

T: „Wir haben ja bereits gesehen, dass ein Teil Ihrer emotionalen Probleme dadurch entsteht, dass Sie häufig fürchten, nicht ‚gut‘ zu sein und dafür bestraft zu werden. Ich möchte deshalb gern auf das eingehen, was Sie im Arbeitsblatt ‚Glaubensgrundsätze für die Lebenszielplanung‘ geschrieben haben, um zu verstehen, wie Sie zu Ihren Ansichten kommen, um zu untersuchen, welche Konsequenzen diese für Sie haben, und um zu schauen, ob Sie diese Konsequenzen akzeptieren wollen. Ist das okay?“	T begründet die Relevanz des folgenden Themas, indem er einen Bezug zum Problem der Patientin herstellt.
P: „Ja. Das ist bestimmt wichtig.“	
T: „Wie kommen Sie darauf, das zu glauben, was Sie heute glauben: Es gibt ein Leben nach dem Tod und einen mit Himmel und Hölle belohnenden und strafenden Schöpfergott?“	T greift die Behauptung der P auf und fragt nach der Begründung für ihre Ansichten.
P: „Puh!… (längere Pause) Das habe ich so gelernt. Das ist mir von klein auf beigebracht worden.“	
T: „Hm, … reicht das allein aus, um es heute immer noch zu glauben?“	Logischer Disput
P: „Wie meinen Sie das?“	
T: „Na ja, viele Menschen, vielleicht auch Sie, haben ja als Kind an den Weihnachtsmann geglaubt, weil man es ihnen so beigebracht hat. Kennen Sie jemanden in Ihrem Alter, der heute noch daran glaubt?“	Empirischer Disput
P: (Lächelnd:) „Eher nicht. Aber das kann man ja auch wohl kaum vergleichen.“	
T: „Mir geht es darum zu prüfen, ob man alles auf immer und ewig glauben muss, nur weil man es als Kind so gelernt hat. Muss man?“	Logischer Disput
P: „Ach so. … Nein, natürlich nicht.“	
T: „Dann stelle ich meine Frage noch einmal: Wie kommen Sie darauf, das zu glauben, was Sie heute glauben: Es gibt ein Leben nach dem Tod und einen mit Himmel und Hölle belohnenden und strafenden Schöpfergott?“	T greift erneut die Behauptung der P auf und fragt nach der Begründung für ihre Ansichten.
P: (Nach längerer Pause:) „Ich glaube das einfach.“	

▶

T:	„Einfach so, ohne Grund oder Begründung?"	P soll nach der Begründung für ihre Glaubenssätze suchen.
P:	„Ja, scheint so. Ich kann das nicht weiter begründen."	
T:	„Wollen wir gemeinsam prüfen, ob etwas dafür oder dagegen spricht, so etwas zu glauben?"	T holt P's Einverständnis für einen impliziten funktionalen Sokratischen Dialog ein.
P:	(Pause) „Ich weiß nicht. Es kommt mir ungeheuerlich vor, Gott infrage zu stellen. Ich habe Angst, dass das sündig sein könnte."	
T:	„Angenommen, es gibt einen Schöpfergott. Wenn wir nun Ihre grundlegenden Glaubensannahmen prüfen – die, von denen Sie nicht wissen, warum Sie sie glauben –, stellen wir dann damit ‚Gott' in Frage oder Ihr Bild, dass Sie sich von ihm gemacht haben?"	T versucht, P's Bedenken durch einen logischen Disput zu entkräften.
P:	„Na ja, wohl Letzteres."	
T:	„Und? Halten Sie das für überprüfenswert?"	Funktionaler Disput
P:	„So gesehen, schon."	
T:	„Wollen Sie also prüfen, was dafür oder dagegen spricht, das zu glauben, was Sie glauben?"	T holt P's Einverständnis für einen impliziten funktionalen Sokratischen Dialog ein.
P:	„Ja, das würde vielleicht Sinn machen."	
T:	„Dann sammeln Sie doch bitte zur nächsten Stunde alle Argumente, die für und gegen das sprechen, was Sie heute glauben. Am besten, Sie schreiben das in Form eines T-Kontos auf: Auf der einen Seite des T-Balkens sammeln Sie die Pro-, auf der anderen die Kontra-Argumente. In der nächsten Stunde werden wir das dann genauer betrachten. Einverstanden?	T bereitet einen impliziten funktionalen Sokratischen Dialog vor (Phasen vgl. S. 106 f.). Phase 1: Auswahl des Themas („Soll ich das weiter glauben, was ich glaube?")
P:	„Ja, mach' ich."	
	(Fortsetzung in der nächsten Therapiestunde:)	
T:	„Wir wollen ja heute untersuchen, ob Sie künftig weiter das glauben möchten, was Sie bisher in Bezug auf einen bewertenden, strafenden Gott und die ewige Verdammnis glauben. Welchen Grund haben wir eigentlich dafür, dieses Thema zu untersuchen?"	T greift den funktionalen Sokratischen Dialog erneut auf: Phase 2: Herstellung des Alltagsbezugs
P:	„Weil ich vor lauter Angst, das Falsche zu entscheiden, gar nicht mehr vom Fleck komme. Weil meine Angst vor Bestrafung mich förmlich paralysiert."	

▶

T: „Haben Sie Argumente gefunden, die für oder gegen das sprechen, was Sie heute glauben?"	Phase 3: Sammeln der Aspekte
P: „Ja, habe ich."	
T: „Dann beginnen wir doch mit denen, die dafür sprechen. (T geht zur Flip-Chart.) Bitte lesen Sie sie langsam vor, damit ich mitschreiben kann."	Sammeln der Aspekte
P: „An wichtigen Gründen für meinen Glauben habe ich gefunden: Er gibt mir Halt, … er verringert meine Angst vor dem Tod, … er sagt mir, was richtig und falsch ist, … ich finde Hoffnung und Trost im Gebet."	
T: „Alles?"	T vergewissert sich, dass P alle Argumente genannt hat.
P: „Ja. Als Argumente dagegen, wenn man das dann so nennen kann, habe ich: Er gibt mir nicht genügend Sicherheit, … er sagt mir nicht präzise, was ich tun soll, … er hilft mir nicht aus meinen momentanen Problemen, … er macht mir Angst vor Bestrafung."	
T: „Sind das alle Argumente?"	Wie zuvor
P: „Ja."	
T: „Dann schlage ich vor, dass wir uns die einzelnen nun daraufhin ansehen, ob sie tatsächlich zwangsläufige Konsequenzen Ihres Glaubens darstellen oder nicht. Einverstanden?"	Phase 4: Zusammenfassen der Aspekte und Prüfung ihrer Entscheidungsrelevanz
P: „Ja, können wir tun."	
T: „Dann zu Ihrem ersten Argument: ,Er gibt mir Halt.' Wobei?"	P soll ihre Aussage präzisieren.
P: „Hm, …eigentlich meine ich damit, was Sie weiter unten aufgeschrieben haben: Er sagt mir, was richtig und falsch ist, und ich finde Hoffnung und Trost im Gebet."	
T: „Okay, dann schauen wir doch diese beiden Aspekte nacheinander an. ,Er sagt mir, was richtig und falsch ist.' Wie verträgt sich diese Aussage mit Ihrer ständigen Befürchtung, sich für das Falsche entscheiden zu können, weil Sie nicht genau wissen, welche Alternative ,richtig' und ,garantiert gut' ist?"	T konfrontiert P mit einem logischen Disput.
P: „Tja, das ist ja genau das Problem. … Mein Glaube gibt mir nur einzelne Gebote oder Verbote, aber er sagt mir nicht, wie ich insgesamt meinen Alltag oder mein ganzes Leben so gestalten soll, so dass es garantiert gottgefällig ist."	

▶

T:	„Sie meinen, er hilft Ihnen nicht dabei zu entscheiden, welchen Beruf Sie ausüben, welchen Partner Sie wählen und welche Hobbys Sie ausüben sollten?"	T präzisiert P's Aussage in Bezug auf die von P beschriebenen Symptome ihres Problems.
P:	„Nein. Ich meine: Ja. …Dabei hilft er mir nicht."	
T:	„Wenn ich das richtig verstanden habe, ist das ja auch eines Ihrer Gegenargumente. Aber was ist nun mit dem hier untersuchten Argument? Soll das so stehenbleiben?"	T weist darauf hin, dass dies ein Gegenargument ist, das aber bereits genannt ist. P soll entscheiden, was mit ihrem alten Argument geschehen soll.
P:	(Pause) „Nein, so allgemein nicht. Aber mein Glaube gibt mir ein Gerüst bei moralischen Fragen, zum Beispiel durch die zehn Gebote."	
T:	„Wollen Sie dann dies als Argument für Ihren Glauben neu aufnehmen?"	P soll entscheiden, was mit dem neuen Argument geschehen soll.
P:	„Ja, das trifft es besser. Das alte können Sie streichen."	
T:	(Streicht das alte und setzte das neue Argument hinzu) „Dann zu: Durch meinen Glauben finde ich Hoffnung und Trost im Gebet. Wobei genau tröstet er Sie, und welche konkrete Hoffnung gibt er Ihnen?"	P soll Ihre Aussage präzisieren.
P:	(Pause) „Na ja, so konkret ist das eher nicht. Ich bin auch nicht wirklich getröstet, ich habe dann aber vorübergehend weniger Angst, weil ich hoffe, dass Gott mir vergibt. Ich hoffe dann auch oft, dass alles gut wird, dass Gott das irgendwie für mich richtet."	
T:	„Und? Hat er?"	Explorationsfrage
P:	„Bisher nicht."	
T:	„Dann habe ich noch nicht so genau verstanden, weshalb dieses Argument *für* diesen Glauben spricht. Wenn wir uns einmal genau die Bedeutung des Wortes ‚hoffen' anschauen: Wenn ich *hoffe, dass etwas* gut ausgeht, hat dieses Hoffen auf der Gefühlsebene eher etwas mit Freude oder eher mit Besorgnis zu tun?	Logischer Disput

P soll erkennen, dass Hoffnung in der Regel mit der Angst einhergeht, das Erhoffte könnte nicht eintreten. |
P:	„Eher mit Besorgnis."	
T:	„Habe ich das dann so richtig verstanden: Das Argument, das für Ihren Glauben spricht, ist das, dass Sie dadurch die Angst vor göttlicher Bestrafung in Besorgnis reduzieren können?"	T konfrontiert P mit einer unlogischen Ableitung.
P:	„Das klingt irgendwie komisch…"	

T: „Was daran?"	P soll ihre Aussage präzisieren.
P: „Na ja, weil die große Angst vor Bestrafung, vor der Hölle und der ewigen Verdammnis ja auch Konsequenzen aus meinem Glauben sind."	
T: „Ja. Das stimmt. Und nun?"	P soll entscheiden, was mit dem alten Argument geschehen soll.
P: „Dann kann man die Verminderung dieser Angst ja nicht mehr als Vorteil meines Glaubens sehen, da ja auch meine große Angst dadurch hervorgerufen wird."	
T: „Ja, und was soll mit Ihrem Argument geschehen?"	P soll entscheiden, was mit dem alten Argument geschehen soll.
P: „Das können wir streichen."	
T: „Okay. (T streicht das Argument.) Dann haben wir noch: ‚Mein Glaube verringert meine Angst vor dem Tod.' Auch das bekomme ich noch nicht unter einen Hut. Wie geht dieses Argument zusammen mit der Befürchtung, nach dem Tod eventuell in die Hölle zu kommen und auf ewig verdammt zu sein?"	Logischer Disput
P: (Pause) „Ja, das kann ich auch nicht sinnvoll erklären. Das passt nicht zusammen. Es würde meine Angst nur senken, wenn ich genau wüsste, was richtig und falsch, was gut und böse ist, um ein untadeliges Leben führen zu können. Aber genau das weiß ich ja eben nicht, und – wie wir eben gesehen haben – hilft mir mein Glaube bei diesen Entscheidungen ja auch nicht konkret weiter."	
T: „Ja. Und?"	P soll entscheiden, was mit dem alten Argument geschehen soll.
P: „Das Argument können wir auch streichen. So wie ich es täglich erlebe, habe ich wegen meines Glaubens ziemliche Angst vor dem Tod, weil ich nicht weiß, ob ich garantiert gut genug bin, um in den Himmel zu kommen."	
T: (Streicht das Argument) „Okay, dann bleibt hier noch stehen: ‚Mein Glaube gibt mir ein Gerüst bei moralischen Fragen.' Kommen wir jetzt zu den Argumenten, die Sie gegen Ihren Glauben angeführt haben: ‚Er gibt mir nicht genügend Sicherheit.' Sicherheit wobei?"	T fasst die positiven Aspekte zusammen. P soll ihre Aussage präzisieren.
P: „Zu wissen, was ich tun muss, um garantiert gut zu sein."	

▶

T:	„Um garantiert jede Bestrafung für ungenügendes Gutsein auszuschließen?"	T pointiert P's Aussage.
P:	„Ja, genau."	
T:	„Ja, wenn Ihnen Ihr Glaube keine konkreten Handlungsanweisungen gibt, ist das wohl unsicher. Und der nächste Punkt: ‚Er sagt mir nicht präzise, was ich tun soll'?"	T verstärkt P's Erkenntnis und geht zur Prüfung des nächsten Aspekts über.
P:	„Ja, das ist das Gleiche. Deswegen bin ich ja so unsicher."	
T:	„Okay, dann bleibt das auch stehen?"	P soll entscheiden, was mit dem alten Argument geschehen soll.
P:	„Ja, so ist das leider."	
T:	„Und nun: ‚Er hilft mir nicht aus meinen momentanen Problemen.' Ist es denn die Aufgabe Ihres Glaubens oder Gottes, Ihre Alltags- und Lebensprobleme zu lösen?"	Funktionaler Disput
P:	„Ich finde schon, dass er dabei helfen sollte!"	
T:	„Wenn ich meine Arbeit verloren habe oder mir mein Führerschein entzogen wurde, soll mir mein Glaube oder Gott eine neue besorgen oder ihn mir zurückgeben?"	T pointiert P's Aussage.
P:	„Nein, so natürlich nicht!"	
T:	„Wie denn?"	P soll ihre Sichtweise präzisieren.
P:	(Längere Pause) „Das ist natürlich Quatsch. Mein Glaube muss mir – übertrieben gesagt – natürlich nicht dabei helfen, den Rasen zu mähen. Er muss mir eigentlich überhaupt nicht bei meinen Alltagsproblemen helfen, obwohl dass natürlich ganz schön wäre, aber das ist wohl ziemlich illusorisch. Aber ich merke gerade, was mich stört: Er sollte mich nicht in solche Probleme stürzen!"	
T:	„Wie macht er denn das?"	Explorationsfrage
P:	„Na ja, bei der Bedrohung kann man ja wohl kaum gelassen bleiben!"	
T:	„Sie meinen, wenn *Sie* sich entscheiden, an einen bestrafenden Gott und an Himmel und Hölle zu glauben, können Sie Ihre Entscheidungen so lange nicht mehr ohne Angst treffen, solange Sie nicht mitgeliefert bekommen, welche Alternative *garantiert* die richtige, die gottgewollte ist?"	T präzisiert P's Aussage und fragt nach P's Bestätigung.
P:	„Ja, genau!"	
T:	„Hm, wäre das dann ein neuer Nachteil?"	P soll untersuchen, ob es sich um einen neuen Aspekt handelt.

P: „Ja. der muss unbedingt dazu."	
T: „Wie wollen Sie das formulieren?"	P soll ihre Aussage präzisieren.
P: (Pause) „Mein Glaube bringt mich in emotionale Probleme, weil er mir keine Sicherheit für eine gottgefällige Lebensweise und keine konkreten Entscheidungshilfen im Alltag gibt."	
T: „Und was geschieht mit dem Argument, das wir gerade untersucht haben?"	P soll entscheiden, was mit dem alten Argument geschehen soll.
P: „Das kann weg. Das ist so Quatsch."	
T: (Streicht den einen Aspekt und schreibt den neuen dazu) „Okay, dann haben wir noch: ‚Er macht mir Angst vor Bestrafung.'"	T verstärkt P's Erkenntnis und geht zur Prüfung des nächsten Aspekts über.
P: „Das kann weg. Das ist in dem neuen bereits enthalten."	
T: (Streicht das Argument) „Gut, dann steht hier nur noch: ‚Mein Glaube gibt mir nicht genügend Sicherheit, um garantiert jede Bestrafung für ungenügendes Gutsein auszuschließen. Er sagt mir nicht präzise, was ich tun soll. Er bringt mich in emotionale Probleme, weil er mir keine Sicherheit für eine gottgefällige Lebensweise und keine konkreten Entscheidungshilfen im Alltag gibt.'"	T verstärkt P's Erkenntnis und geht zur Prüfung des nächsten Aspekts über.
P: „Die ersten beiden Punkte können wir streichen, die sind bereits im letzten enthalten."	
T: „Okay. (T streicht die beiden Argumente.) Dann haben wir jetzt die Argumente betrachtet, die dafür und dagegen sprechen, das zu glauben, was Sie glauben. Dafür spricht: ‚Mein Glaube gibt mir ein Gerüst bei moralischen Fragen.' Dagegen spricht: ‚Er bringt mich in emotionale Probleme, weil er mir keine Sicherheit für eine gottgefällige Lebensweise und keine konkreten Entscheidungshilfen im Alltag gibt.' Habe ich das so richtig verstanden?"	T fasst das Ergebnis zusammen und erfragt P's Zustimmung.
P: (Pause) „Ja, das bringt es auf den Punkt. Ich muss sagen, ich bin ziemlich verwirrt und geschockt."	
T: „Wodurch verwirrt, worüber geschockt?"	P soll ihre Aussage präzisieren.
P: „Das ich über Jahrzehnte so einen Mist geglaubt habe!"	
T: „Welchen ‚Mist' meinen Sie?"	P soll ihre Aussage präzisieren.
P: „Na, diesen Quatsch mit der Hölle und der ewigen Verdammnis."	

▶

T: „Wie kommen Sie darauf, dass das Quatsch ist?"	Logischer Disput
P: (Pause) „Ja, wie denn nun? Ich hatte das so verstanden, dass ich mich damit unnötig ängstige und paralysiere."	
T: „Ja, der Glaube an einen mit Hölle und ewiger Verdammnis strafenden Gott führt sicherlich zu großer Angst, wenn man nicht genau weiß, was man tun soll, um dem zu entgehen. Aber muss das deswegen auch unbedingt Quatsch, muss diese Annahme garantiert falsch sein?"	T verstärkt einerseits P's Erkenntnis, greift andererseits erneut mit einem logischen Disput ihre Ableitung an.
P: (Pause) „Nein, so betrachtet, leider nicht. Das lässt sich nicht ausschließen."	
T: „Ja, leider nicht. Aber *muss* das deswegen wahr sein?"	Logischer Disput
P: „Nein, zum Glück nicht."	
T: „Weshalb nicht?"	P soll ihre Aussage präzisieren.
P: „Na ja, es gibt ja auch noch andere Möglichkeiten, andere Glaubensvarianten."	
T: „Und welche ist richtig?"	P übernimmt die Rolle des → advocatus diaboli.
P: „Richtig?"	
T: „Ja?"	Wie zuvor
P: „Tja, wenn ich das wüsste! (Lächelt) Aber das war wohl eher eine Fangfrage. Es heißt ja wohl ‚Glaube', weil man es eben nicht weiß."	
T: „Und welcher Glaube ist wahrscheinlicher, eher richtig als die anderen Varianten?"	Wie zuvor
P: „Auch das weiß ich nicht. Ich wüsste auch nicht, wie ich das herausbekommen kann."	
T: „Weshalb nicht?"	P soll ihre Aussage begründen.
P: „Weil das eben niemand wirklich weiß. Eigentlich ist alles möglich."	
T: „Hm, ... und was wollen Sie nun glauben?"	P soll entscheiden, welche Konsequenzen sie aus ihrer neuen Sichtweise zieht.
P: „Das weiß ich jetzt selbst nicht mehr. Ich bin total durcheinander."	
T: „Dann schlage ich vor, dass wir hier für heute Schluss machen. Sie hören sich zu Hause den Mitschnitt dieser Stunde noch einmal an und überlegen, ob und gegebenenfalls welche Konsequenzen Sie für Ihren Glauben daraus ziehen wollen, was Sie künftig glauben möchten und was nicht. Was halten Sie davon?"	T möchte, dass P in Ruhe die bisher gewonnenen Erkenntnisse reflektiert, ohne sie jetzt zu Entscheidungen zu drängen, um damit möglichen künftigen Widerständen vorzubeugen.

▶

P: „Ja, das ist gut. Ich muss darüber noch einmal in Ruhe nachdenken."	
T: „Gut. Ich schlage vor, dass Sie sich dazu das Aufgabenblatt ‚Glaubensgrundsätze für die Lebenszielplanung' noch einmal vornehmen und prüfen, ob Sie einige Antworten auf die dort aufgestellten Fragen verändern möchten. Einverstanden?"	T präzisiert die Hausaufgabe und holt P's Einverständnis dazu ein.
P: „Ja, das mache ich."	
(Fortsetzung in der nächsten Therapiestunde:)	
T: „Zunächst möchte ich gern wissen, ob Sie neue, zusätzliche Argumente gefunden haben, die für oder gegen das sprechen, was Sie bisher glauben."	Phase 5: Suche nach eventuellen weiteren Aspekten
P: „Nein. Dazu ist mir nichts Neues eingefallen."	
T: „Haben Sie denn noch einmal darüber nachgedacht, ob Sie Ihre alten Glaubensgrundsätze weiterhin gelten lassen oder ob Sie sie verändern wollen?"	P soll entscheiden, welche Konsequenzen sie aus ihren neuen Erkenntnissen ziehen will.
P: „Ja, das hat mich nicht in Ruhe gelassen, ich habe tagelang darüber nachgedacht und auch unser Gespräch dabei mehrfach angehört. Ich habe an meinen Glaubensgrundsätzen einiges verändert. An einen Schöpfergott will ich weiter glauben. Aber alles andere ist mir zu unsicher, um mich da festzulegen."	
T: „Soll oder darf man sich denn nur dann festlegen, wenn man ganz sicher ist?"	Funktionaler/normativer Disput
P: „Nein, das nicht. Aber hier sehe ich keinen Grund, warum ich es tun sollte. Ich habe wirklich keine Ahnung, ob es ein Leben nach dem Tod gibt. Das ist möglich oder auch nicht. Wenn es eines geben sollte, weiß ich nicht, wer wonach entscheidet, *wie* es dann weitergeht. Ich will mich jedenfalls nicht mehr mit der Angst vor der Hölle und der ewigen Verdammnis verrückt machen."	
T: „Und wenn es nun doch einen bewertenden, strafenden Schöpfergott gibt?"	P übernimmt erneut die Rolle des advocatus diaboli.
P: „Dann habe ich eben Pech gehabt. Aber das hätte ich auch haben können, wenn ich daran glaube, weil ich ja nicht ganz sicher weiß, was in jedem Einzelfall von mir erwartet wird. Ich wäre dadurch auch nicht sicherer.	

▶

Auf der anderen Seite habe ich dann aber meine ständige Angst vor Fehlentscheidungen zu ertragen. Das macht für mich keinen Sinn."

T: „Okay, wenn Sie das so sehen wollen…, was bedeutet das dann für Ihr altes Argument: ‚Mein Glaube bringt mich in emotionale Probleme, weil er mir keine Sicherheit für eine gottgefällige Lebensweise und keine konkreten Entscheidungshilfen im Alltag gibt'?"

T verstärkt P's Erkenntnis und erfragt, welche Konsequenzen P aus ihrer neuen Erkenntnis ziehen will.

P: „Na ja, die Sicherheit und die konkreten Entscheidungshilfen habe ich immer noch nicht, aber die emotionalen Probleme sind dadurch weitaus geringer."

T: „Wieso das?"

P soll ihre Aussage begründen.

P: „So ganz ohne Sorge, was später kommt, bin ich auch dann nicht. Aber ich habe nicht mehr solche Angst, als wenn bei allem immer gleich die Hölle droht."

T: „Okay, und das positive Argument: ‚Mein Glaube gibt mir ein Gerüst bei moralischen Fragen.' Müssen Sie darauf nun verzichten?"

Logischer Disput

P: „Nein. Dieses Gerüst kann ich auch ohne die Annahme von Himmel und Hölle beibehalten, solange ich innerlich dahinterstehe."

T: „Hm, dann sind wir mit diesem Thema soweit durch, als ich nun verstanden habe, wie Ihre Glaubensgrundsätze künftig aussehen sollen. Und Sie wollen nun die daraus resultierenden Konsequenzen tragen?"

T meldet zurück, P's Sichtweise inhaltlich widerspruchsfrei nachvollziehen zu können und erfragt P's Bereitschaft dafür, nun die Konsequenzen daraus zu tragen.

P: „Das muss ich wohl. Ich wüsste nicht, welcher andere Glaube mir die Sicherheit gibt, die ich gern hätte."

T: „Das wüsste ich auch nicht. Was bedeutet das nun alles hinsichtlich der von uns untersuchten Fragestellung: ‚Soll ich das weiter glauben, was ich glaube?'"

T verstärkt P's Sichtweise. Phase 7: Entscheidung. T erfragt P's Entscheidung zum untersuchten Thema.

P: (Pause) „Das will ich nur bedingt. Ich will weiter an einen Schöpfer glauben, aber ich will nicht mehr so tun, als sei es garantiert ein bewertender und strafender Gott, der mit ewiger Verdammnis in der Hölle reagiert, wenn ich nicht so bin, wie ich hätte sein müssen, um ‚gut' zu sein. Das ist zwar mög-

▶

lich, aber nur eine von sehr vielen Möglichkeiten. Selbst wenn ich irgendwann bewertet
werde, ich habe dafür keine sicheren Entscheidungshilfen, und damit muss ich leben
lernen. Ich kann trotzdem nach meinen moralischen Werten leben."

T: „Nun gut, dann belassen wir's dabei."   T beendet den funktionalen
                                                     Sokratischen Dialog

6.1.2 Lebenszielanalyse: Den Ist-Zustand erheben und prüfen

Bestehende Ziele erheben

Die Auswertung von Aufgabenblatt 3 („Vorhandene Lebensziele bestimmen")
ergibt folgenden Ist-Zustand bezüglich der augenblicklich verfolgten Ziele:

Partner/Familie/Sozialkontakte
heute: wöchentliche Telefonate mit der Mutter, 1–2 wöchentliche Telefonkontakte mit einer auswärtigen ehemaligen Schulfreundin
in 30 Jahren: eigene Familie, guter Freundeskreis
in 10 Jahren: eigene Familie, guter Freundeskreis
in 1 Jahr: erfüllte, dauerhafte Partnerschaft, schwanger werden, neuer Freundeskreis

Beruf/Karriere/verfügbare Geldmittel
heute: langzeitarbeitslos, Arbeitslosengeld-II-Empfängerin
in 30 Jahren: ausreichende Rente
in 10 Jahren: Halbtagsbeschäftigung in einem erfüllenden, moralisch
korrekten Beruf
in 1 Jahr: Vollzeitbeschäftigung in einem erfüllenden, moralisch korrekten
Beruf

Hobbys/Freizeit
heute: keine
in 30 Jahren: ehrenamtliche soziale, karitative Tätigkeiten
in 10 Jahren: ehrenamtliche soziale, karitative Tätigkeiten
in 1 Jahr: ehrenamtliche soziale, karitative Tätigkeiten

Sonstiges
heute: sporadische Andachten und Kirchgänge
in 30 Jahren: regelmäßige Andachten und Kirchgänge
in 10 Jahren: regelmäßige Andachten und Kirchgänge
in 1 Jahr: regelmäßige Andachten und Kirchgänge

Zeit- und Energieverteilung für bestehende Ziele. Die durchschnittlichen, mit Hilfe von Arbeitsblatt 4 („Aktivitäten-Wochenplan") über zwei Wochen ermittelten täglichen Aktivitäten gestalten sich wie folgt: 13 Stunden schlafend oder dösend im Bett und auf der Couch; 6 Stunden für Hausarbeit, Kochen, Waschen, Essen; 2 $^1/_2$ Stunden herumlaufend oder sitzend über den Tages- und Lebensplan grübeln; 1 Stunde Einkaufen, Arztbesuche, Erledigungen; 1 Stunde Andacht, Beten, Kirchgang; $^1/_2$ Stunde Telefonate.

Bestehende Ziele prüfen

Die von der Patientin aufgestellten Ziele sind durchgängig zu unkonkret, um handlungssteuernd zu wirken.

Partner/Familie/Sozialkontakte. Die Patientin wird nicht nur die Eigenschaften des Wunschpartners zu bestimmen haben, sondern auch ihre eigenen Aktivitäten, um die Wahrscheinlichkeit für das Erreichen dieses Ziels zu erhöhen. Ob sie dann mit dieser Beziehung auch zufrieden sein wird, hängt von ihrer eigenen Bewertung ab; ob die Beziehung dauerhaft ist, auch von der Entscheidung des Partners. Entsprechendes gilt für den Aufbau neuer „guter" Freundschaften.

Zu konkretisieren ist auch, was die Patientin selbst tun will, um die Wahrscheinlichkeit zu erhöhen, dass Partnerschaft und Freundschaften dauerhaft bleiben.

Schwanger zu werden und Kinder zu bekommen sind Wunschziele und müssen erst noch in zielführende, autark zu verfolgende Aktivitäten umformuliert werden.

Beruf/Karriere/verfügbare Geldmittel. Auch hier ist zu präzisieren, was die Patientin für moralisch und für erfüllend hält. Letzteres Kriterium steht vermutlich für den hohen, für die Ausgangsposition unrealistischen Anspruch, Arbeit müsse nicht nur den Lebensunterhalt gewährleisten, sondern auch noch als solche positiv empfunden werden, Spaß machen, „erfüllend" sein und die Möglichkeit zur „Selbstverwirklichung" gewährleisten. Um realistische Ziele zu verfolgen, wird die Patientin künftig besser einen Arbeitsplatz anstreben, der ihre bisherige Ausbildung und Berufstätigkeit, ihre lange Arbeitslosigkeit und ihr jetziges Alter berücksichtigt.

Zudem ist zu klären, welche Rente die Patientin für „ausreichend" hält. Auch hier ist Wunschdenken zu vermuten, wenn man die langjährige beitragsfreie Zeit wegen Arbeitslosigkeit berücksichtigt.

Hobbys/Freizeit. Hier wäre nicht nur zu konkretisieren, welche ehrenamtlichen Tätigkeiten die Patientin ausführen könnte, sondern auch, ob sie dadurch das erreicht, was sie von Hobby und Freizeit erwartet (z.B. Erholung und Spaß), oder ob hier nur verkappte „Guter-Mensch-Ziele" genannt werden, die zur Selbstwerterhöhung oder zur Vermeidung von Strafe (wegen ‚schlechter' Lebensinhalte) dienen sollen.

Sonstiges. Hier ist die Art und Intensität der Andachten und Kirchgänge zu präzisieren.

Veränderungsziele der Patientin erfragen

Die Patientin besitzt keine konkreten Veränderungsziele, sie möchte lediglich, dass es ihr besser geht, und dazu dürfe sie eben keine Fehler machen, sondern müsse unbedingt ein moralisch untadeliges, fehlerfreies und gottgefälliges Leben führen.

6.1.3   Art, Ursache und Konsequenzen des Zielproblems diagnostizieren

Art des Zielproblems. Die wenigen von der Patientin genannten Ziele sind zu allgemein und/oder nicht aus eigener Kraft erreichbar, so dass die Problematik hier eindeutig durch nicht ausreichende Zielvorstellungen verursacht ist.
Gründe für Ziellosigkeit. Hervorgerufen ist die Zielproblematik durch die Angst der Patientin, sich für eine der möglichen Alternativen zu entscheiden, da sie befürchtet, für Fehlentscheidungen und einen nicht ausreichend ‚guten' Lebensstil bestraft zu werden.
Symptomgewinne von Ziellosigkeit. Kurzfristig entlastend wirkt der Spannungsabfall nach Aufschieben oder Verweigern von Festlegungen oder Handlungen. Die Patientin kann dadurch nicht scheitern oder etwas Falsches tun und meint dann, nicht befürchten zu müssen, dafür zur Verantwortung gezogen werden zu können. Langfristig werden dadurch aber die Probleme aufrechterhalten.
Konsequenzen von Ziellosigkeit. Die emotionalen Konsequenzen sind Angst, latente Unzufriedenheit und häufig tiefe Niedergeschlagenheit aufgrund der empfundenen Ausweglosigkeit. Auf der physiologischen Ebene werden Schlaflosigkeit, innere Unruhe, Getriebenheit und Anspannung beklagt. Die Entscheidungsunwilligkeit der Patientin führte zu sozialer Vereinsamung, zu Arbeitslosigkeit und damit verbundenen ökonomischen Problemen.

6.1.4 Lebenszielplanung: Den Soll-Zustand erarbeiten

Therapeutische Strategie

Das weitere therapeutische Vorgehen verläuft gemäß der in Kapitel 4 beschriebenen allgemeinen Strategie, die nun für diese spezielle Patientin wie folgt adaptiert wird:
(1) Zunächst erfragt der Therapeut eigene Veränderungsziele der Patientin, die sie möglicherweise aufgrund der vorangegangenen Reflexionen schon selbst

erstellt hat, um nicht in der anschließenden Zielerarbeitungsphase unnötig an bereits bestehenden Erkenntnissen zu arbeiten.

(2) Anschließend wird der Lebenszielplan von der Patientin um die neu erarbeiteten Ziele ergänzt,

(3) neu erstellt,

(4) erneut geprüft und, falls notwendig, korrigiert, dann

(5) wird die hierarchische Struktur erstellt und

(6) die Zeit- und Energieverteilung bestimmt.

Beispiel

(1) Veränderungsziele der Patientin erfragen

T:	„Nach dem, was wir bisher über Ihre grundlegenden Glaubensannahmen und Ihre bisherigen Ziele herausgefunden haben: Haben Sie irgendeine Idee, was Sie verändern müssten, damit Sie nicht derart unter Ihren Zielen leiden?"	P soll aus der vorangegangenen Reflexion eigene Schlüsse ziehen.
P:	„Ja, viele meiner Ziele sind wohl noch viel zu ungenau, um mir im Alltag Entscheidungshilfen zu geben. Das müsste ich nachbessern. (Pause) Und ich werde mich auch inhaltlich zwischen Alternativen entscheiden müssen, wenn ich nicht weiter auf der Stelle treten will. Das gilt sowohl für mein Privat- als auch für mein Berufsleben. Ich will jetzt endlich etwas dafür tun, einen Partner zu finden und – wenn möglich – doch noch eine Familie zu gründen. Auch meine Freizeitinhalte will ich ausbauen, um mehr Spaß am Leben zu haben."	P's Schlüsse sind noch zu unpräzise, um daraus konkrete Handlungsanweisungen ableiten zu können.
T:	„Okay, haben Sie dazu schon konkrete Vorstellungen?"	T bittet um eine Konkretisierung.
P:	„Noch nichts, was ich jetzt schon festlegen möchte. Ich will da noch in Ruhe drüber nachdenken."	
T:	„Wie lange möchten Sie das tun?"	T möchte, dass P sich festlegt.
P:	(Lächelt) „Am liebsten hätte ich jetzt gesagt: ‚Bis ich die perfekte Lösung habe', aber das macht ja keinen Sinn. Ich sage mal so: In spätestens 14 Tagen habe ich das entschieden."	
T:	„Gut. Was halten Sie davon, wenn wir in der nächsten Stunde, in einer Woche, schauen, wie weit Sie bereits damit vorangekommen sind?"	T möchte verhindern, dass P ihre Aufgabe vor sich her schiebt.

▶

P: „Ja, ist gut. Jetzt gerate ich zwar schon fast wieder in Panik, aber da muss ich wohl durch. Ich will das nicht noch weiter aufschieben. Schwer wird das sowieso für mich.“

(2) Fehlende Lebensziele erarbeiten

Über eventuelle neue Zielvorhaben der Patientin hinaus wird der Therapeut in der Regel nun auch Änderungsvorschläge aus der Reflexion des Ist-Zustands erarbeiten:

T: „Bevor Sie sich nun daran machen, das Aufgabenblatt ‚Vorhandene Lebensziele bestimmen‘ zu überarbeiten und zu ergänzen, möchte ich noch mit Ihnen Ihre bereits genannten Ziele präzisieren und Wunschziele in solche Ziele umformulieren, die Sie aus eigener Kraft erreichen können. Hierzu schlage ich vor, dass Sie sich nun einige Fragen und Hinweise aufschreiben, damit Sie sie dann bei der Zielerstellung mit berücksichtigen können. Okay?“

> T beschreibt das weitere Vorgehen und holt P's Einverständnis dazu ein.

P: „Ja, das ist gut.“ (P schlägt ihr Notizheft auf.)

T: „Für die Beschreibung des Ist-Zustands hätte ich gern noch Angaben dazu, wie viel Zeit und Energie Sie für die einzelnen Zielvorhaben aufbringen, z. B. für private Telefonate mit einzelnen Personen, für Arbeitssuche oder Zeitaufwendungen für das Arbeitslosengeld, Häufigkeit und Dauer für Andachten und Kirchgänge. Das gilt natürlich auch für alle anderen Inhalte, die Ihnen vielleicht noch zusätzlich einfallen.

> T zeigt auf, was genau P an ihren bereits genannten Zielen weiter präzisieren muss, wenn sie daraus Entscheidungen oder Handlungsanweisungen ableiten können möchte.

Für Ihr Ziel der Partnersuche geben Sie bitte auch an, welche Eigenschaften Ihr Wunschpartner besitzen soll, wo Sie ihn suchen wollen, wie viel Zeit pro Woche Sie dafür aufwenden wollen und welche eigenen Aktivitäten Sie planen, um die Wahrscheinlichkeit für das Erreichen dieses Ziels zu erhöhen.

Wir haben ja schon gesehen, dass es nicht allein in Ihrer Macht steht, ob Sie mit der Beziehung auch zufrieden sein werden. Sie könnten hier lang- und mittelfristig aber beschreiben, was *Sie* tun wollen, um die Wahrscheinlichkeit dafür zu erhöhen, dass

▶

die Beziehung Bestand hat und dass Sie damit zufrieden sind – soweit das denn in Ihrer Macht steht. Entsprechend beschreiben Sie bitte auch, wie Sie sich „gute" Freundschaften vorstellen, wo Sie nach neuen Freunden suchen wollen und was genau Sie dafür tun möchten. Lang- und mittelfristig können Sie beschreiben, was Sie zur Pflege und zum Erhalt neuer Freundschaften tun möchten und was Sie dafür an Zeit und Energie aufbringen wollen.

Ihr Ziel, schwanger zu werden und Kinder zu bekommen, hatten wir ja bereits als Wunschziele erkannt. Bitte formulieren Sie diese in autark zu verfolgende Aktivitäten um. Dabei ist es hilfreich, die Wichtigkeit der einzelnen Ziele zueinander zu bestimmen und in eine Hierarchie zu bringen. Nur danach können Sie dann entscheiden, ob Sie eine mögliche Partnerschaft zum Beispiel schon allein deswegen nicht eingehen, weil dieser Partner keine Kinder haben möchte oder zeugen kann, oder ob es Ihnen so wichtig ist, ein Kind zu bekommen, dass es Ihnen sogar egal ist, von wem Sie es bekommen."

T begründet die Notwendigkeit, die einzelnen Ziele hierarchisch einzuordnen.

P: „Also, *das* auf gar keinen Fall!"

T: „Nun gut, Sie sehen jedenfalls, dass es hier etliche Varianten gibt, die man nur entscheiden kann, wenn man vorher die Ziele hierarchisch, nach Ihrer Wichtigkeit geordnet hat. Hinsichtlich Ihrer Ziele, die Ihre Arbeit und Ihr Einkommen betreffen, möchte ich wissen, welche Arbeit Sie langfristig anstreben, wie viel Stunden pro Woche Sie dafür arbeiten möchten, welches Einkommen Sie erwarten und wie viel Sie davon für Ihr Rentenalter anlegen wollen, damit es Ihnen später ‚gut genug' ist. Mittel- und kurzfristig wüsste ich gern, wie Sie sich dafür fortbilden oder einarbeiten möchten, um die Chance Ihrer Vermittelbarkeit zu erhöhen."

T zeigt auf, was genau P an ihren bereits genannten Zielen weiter präzisieren muss, wenn sie daraus Entscheidungen oder Handlungsanweisungen ableiten können möchte.

P: „Meine Güte, das wird aber konkret! Da wird mir ja ganz schwummerig. Das wird ja ganz schön anstrengend."

▶

T:	„Ja, das stimmt. Aber Sie haben sich ja auch viel vorgenommen und wollen viel Versäumtes nachholen.	T bestärkt P's Einschätzung und zeigt weiter auf, was genau P an ihren bereits genannten Zielen weiter präzisieren muss, wenn sie daraus Entscheidungen oder Handlungsanweisungen ableiten können möchte.
	Zu Ihren Hobby- und Freizeitzielen bitte ich Sie anzugeben, welche Aktivitäten Sie langfristig allein oder zusammen mit Ihrem Partner oder Ihren Freunden genießen, wie viel Energie und Zeit Sie dafür in der Woche aufbringen wollen. Mittel- und kurzfristig sollten Sie dann beschreiben, was Sie wie oft und wie lange an neuen Hobbys oder Freizeitaktivitäten ausprobieren wollen, um für sich das Geeignete zu finden. Legen Sie hierzu bitte auch die Reihenfolge fest, in der Sie sie austesten möchten. Soweit das. Haben Sie dazu noch Fragen?"	
P:	„Puh! Nein, das erschlägt mich ja fast. Ich probier das mal."	
T:	„Gut, dann sehen wir uns die ersten Ergebnisse hierzu nächste Woche an. Zusätzlich möchte ich Ihnen noch das Arbeitsblatt ‚Fehlende Lebensziele erstellen' mitgeben. Hierin wird beschrieben, wozu Ziele wichtig sind und wie man fehlende Ziele erstellt. Es kann Ihnen dabei helfen, eigene neue Ziele zu bestimmen und aufzustellen."	T beschreibt das weitere Vorgehen und gibt P zur Unterstützung bei der Hausaufgabe das Arbeitsblatt ‚Fehlende Lebensziele erstellen'.
P:	„Okay, ich probier's."	

(3) Den Zielplan erstellen lassen

Hat die Patientin sämtliche Aufgaben erfüllt, wird sie ihre Antworten und Lösungen erneut in die Übersicht von Arbeitsblatt 3 („Vorhandene Lebensziele bestimmen") einarbeiten. Sie soll dabei darauf achten, neben den einzelnen Zielen auch den dafür geplanten Zeit- und Energieaufwand anzugeben, so dass daran später geprüft werden kann, inwieweit ihr Tages-, Wochen- und Lebensplan nun ausgefüllt ist. Die Patientin bringt – nach erfolgter Zwischenbesprechung – 14 Tagen später folgende Zielplanung mit:

Partner/Familie/Sozialkontakte
heute: wöchentliche Telefonate mit der Mutter (3 Std.),
1–2 wöchentliche Telefonkontakte mit Marita (1 Std.)
in 30 Jahren: lebe mit Partner im Grünen am Stadtrand, und wir machen viel

---

gemeinsam (siehe auch Hobby/Freizeit) (50 Std.). Habe Kontakt zu evtl. 1–2 Kindern, die bereits aus dem Haus sind (6 Std.), pflege meine 3–4 Freundschaften (6 Std.)

in 10 Jahren: lebe mit Partner in einer Stadtwohnung, gemeinsame Zeit (25 Std., z. T. mit gemeinsamen Hobbys, bei evtl. 1–2 Kindern: 15 Std., Kinder dann 15 Std.), pflege meinen Freundeskreis (4 Std.)

in 1 Jahr: Partnersuche (20 Std., z. T. mit Hobbys), evtl. zusammen mit Partner (20 Std., z. T. mit Hobbys), versuche, schwanger zu werden, suche neuen Freundeskreis (20 Std., zusammen mit Partnersuche und Hobbys)

Beruf/Karriere/verfügbare Geldmittel
heute: langzeitarbeitslos seit 6 Jahren, Arbeitslosengeld-II-Empfängerin, Hausarbeit (20 Std.)

in 30 Jahren: Lebensunterhalt aus Rente, Haus- und Gartenarbeit (20 Std.)

in 10 Jahren: Vollzeitbeschäftigung als Altenpflegerin (40 Std.), Hausarbeit (15 Std.); falls mit Partner und Kind: Halbtagsbeschäftigung als Altenpflegerin (20 Std.), anteilige Kindererziehung 15 Std., anteilige Hausarbeit 10 Std.

in 1 Jahr: Umschulung zur und Vollzeitbeschäftigung als Altenpflegerin (40 Std.), Hausarbeit (15 Std.)

Hobbys/Freizeit
heute: keine

in 30 Jahre: zusammen mit Partner: Fahrradfahren, Schwimmen, Gärtnern; auch mit Freunden: Wandern, Grillabende, Kino (35 Std.)

in 10 Jahren: zusammen mit Partner (auch mit Kindern): Fahrradfahren, Schwimmen; auch mit Freunden: Wandern, Ausgehen, Kino (20 Std.)

in 1 Jahr: Wandern und Fahrradtouren (im Verein oder mit Singlegruppen), Schwimmen, Ausgehen, Treffen mit potentiellen Partnern und Freunden über Kontaktanzeigen, Internetforen (20 Std.)

Sonstiges
heute: Andachten (4 Std.) und Kirchgänge (2 Std.)

in 30 Jahren: ehrenamtliche Tätigkeit mit Senioren (8 Std.) und Andachten (4 Std.)

in 10 Jahren: ehrenamtliche Tätigkeit mit Senioren (4 Std.) und Andachten (4 Std.)

in 1 Jahr: ehrenamtliche Tätigkeit mit Senioren (8 Std.) und Andachten (4 Std.)

(4) Den Zielplan prüfen und ggf. korrigieren

T: „Haben Sie Ihren überarbeiteten Zielplan mitgebracht?"

T fragt nach P's Hausaufgabe.

P: „Habe ich. Ich habe mich die ganze Woche fast ausschließlich damit beschäftigt. Ich glaube, jetzt könnte es für mich passen."
(P reicht ihre Lebenszielplanung herüber.)

T: (Pause, während T die Zielplanung liest) „Ja, das sieht doch schon sehr konkret aus. ... Und wenn ich Ihre Zeitvorgaben betrachte, scheint das auch alles gut geplant, wenn man berücksichtigt, dass Sie hier einige inhaltliche Überschneidungen eingeplant haben. ... Sehr schön, ja, das könnte funktionieren. Wollen Sie es so ausprobieren und sich ab sofort in diesem Sinne verhalten?"

T verstärkt P für die gefundene Lösung und erfragt ihre Bereitschaft, ihren Plan nun auch umzusetzen.

P: „Ja..., ich bin zwar aufgeregt und nervös, wenn ich daran denke, aber es hat auch etwas Positives, Freudiges. Ja, ich will endlich was machen."

T: „Gut, dann schlage ich Ihnen zwei weitere, vorbereitende Hausaufgaben vor: Erstens beschreiben Sie bitte, wie Sie sich Ihren möglichen Partner und Ihre möglichen Freunde vorstellen. Diese beiden Präzisierungen fehlen ja noch. Nur wenn Ihnen klar ist, wonach genau Sie suchen, können Sie es auch erkennen, wenn Sie davor stehen. Zum anderen hilft es natürlich auch, die Suche einzugrenzen, wenn Sie wissen, welche Interessen, Hobbys und Eigenschaften Ihr potentieller Partner und Ihre neuen Freunde haben sollten. Zweitens bitte ich Sie, anhand des Arbeitsblatts ‚Aktivitäten-Wochenplan' ab sofort jeden Sonntag festzulegen, was Sie konkret in der kommenden Woche tun wollen, um Ihre Ziele so zu verfolgen, wie Sie es hier aufgeschrieben haben. Damit haben Sie dann jeden morgen einen ganz konkreten Plan für den Tag und können ihn danach strukturieren. Sind Ihnen beide Aufgaben verständlich?"

T schlägt als neue Hausaufgabe vor, jetzt auch noch die Punkte zu konkretisieren, die P bisher ausgelassen hat, begründet die Aufgabe und holt P's Einverständnis dazu ein.

▶

P: „Verständlich: Ja. Angenehm: Nein. Aber ich sehe ein, dass ich da wohl durch muss, dass ich mich endlich einmal festlegen muss, um aus dieser Phase der resignativen Entscheidungslosigkeit zu kommen. Ich versuch's."

(5) Zielhierarchie erstellen

Es wurde bereits deutlich, wie wichtig eine hierarchische Struktur der einzelnen Vorhaben ist, um bei Zielkonflikten klare Entscheidungshilfen zu besitzen, welcher Alternative der Vorzug zu geben ist. Auch dies wird die Patientin noch nacharbeiten und präzisieren müssen.

(6) Zeit- und Energieverteilung bestimmen

Bei Patienten, die bislang zu wenige Ziele verfolgten, ist die Prüfung der Zeit- und Energieverteilung nicht so dringlich, da die Patienten häufig erst noch Erfahrungen damit sammeln müssen, wie viel Zeit und Energie sie für einzelne Vorhaben und Ziele benötigen. Über die bereits oben oberflächlich vorgenommene Prüfung der Zeitverteilung hinaus, wird der Therapeut dann nach ca. vierwöchiger Probephase nochmals zusammen mit der Patientin prüfen, ob deren Zeit- und Energieverteilung realistisch geplant ist und sie ggf. entsprechend nachbessern lassen.

Umgang mit typischen Widerständen bei der Umsetzung der therapeutischen Strategie

„Wer sich nicht festlegt, kann auch keine Fehler machen." Bei dieser Art von Zielproblematik tauchen immer wieder die gleichen irrationalen Begründungen auf, warum die Betroffenen sich nicht zwischen Alternativen entscheiden wollen. Andere Varianten dieser Sichtweise lauten:

▶ „Wer nichts entscheidet, trägt auch keine Verantwortung."
▶ „Lieber gar nichts tun als das Falsche."
▶ „Man soll nur das tun, was auch garantiert gut ausgeht."

Die Irrationalität dieser Einstellungen ist leicht durch folgende Analogie zu entlarven (aus: Stavemann, 2007, S. 171f.):

Beispiel

„Wer sich nicht festlegt, kann auch keine Fehler machen"

T: „Stellen Sie sich vor, jemand ist beim Segeln gekentert und hat dabei völlig die Orientierung verloren. Land ist nicht zu sehen, und das Boot ist untergegangen. Der Segler weiß

T möchte mit diesem Beispiel bei P die Einsicht erreichen, dass es besser wäre, in irgendeine Richtung zu schwimmen,

▶

aber, dass das Land etwa 10 Kilometer weit entfernt ist. Genau diese Strecke könnte er auch schwimmen, nur weiß er eben nicht exakt, wo sich das Land befindet, und es ist so flach, dass man es erst sehen könnte, wenn es maximal 2 Kilometer entfernt ist. Andere Hilfe ist nicht in Sicht und auch nicht zu erwarten. Was soll er tun?"

d. h. irgendeine Entscheidung zu treffen, als auf die Erleuchtung zu warten und dabei unterzugehen.

P: „Der arme Kerl!"

T: „Ja, eine wirklich gefährliche Situation. Was würden Sie ihm raten zu tun?"

T fragt indirekt nach P's Entscheidung.

P: „Oh Mann, das wüsste ich auch nicht!"

T: „Was würde passieren, wenn er sich Ihrer Methode bediente und erst aktiv wird, wenn er ganz genau weiß, was wirklich richtig sein wird?"

P soll die Konsequenzen ihres Verhaltensmusters in dieser Situation benennen.

P: „Er würde womöglich immer weiter hinaustreiben und dabei dann untergehen."

T: „Ja, irgendwann würde er wohl vor Erschöpfung ertrinken. Also, was meinen Sie, was wäre sinnvoller?"

Funktionaler Disput. T fragt nach einer funktionalen Lösung.

P: „Er sollte in eine Richtung schwimmen."

T: „In welche?"

Konkretisierung

P: „In die, wo er es für am wahrscheinlichsten hält, dass da Land ist."

T: „Aber er ist sich nicht sicher!"

T übernimmt die Rolle des advocatus diaboli.

P: „Trotzdem."

T: „Weshalb?"

Funktionaler Disput

P: „Immer noch besser, vielleicht Land zu erreichen, als garantiert unterzugehen."

T: „Aber vielleicht schwimmt er in die falsche Richtung!"

T übernimmt erneut die Rolle des advocatus diaboli.

P: „Das stimmt. Trotzdem."

T: „Und wenn er in einem großen Kreis schwimmt?"

Wie zuvor

P: „Wenn er nur 10 Kilometer schwimmen kann, schafft er das *so* nie."

T: „Hm. Sie meinen also, er sollte sich besser für die wahrscheinlichste Alternative entscheiden, auch wenn er sich nicht sicher ist, ob das auch *garantiert* die richtige Lösung ist?"

T präzisiert die Lösung der P und fragt nach deren Bestätigung.

P: „Ja. Unbedingt."

T:	„Und was heißt das dann für die Behauptung, die wir hier gerade untersuchen: *Wirklich* sinnvoll ist nur das, was auch *garantiert* gut ausgeht?"	T führt zurück zur Ausgangsfrage und prüft, ob P ihre neue Lösung bereits darauf übertragen kann.
P:	„Das ist Quatsch. Dann wäre er mit Sicherheit ertrunken.	
T:	„Aber er hat Angst, während er in die wahrscheinlichste Richtung schwimmt!"	T übernimmt erneut die Rolle des advocatus diaboli.
P:	„Das hätte ich auch. Aber es ist trotzdem sinnvoll."	

6.2 Lebenszielanalyse und -planung mit einem Patienten, der zu wenige Ziele verfolgt: „Der Weg ist das Ziel!"

Kurzbeschreibung des Patienten

Beschwerdebild. Der 22-jährige, ledige Patient kommt wegen seiner depressiven Verstimmungen in die Behandlung. Er sei enttäuscht und frustriert von seinem momentanen Leben. Er sehe sich konfrontiert mit einer fehlgeleiteten Gesellschaft, die Leistungsorientiertheit erwarte und all die sanktioniere, die sich diesem Diktat widersetzten. Seine Lebensqualität sei dadurch unerträglich eingeschränkt und seine persönliche Entfaltung blockiert. Aktueller Anlass für seinen neuen „Absturz" sei die Rückforderung von Hartz-IV-Leistungen durch die Agentur für Arbeit, weil er „schwarz" erhaltene Nebeneinkünfte als Türsteher seines Lieblingsnachtclubs nicht angegeben habe. Zusätzlich drohe ihm nun eine Anzeige. Diese bürokratische Diktatur sei unerträglich, da könne er sich „ja lieber gleich die Kugel geben". Seine Stimmungslage wechsele zwischen Phasen, die durch hohe Erregung, durch Hass und Wut und solchen, die durch tiefe Resignation und Deprimiertheit, gekennzeichnet sind.

Anamnestische, verhaltensanalytische und -diagnostische Informationen. Der Patient wächst als Einzelkind bei Vater (Gymnasiallehrer) und Mutter (Erzieherin) in großstädtischer Umgebung heran. Die Kindheit sei unauffällig verlaufen und geprägt durch ein liebe- und vertrauensvolles, antiautoritär geprägtes Elternhaus. Die ersten Schuljahre seien ebenso problemlos gewesen wie der Aufbau eines Freundeskreises. Mit Eintritt der Pubertät habe er jedoch zunehmend unter Rivalitäten und Dominanzgebaren von befreundeten Mitschülern gelitten. Auch mit den höheren Anforderungen des Gymnasiums sei er nicht mehr zurechtgekommen. Er habe den Leistungsdruck nicht mehr mitmachen und sich den herrschenden, leistungsorientierten Wertvorstellungen nicht unterordnen wollen. Er habe die Schule verlassen, nachdem er die 11. Klasse wegen schlechter

Leistungen erneut nicht erfolgreich abschließen konnte. Mit 18 sei er dann in eine alternative, antikapitalistische Wohngemeinschaft gezogen. Die Eltern seien damit nicht sonderlich glücklich, würden ihn aber bis heute sowohl moralisch als auch finanziell unterstützen. Eigene „steuerneutrale" Jobs habe er sporadisch angenommen, wenn die Aufgaben interessant gewesen seien (z. B. Kfz-Überführungen aus den Mittelmeerländern, Aushilfe in Szenelokalen, Trödelverkauf auf Flohmärkten, Leitung eines Campingplatzes in Spanien). Die sozialen Kontakte hätten sich in den letzten Jahren zunehmend verschlechtert. Die meisten ehemaligen Freunde seien der beständigen gesellschaftlichen Repression erlegen und hätten sich der Karriere- und/oder Familienplanung ergeben. Eigene Beziehungsversuche seien jeweils nach wenigen Monaten gescheitert, wenn die Partnerin Ansprüche gestellt oder herumgemäkelt habe oder versucht habe, ihn „festzunageln". Seit dem Verlassen der Schule sei er keiner geregelten Arbeit nachgegangen. Der Druck der Agentur für Arbeit, entweder Fortbildungsmaßnahmen mitzumachen und sich bei potentiellen Arbeitgebern vorzustellen oder Leistungskürzungen hinzunehmen, sei in letzter Zeit gewachsen. Zusätzlich drohe nun eine Strafe wegen Leistungserschleichung, die seinen finanziellen Spielraum noch mehr begrenze.

Beck-Depressions-Inventar (BDI): 25 Punkte.

Diagnose. ICD-10-GM-2004: F33.1G (rezidivierende depressive Störung, gegenwärtig mittelgradige Episode).

6.2.1 Grundlegende Glaubensgrundsätze erheben und reflektieren

Grundlegende Glaubensgrundsätze erheben

Die Anamnese und die Auswertung von Arbeitsblatt 1 („Glaubensgrundsätze für die Lebenszielplanung") ergibt folgendes Bild:

Der Patient glaubt weder an einen Schöpfergott noch an ein Jenseits oder eine Art andauernde Existenz. Es sieht sich als evolutionäres Zufallsprodukt, das aus der ihm gegebenen Zeit das Beste im Sinne von Lebensfreude und -genuss machen sollte. Seine Ideale seien Gewaltfreiheit, Toleranz, Gerechtigkeit und Hilfsbereitschaft.

Grundlegende Glaubensgrundsätze reflektieren

Therapeutische Strategie. Zunächst wird der Therapeut versuchen, mit dem Patienten die Erkenntnisse zu erarbeiten,

▶ dass es sich auch bei der atheistischen Sichtweise nur um eine spirituelle Orientierung unter vielen möglichen handelt,

▶ dass diese Annahme ebenso (un-)wahrscheinlich ist wie jede andere,

▶ dass jeder, auch der atheistische Glaube, bestimmte Konsequenzen nach sich zieht.

Grundlegende Glaubensgrundsätze reflektieren

T: „Wie ich Ihren Antworten aus dem Arbeitsblatt ‚Glaubensgrundsätze für die Lebenszielplanung' entnehme, gehen Sie ja von einem zeitlich begrenzten Dasein aus. Wie kommen Sie denn darauf?"

T greift die Behauptung des P auf und fragt nach der Begründung für seine Ansichten.

P: „Was sollte ich sonst glauben? Wenn ich die Welt betrachte, bleibt mir da ja keine sinnvolle Alternative. Die menschliche Art ist ein vorübergehendes Zufallsprodukt der Evolution, ich hatte das Glück oder Pech – wie man will – dass gerade das Ei befruchtet wurde, aus dem ich dann hervorgegangen bin. Und was mit den Menschen danach passiert, kann man ja ziemlich gut beobachten: Futter für die Maden oder Asche, wenn man den anderen Weg vorzieht. Ich kann mir beim besten Willen nicht vorstellen, dass da etwas übrig bleibt, was dann durch die Sphären davonfliegt, was noch im Entferntesten mit mir zu tun hat und sich auf die Suche nach Mama, Papa und den Freunden macht. Ich glaub' auch nicht, dass da dann einer sitzt und den Daumen hoch oder runter hält, dass es einen Menschenhimmel, Ameisenhimmel oder Sonst-wie-Himmel gibt."

T: „Und falls doch?"

Empirischer Disput

P: „Dann hätt' ich mich geirrt. Aber das halte ich in diesem Fall für extrem unwahrscheinlich."

T: „Sind Sie da ganz sicher?"

Empirischer Disput

P: „Wie kann man da schon ganz sicher sein? Was ist schon sicher! Ich halte das aber für allerallerhöchst wahrscheinlich."

T: „Nun gut, dann lassen Sie uns doch noch betrachten, welche Konsequenzen diese Sichtweise für Ihre Lebensinhalte hat. Was meinen Sie?"

P soll entscheiden, welche Konsequenzen er aus seiner Sichtweise zieht.

P: „Na, ist ja klar: Ich lebe jetzt und nur, solange es geht. Dann ist Finito. Also werde ich im Hier und Jetzt leben, ohne mir über alles andere Gedanken zu machen."

T: „Und wenn es dann ans Sterben geht?"

T prüft P's Position in der Rolle des → advocatus diaboli.

▶

P:	„Dann wird gestorben."	
T:	„Und was bleibt dann von Ihnen?"	Wie zuvor
P:	„Nix. Außer vielleicht ein paar Gedanken an mich bei denen, die mich gern hatten."	
T:	„Und wie geht es Ihnen damit; wenn nichts mehr von Ihnen bleibt?"	Wie zuvor
P:	„Vielleicht wär's schade, wenn's dann vorbei ist. Je nachdem, wie ich dann gerade drauf bin. Aber sonst ist das schon okay. Ich hatte dann ja meine Chance und habe sie hoffentlich genutzt."	
T:	„Okay, das ‚wozu' werden wir uns gleich anschauen, wenn es um Ihre Lebensziele geht. Diesen Punkt habe ich dann soweit verstanden."	T akzeptiert P's Sichtweise zu dieser Thematik als in sich widerspruchsfrei.

6.2.2 Lebenszielanalyse: Den Ist-Zustand erheben und prüfen

Bestehende Ziele erheben

Die Auswertung von Aufgabenblatt 3 („Vorhandene Lebensziele bestimmen") ergibt folgenden Ist-Zustand bei den augenblicklich verfolgten Zielen:

> **Partner/Familie/Sozialkontakte**
>
> **heute:** Eltern (6 Std.), Eddi + Geli aus der WG (5 Std.), Tom (ehemaliger Studienfreund) (2 Std.), 10 weitere Telefon- und E-Mail-Kontakte zu Bekannten (1 Std.).
>
> **in 30 Jahren:** mit guter Beziehung in alternativem Wohnprojekt leben (5–10 Paare) (30 Std.), Eltern (falls noch am Leben: 4 Std.), Tom (2 Std.), 3–5 weitere Freunde (10 Std.), 10 weitere Telefon- und E-Mail-Kontakte zu Bekannten (1 Std.)
>
> **in 10 Jahren:** genauso, wie in 30 Jahren
>
> **in 1 Jahr:** gute Beziehung zu einer Frau aufbauen, zunächst in einer WG, dann in alternativem Wohnprojekt leben (5–10 Paare) (30 Std.), Eltern (4 Std.), Tom (2 Std.), Eddi + Geli (2 Std.), weitere Freundschaften aufbauen und führen (10 Std.), 10 weitere Telefon- und E-Mail-Kontakte zu Bekannten (1 Std.)
>
> **Beruf/Karriere/verfügbare Geldmittel**
>
> **heute:** Arbeitslosengeld II, gelegentliche Jobs, Unterstützung von Eltern (15 Std., 1200 €), Hausarbeit, Einkaufen, Kochen (6 Std.)
>
> **in 30 Jahren:** selbständig im Kreativbereich (20–25 Std., ca. 4000 €), anteilige Hausarbeit (3 Std.)

in 10 Jahren: wie in 30 Jahren

in 1 Jahr: selbständig im Kreativbereich (25 Std., zunächst 2000 €, dann ansteigend), Hausarbeit (6 Std., später anteilig 3 Std.)

Hobbys/Freizeit
heute: Lesen, Musik, Diskutieren (15 Std.)
in 30 Jahren: wie heute (30 Std.)
in 10 Jahren: wie heute (20 Std.)
in 1 Jahr: wie heute (20 Std.)

Sonstiges
heute: nix
in 30 Jahren: aktiv bei Greenpeace und bei Attac! (15 Std.)
in 10 Jahren: wie in 30 Jahren
in 1 Jahr: wie in 30 Jahren

Zeit- und Energieverteilung für bestehende Ziele. Den durchschnittlichen Zeitaufwand für die unter ‚heute' genannten Aktivitäten hat der Patient mit Hilfe von Arbeitsblatt 4 („Aktivitäten-Wochenplan") über zwei Wochen ermittelt. Da die meisten Zielvorhaben noch nicht ausgeführt werden, wird zu diesem Zeitpunkt noch auf die Angabe der Energieverteilung verzichtet, weil der Patient sie deswegen vermutlich noch nicht realistisch einschätzen kann.

Bestehende Ziele prüfen
Die meisten der vom Patienten aufgestellten Ziele sind noch zu unkonkret und müssen präzisiert sowie teilweise auch noch auf Realitätsbezogenheit geprüft werden:
Partner/Familie/Sozialkontakte. Der Patient wird nicht nur die Eigenschaften der erhofften ‚guten Beziehung' zu bestimmen haben, sondern auch seine eigenen Aktivitäten, um die Wahrscheinlichkeit für das Erreichen dieses Ziels zu erhöhen. Entsprechendes gilt für den Aufbau neuer Freundschaften und die Mitglieder des alternativen Wohnprojekts.

Er sollte auch angeben, was er selbst mittel- und langfristig tun will, um die Wahrscheinlichkeit zu erhöhen, dass Partnerschaft und Freundschaften dauerhaft bleiben.
Beruf/Karriere/verfügbare Geldmittel. ‚Selbständig im Kreativbereich' ist ein viel zu unkonkretes, vermutlich auf Wunschdenken beruhendes Ziel, um handlungs- oder entscheidungssteuernd zu sein. Es kann daher nicht als tatsächliche Zielsetzung angesehen werden, solange nicht präzisiert wurde, was genau der

Patient arbeiten möchte. Erst danach wäre zu prüfen, ob er die dafür nötigen Voraussetzungen erfüllt (z. B. Kenntnisse, Fertigkeiten, Startkapital), ob der geplante Arbeitszeiteinsatz und die erwartete Gewinnhöhe realistisch sind und welche notwendigen Schritte kurzfristig erforderlich wären (Gewerbeanmeldung, Arbeitsplatz, Kredit für Werkzeuge/Materialien/Waren).

Hobbys/Freizeit. Auch hier wäre zu konkretisieren: Was lesen? Welche Musik? Mit wem worüber diskutieren?

Sonstiges. Hier ist zu präzisieren, wofür der Patient sich engagieren möchte. Kurzfristig: Ist er bereits Mitglied? Falls nicht: Aufnahmeanträge stellen, Mitgliedsbeiträge zahlen, Möglichkeiten zur Mitarbeit klären.

Veränderungsziele des Patienten erfragen

Der Patient gibt an, er möchte gern das repressive Vorgehen der Arbeitsagentur und die krankmachende Leistungs- und Konsumgeilheit der Gesellschaft verändert wissen.

6.2.3 Art, Ursache und Konsequenzen des Zielproblems diagnostizieren

Art des Zielproblems. Der Patient benennt zu wenige konkrete Ziele, um damit seinen Tages- oder Lebensplan auszufüllen. Zudem ist zu klären, was ihn bisher davon abgehalten hat, diese wenigen konkreten Ziele umzusetzen. Die übrigen Ziele sind zu allgemein formuliert und/oder nicht aus eigener Kraft erreichbar. Die Problematik wird eindeutig durch nicht ausreichende realistische Zielvorstellungen verursacht.

Gründe für zu wenige Ziele. Der permissive, keine Grenzen setzende und Konsequenzen aufzeigende Erziehungsstil der Eltern begünstigt die illusorische Einstellung des Patienten, das Leben müsse „einfacher sein". Er hat bisher nicht verinnerlicht und akzeptiert, dass auch *ihm* sowohl Zuneigung und Zuwendung anderer als auch materielle Lebensqualität nicht bedingungslos zur Verfügung stehen, sondern dass dafür – häufig sehr lästige – Gegenleistungen zu erbringen sind und dass „bedingungslose Liebe" von seinen Sozialpartnern nicht zu erwarten ist. Sein schmollendes Rückzugs- und Verweigerungsverhalten hat bereits zu weitgehenden sozialen und ökonomischen Konsequenzen geführt. Seine Weigerung, eine selbständige, eigenverantwortliche Erwachsenenrolle zu übernehmen, für soziale und materielle Ziele zu konkurrieren und sein erst seit kurzem von außen sanktionierter lust- und kurzfristig-hedonistisch orientierter Lebensstil führt ihn zunehmend in die soziale Isolation und lässt ihn das eigene Außenseitertum schmerzlich erfahren. Auch für die hieraus erwachsenen Probleme lehnt er die Eigenverantwortung ab und sucht sich stattdessen andere, gesellschaftliche Umstände und Verursacher, um eine positive Sicht des Selbst aufrechterhalten zu können.

Symptomgewinne von zu wenigen Zielen. Als kurzfristig entlastend wirken die Abwehr der Eigenverantwortung, die Verantwortungsübertragung für die eigene Situation auf andere und der Spannungsabfall nach dem Aufschieben oder Verweigern von konkreten Zielsetzungen. Der Patient glaubt dadurch, nicht scheitern zu können, an seiner Situation schuldlos zu sein, keinen Wertverlust befürchten zu müssen. Ein weiterer massiver Symptomgewinn unkonkreter Zielsetzungen besteht in der damit verbundenen Bequemlichkeit, jetzt ‚leider‘ noch nichts machen zu können, noch untätig bleiben zu dürfen. Langfristig werden dadurch die Probleme aufrechterhalten.

Konsequenzen von zu wenigen Zielen. Die emotionalen Konsequenzen sind latente Unzufriedenheit, Ärger, Wut, Hass und zunehmend auch tiefe Niedergeschlagenheit wegen der empfundenen Ausweglosigkeit. Aus Angst vor dem Scheitern werden eigenverantwortliche Zielsetzungen und Konkurrenzsituationen gemieden. Dies führt zu sozialer Vereinsamung, zu Arbeitslosigkeit und den damit verbundenen Auswirkungen.

6.2.4 Lebenszielplanung: Den Soll-Zustand erarbeiten

Therapeutische Strategie
(1) Zunächst wird an der Problemeinsicht und der Veränderungsmotivation zu arbeiten sein. Das weitere therapeutische Vorgehen verläuft gemäß der in Kapitel 4 beschriebenen allgemeinen Strategie, die nun an diesen speziellen Fall wie folgt adaptiert wird:
(2) Der Therapeut erfragt Veränderungsziele des Patienten, die der möglicherweise aufgrund der vorangegangenen Reflexionen schon selbst erstellt hat, um nicht in der anschließenden Zielerarbeitungsphase unnötig an bereits bestehenden Erkenntnissen zu arbeiten.
(3) Anschließend werden fehlende Lebensziele erarbeitet und
(4) der Lebenszielplan vom Patienten um diese Ziele ergänzt,
(5) der Zielplan wird dann geprüft und, falls notwendig, korrigiert,
(6) die hierarchische Struktur der Ziele wird erstellt und
(7) die Zeit- und Energieverteilung bestimmt.

(1) Problemeinsicht und Veränderungsmotivation prüfen und ggf. stärken

T:	„Wenn Sie sagen, dass Sie gern das repressive Vorgehen der Arbeitsagentur und die krankmachende Leistungs- und Konsumgeilheit der Gesellschaft verändern möchten, … wobei genau erwarten Sie dabei Hilfe von mir?"	T versucht zu klären, was P von ihm erwartet und ob diese Erwartungen realistisch sind.
P:	„So was hält doch auf Dauer kein Mensch aus, das macht doch krank!"	
T:	„Angenommen, das wäre tatsächlich so, wobei oder womit genau kann ich Ihnen dann helfen?"	Wie zuvor
P:	(Pause) „Gute Frage."	
T:	„Und wie lautet Ihre Antwort?"	Wie zuvor
P:	„So geht es jedenfalls nicht weiter."	
T:	„Passt diese Antwort zu meiner Frage?"	Funktionaler Disput
P:	(Pause) „Am liebsten möchte ich natürlich, dass Sie mir helfen, das zu ändern. Aber zum einen werden Sie das wohl ebenso wenig können wie ich, zum anderen werden Sie das vermutlich auch gar nicht wollen, denn – wie ich Sie einschätze – gehören Sie auch zu diesem leistungsbereiten, konkurrenzorientierten Teil der Gesellschaft."	
T:	„Ja, aus Ihrer Sicht gehöre ich wohl dazu. Aber das vermuteten Sie doch sicherlich schon, bevor Sie zu mir kamen, oder?"	Funktionaler Disput
P:	„Doch, schon."	
T:	„Und Sie sind trotzdem gekommen, obwohl Sie das vermuteten und obwohl Sie bereits wussten, dass ich die Gesellschaft und die Regeln der Agentur für Arbeit nicht für Sie werde ändern können oder wollen? Mit welchem Ziel?"	Funktionaler Disput
P:	„Ich muss lernen, mich davon nicht so kaputtmachen zu lassen. Vielleicht können Sie mir dabei helfen."	
T:	„Sie meinen, so was könnte man lernen?"	T versucht, ein Ziel des P zu konkretisieren.
P:	„Na ja, es reagiert ja nicht jeder so sensibel darauf wie ich. Zwei in meiner WG sind in einer ähnlichen Situation, und die stecken das ganz cool weg."	
T:	„Und das wollen Sie auch lernen?"	Wie zuvor
P:	„Ja."	

T: „Haben die denn auch die gleichen Konsequenzen zu tragen wie Sie: ökonomische Abhängigkeit, soziale Vereinsamung, langjährige Arbeitslosigkeit, wenig, worauf sie stolz sein können, weil sie keine Ziele erreichen?"	T will klären, ob sich die Ausgangsbedingungen gleichen.
P: „Doch, schon."	
T: „Haben Sie eine Idee, wie die das hinbekommen: in der gleichen Situation sich weniger schlecht zu fühlen?"	T prüft, ob P bereits eine Veränderungsvorstellung besitzt.
P: „Ich glaube, die backen sich da 'n Ei drauf, wie andere das sehen, die sind sich selbst genug."	
T: „Und das wollen Sie auch lernen?"	T versucht ein Ziel P's zu konkretisieren.
P: (Pause) „Zum Teil schon. Aber ich bin mir nicht selbst genug und will das auch nicht werden. Ich hab' ja auch keine Partnerin. Die beiden haben ja sich."	
T: „Habe ich das so richtig verstanden: Sie möchten einerseits lernen, es nicht mehr so wichtig zu nehmen, was andere von Ihnen denken, aber andererseits soll es Ihnen auch nicht total egal sein, weil Sie jemanden möchten, der Sie gern hat?"	Wie zuvor
P: „Genau."	
T: „Und was möchten Sie dafür tun?"	T möchte erfahren, ob P bereit ist, den nötigen Preis für dieses Ziel zu zahlen.
P: „Wie: tun?"	
T: „Was wollen Sie dafür tun, dass eine Frau Sie so gern hat, dass sie mit Ihnen zusammen sein möchte?"	Wie zuvor
P: „Da muss man doch nichts für tun! Entweder man liebt jemanden oder nicht."	
T: „Dann bräuchten Sie also nur irgendeine zu finden, die Sie so liebt, wie Sie sind?"	T greift die implizite Forderung P's nach bedingungsloser Liebe auf.
P: „Genau. Nur nicht ‚irgendeine'. Ich muss sie natürlich auch toll finden."	
T: „Und woran ist das bisher gescheitert? Wo sind Ihre ehemaligen Freundinnen und Freunde abgeblieben?"	Explorationsfrage als Einstieg in den funktionalen Disput
P: „Die sind immer konsum- und leistungsgeiler geworden. Das hat dann irgendwann nicht mehr gepasst."	

▶

T:	„Sie müssten also eine finden, die genauso denkt wie Sie?"	Wie zuvor
P:	„Ja. Und es müsste natürlich auch funken."	
T:	„Was sind denn die Voraussetzungen, damit es bei Ihnen funkt?"	Wie zuvor
P:	(lächelt) „Na, gutes Aussehen hilft da schon. Dann muss sie tolerant und zuverlässig sein. Sie sollte auch was im Kopf haben und humorvoll sein."	
T:	„Okay, Sie haben da also bereits eine Zielvorstellung. Und was könnten Sie dafür tun, damit es bei so einer Frau funkt, wenn sie auf *Sie* trifft?"	Funktionaler Disput
P:	(Pause) „Sie muss mich nur so mögen, wie ich bin."	
T:	„Heißt das, sie sollte gar keine Voraussetzungen, gar keine Anforderungen an Sie haben, oder dürfte Sie auch gutes Aussehen, Toleranz, Zuverlässigkeit, Intelligenz und Humor erwarten?"	T pointiert P's Anspruch nach bedingungsloser Liebe und lässt P diesen Anspruch prüfen.
P:	„Hm, … dass darf die natürlich auch. Meinen Sie, ich bin nicht intelligent genug?"	
T:	„Ich kann das nicht beurteilen, vor allem, weil ich nicht weiß, was Sie für ‚genug' halten. Was meinen Sie denn selbst?"	T weist auf die → Tilgung hin („Genug *wofür*?") und fragt nach P's eigener Sichtweise.
P:	„Ich finde mich intelligent genug."	
T:	„Okay, dann ist das ja vielleicht keine Hürde. Wir können ja einmal schauen, ob es konkrete Beispiele gibt, um die Stolpersteine herauszufinden: Hat es bei Ihnen denn in letzter Zeit einmal ‚gefunkt'?"	T stellt den Alltagsbezug her. P soll eigene Beispiele für „Zuneigung für eine Frau" suchen, …
P:	„Öfter."	
T:	„Und auf der anderen Seite, hat es da auch ‚gefunkt'?"	… in denen seine Zuneigung erwidert wird, …
P:	„Doch, anfänglich schon."	
T:	„Woran hat es denn gelegen, dass das nicht von Dauer war?"	… um dann die Gründe zu suchen, die zu einem Abbruch der Beziehung geführt haben.
P:	„Die fingen irgendwann an herumzumäkeln."	
T:	„Welchen Makel haben sie denn beklagt?"	T kehrt P's Verursachungszuschreibung um und fragt nach eigenem Mitverschulden.
P:	„Wieso Makel!? Die wurden intolerant und wollten mich einengen!"	
T:	„Was wollten die denn nicht mehr tolerieren?"	Wie zuvor

▶

P:	(Pause) „Jetzt wollen Sie's aber ganz genau wissen. … Wenn ich's auf den Punkt bringen soll: Einige sagten, ich sei egoistisch, unzuverlässig und selbstgerecht. Danach war natürlich sofort Schluss."	
T:	„Heißt das, Sie haben aus Sicht Ihrer Partnerinnen Ihre eigenen Kriterien nicht ausreichend erfüllt?"	Wie zuvor. T erinnert an die von P aufgestellten Voraussetzungen für eine ‚gute Beziehung'.
P:	„Aus ihrer Sicht, … vielleicht."	
T:	„Aber sie waren Ihnen nicht wichtig genug, um sich – der jeweiligen Partnerin zuliebe – zu verändern?"	Funktionaler Disput
P:	(Pause) „Damals nicht. Im Nachhinein würde ich vielleicht das eine oder andere geändert haben."	
T:	„Was genau halten Sie für sinnvoll, an sich selbst zu verändern, um attraktiver für diese Frauen zu werden?"	Funktionaler Disput
P:	„Ich sollte vielleicht etwas toleranter und zuverlässiger werden und nicht immer nur von mir selbst ausgehen."	
T:	„Und das wollen Sie auch lernen?"	T prüft, ob P dies als neues → Lernziel verfolgen will.
P:	„Muss ich wohl."	
T:	„… wenn Sie Ihr Ziel nicht aufgeben wollen, so eine Art Frau für sich zu interessieren?"	T ergänzt die → Randbedingung des Muss-Gedankens.
P:	„Ja."	
T:	„Habe ich das dann richtig so verstanden: Sie möchten zum einen lernen, es nicht mehr so wichtig zu nehmen, was andere von Ihnen denken, zum anderen wollen Sie toleranter und zuverlässiger werden und sich weniger egoistisch verhalten?"	T fasst die beiden bisher von P formulierten Ziele zusammen und erfragt P's Bestätigung.
P:	„Ja."	
T:	„Okay, daran können wir arbeiten."	T akzeptiert beide Ziele als funktional.

(2) Veränderungsziele des Patienten erfragen

T:	„Wenn Sie berücksichtigen, was Sie bisher über Ihre grundlegenden Glaubensannahmen und Ihre Lebensziele herausgefunden haben: Haben Sie irgendeine Idee, was Sie verändern müssten, um nicht derart darunter zu leiden?"	P soll aus der vorangegangenen Reflexion eigene Schlüsse ziehen.

▶

P: (Pause) „Nee, nicht wirklich."	
T: „Was meinen Sie mit ‚nicht wirklich'?"	T möchte, dass P sich festlegt.
P: „Nein, habe ich nicht. Dass was wir eben herausgefunden haben, sind ja keine echten Lebensziele, sondern nur Mittel zum Zweck. Oder doch, eines habe ich natürlich: Ich möchte eine Partnerin und gute Freunde."	
T: „Okay, diese beiden Ziele haben Sie ja bereits im Arbeitsblatt ‚Vorhandene Lebensziele bestimmen' genannt. Dann lassen Sie uns doch jetzt die dort aufgeführten Ziele einmal genauer anschauen und prüfen. Vielleicht hilft uns das dabei herauszufinden, was Sie wie verändern oder konkretisieren könnten, damit es Ihnen damit besser geht. Einverstanden?"	Die von P genannten Ziele sind nicht neu. T geht daher nun dazu über, zuvor genannte Ziele zu konkretisieren und in autonom erreichbare Ziele umzuformulieren zu lassen.
P: „Können wir machen."	

(3) Fehlende Lebensziele erarbeiten

Über eventuelle neue Zielvorhaben des Patienten hinaus wird der Therapeut in der Regel nun auch Änderungsvorschläge aus der Reflexion des Ist-Zustands erarbeiten:

T: „Zunächst zu Ihren Zielen für Ihr soziales Umfeld: Hierzu möchte ich Ihnen zur nächsten Stunde gleich einige Hausaufgaben geben. Am besten, Sie schreiben das gleich auf. (T wartet, bis P schreibbereit ist.) Erstens schreiben Sie mir bitte die inneren und äußeren Eigenschaften auf, die Sie von einer ‚guten Beziehung' erwarten: Wie soll Ihre Partnerin aussehen, welche Eigenschaften, Interessen und Ziele sollte Ihre Partnerin haben? … Zweitens schreiben Sie bitte auf, wo sich solche Frauen aufhalten, wo Sie sie finden und wie Sie zu ihnen Kontakt aufnehmen könnten. … Drittens notieren Sie bitte alle eigenen Aktivitäten, die Sie durchführen wollen, um die Wahrscheinlichkeit zu erhöhen, so eine Frau zu finden und für sich zu gewinnen: Was genau will ich dafür tun, wo will ich sie suchen, wie will ich sie suchen, was habe ich ihr anzubieten, womit könnte ich sie für mich interessieren? … Haben Sie alles?"	Da die konkreten Beschreibungen von Partnerin und Zielgruppenpersonen in der Regel zeitaufwendige Reflexion verlangen, stellt T diese Fragen als schriftlich zu beantwortende Hausaufgabe. Gleiches gilt für die Beschreibung der eigenen Aktivitäten, die P für diese Ziele durchführen möchte.

▶

„Meine Güte. Das klingt ja so richtig nach Stress. Wo bleibt denn da das Prickelnde, Spielerische? Eine Beziehung soll doch schließlich Spaß machen."

„Die Beziehung selbst oder auch schon die Suche danach?"

T differenziert zwischen Zielerreichung und Zielverfolgung.

„Na ja, am besten wohl beides."

„Aus meiner Sicht spricht nichts dagegen, auch bei der Suche schon Spaß haben zu dürfen. Wüssten Sie denn einen solchen Weg?"

T zielt darauf, P's Forderung zu relativieren: Zielverfolgung (oder Arbeit) *darf* Spaß machen, *muss* es aber nicht.

„Na ja, bisher hat sich das doch auch immer irgendwie so ergeben."

„Und darauf möchten Sie nun weiter warten?"

Hedonistischer Disput: P soll entscheiden, ob er den Preis für das Spaßprinzip zu zahlen bereit ist.

„Nee, das irgendwie auch nicht."

„Was meinen Sie denn: Würde es Ihnen dabei weiter helfen und die Wahrscheinlichkeit erhöhen, eine neue Partnerin zu finden, wenn Sie Antworten auf die obigen Fragen hätten und sie dann auch befolgten?"

Funktionaler Disput

„Das schon. Aber das klingt alles so mühsam. Mir wär's lieber, es würde sich von selbst ergeben."

„Ja, das habe ich schon verstanden. Wollen Sie also lieber weiter darauf warten?"

Hedonistischer Disput

„Nee, das nicht."

„Und nun?"

T möchte, dass P sich für eine Alternative entscheidet.

„Ich kann's ja mal probieren. Ich schreib das erst mal auf."

„Okay. Dann haben Sie ja noch bis zum nächsten Mal Gelegenheit, darüber nachzudenken, ob Ihnen dieses Ziel wichtig genug ist, das, was Sie dann herausgefunden haben, auch tatsächlich mühsam umzusetzen. Verschieben wir also diesen Punkt in die nächste Sitzung. Wenn Sie möchten, können Sie auch für Ihre beiden anderen Ziele – neue Freundschaften zu schließen und Menschen für ein alternatives Wohnprojekt zu gewinnen – entsprechend nach den eben aufgeschrieben Fragen vorgehen, das heißt, Ihre Zielgruppe zu beschreiben und festzulegen, was Sie dafür tun wollen, um sie zu finden."

T nimmt die Teilentscheidung P's an und stellt als zusätzliche Aufgabe, zum nächsten Termin auch den restlichen Teil zu entscheiden.

T beschreibt das Vorgehen für die Ziele ‚Freunde und Wohnprojektpartner gewinnen'.

▶

P: „Das wird mir nun doch zu heftig. Das mach' ich dann lieber, wenn ich mit dem anderen fertig bin."

T: „Okay, wenn das für Sie so lange Zeit hat, einverstanden. Ich schlage aber vor, für alle drei Zielbereiche, also auch bereits für das, was wir nächstes Mal besprechen wollen, auch mit aufzuschreiben, was Sie selbst mittel- und langfristig tun wollen, um die Wahrscheinlichkeit zu erhöhen, dass eine Partnerschaft und neue Freundschaften – wenn Sie denn fündig werden – auch dauerhaft bleiben. Dazu hatten Sie ja bereits einiges an eigenen Veränderungszielen genannt. Einverstanden?"
> T weist erneut auf die Konsequenzen von P's Aufschieben hin.
> P soll auch die eigenen Aktivitäten benennen, die dazu dienen sollen, seine Ziele dauerhaft zu verfolgen.

P: „Is' gut, ich schreib' das dann noch mal auf."

T: „Ich möchte dazu noch auf einen Punkt eingehen, der sich leicht wieder einmal als Beziehungsstolperstein erweisen könnte. Sie sagten vorhin: ‚Beziehung soll Spaß machen.' Immer?"
> T möchte die Konsequenzen von P's geringer Frustrationstoleranz herausarbeiten.

P: „Hm, ...so hab' ich das zumindest bisher gedacht."

T: „Und sollte man die Beziehung sofort sausen lassen, wenn man mal keinen Spaß mehr dabei hat?"
> Wie zuvor

P: „Ja, schon."

T: „Was halten Sie von diesem Prinzip?"
> Funktionaler Disput

P: „Das würde dann wohl wieder nicht besonders lange halten."

T: „Also?"
> Wie zuvor

P: „Das taugt nix. Ich muss da toleranter werden."

T: „Würde es sich lohnen, wenn Ihnen das Ziel wichtig genug wäre?"
> Hedonistischer Disput

P: „Doch, schon."

T: „Okay, dann kommen wir nun zu den Zielen, die Sie zu Einkommen und Lebensunterhalt genannt haben. Welche konkrete Tätigkeit meinen Sie mit ‚selbständig im Kreativbereich'?"
> P soll weitere Ziele konkretisieren.

P: (Pause) „Wenn ich das wüsste, wäre ich vermutlich schon ein ganzes Stück weiter …"

T: „Sie haben keine konkrete Vorstellung davon, wie Sie Ihren Lebensunterhalt bestreiten wollen?"
> T will die Ausgangsposition der Zielplanung festlegen.

►

P:	„So direkt nicht. Ich weiß eher, was ich nicht will: Unterordnung, Konkurrenzgebaren, Stress, Konsumgeilheit und kleinbürgerliche Familienplanung. *Das* auf gar keinen Fall!"	
T:	„Aber so direkt hilft Ihnen das auch nicht weiter, nur zu wissen, was Sie *nicht* wollen?"	Funktionaler Disput
P:	„Nein."	
T:	„Und nun?"	P soll eine Schlussfolgerung aus seiner Erkenntnis ziehen.
P:	„Ja, das hoffte ich eigentlich von Ihnen zu hören."	
T:	„*Ich* soll das für Sie entscheiden?"	T fragt, ob P wirklich die Verantwortung für die Entscheidung abgeben will.
P:	„Na, das nun auch nicht gerade. Aber vielleicht haben Sie da einige Ideen, auf die ich noch nicht gekommen bin."	
T:	„Sie meinen Lösungsvorschläge, die das oben Genannte vermeiden und trotzdem 4.000 Euro einbringen?"	T pointiert P's unrealistische Zielsetzung.
P:	„Genau."	
T:	„Wir können ja erst einmal prinzipielle Möglichkeiten sammeln. Kennen Sie jemanden oder haben Sie schon einmal von jemandem gehört, der das geschafft hat?"	T stellt den Alltagsbezug her und fragt P nach konkreten Beispielen.
P:	„Hm, (Pause) vielleicht Bill Gates oder andere Internet-Größen, die in ihrer Garage bei Null angefangen haben. … Oder manche Musiker, … Schriftsteller … oder Politiker … Ich könnte mir auch vorstellen, alternative Politik zu machen."	
T:	„Hm, und diese Internet-Größen, Musiker, Schriftsteller oder Politiker sind keinem Konkurrenzkampf und keinem Stress ausgesetzt?"	Empirischer Disput
P:	„Wenn man gut genug ist, kann man das vielleicht vermeiden oder zumindest doch minimieren."	
T:	„Und woher kommt dieses ‚etwas gut genug können', ist das angeboren oder kann man etwas dafür tun?"	Empirischer Disput
P:	„Wohl beides, mal mehr, mal weniger."	
T:	„Und wie ist das bei Ihnen: Auf welchem Bereich, der die von Ihnen genannten Kriterien erfüllt, sind Sie naturgegeben ‚gut genug'?"	Empirischer Disput
P:	„Hm, das wüsste ich auch gern."	

T:	„Und wie wollen Sie das herausbekommen?"	Funktionaler Disput
P:	„Auch das wüsste ich gern."	
T:	„Wie bekommt man denn sonst etwas heraus, wenn man völlig ahnungslos ist? Stellen Sie sich z. B. vor, sie stehen das erste Mal in Ihrem Leben in einem Eisladen. Wie bekommen Sie heraus, welche Sorte Ihnen am besten schmeckt?"	Funktionaler Disput
P:	„Ich werd' sie alle ausprobieren. ... Sie meinen doch wohl nicht, ich sollte jetzt alle möglichen Jobs ausprobieren!?"	
T:	„Vielleicht nicht ‚alle möglichen', aber sehen Sie eine Alternative dazu, verschiedene Möglichkeiten auszuprobieren, um herauszufinden, welche Ihnen am meisten zusagt, wenn Sie sonst überhaupt keine weiteren Entscheidungshilfen haben?"	Funktionaler Disput
P:	„Und was soll ich *Ihrer* Meinung nach zuerst ausprobieren?"	
T:	„Das müssten Sie schon selbst entscheiden. Was halten Sie denn davon, eine weitere Hausaufgabe zu machen, in der Sie zunächst einmal sämtliche möglichen Tätigkeiten sammeln, die Sie sich unter den von Ihnen genannten Prämissen vorstellen können. Danach schauen Sie, ob Sie bereits die jeweils dafür nötigen Voraussetzungen erfüllen oder welche genau Sie sich noch zuvor aneignen müssten. Damit meine ich z. B. eine musische, schriftstellerische oder sonstige künstlerische Ausbildung, eine besondere Fertigkeit in einem bestimmten Bereich erlernen oder die Arbeit in einer Partei oder sonst eine Fertigkeit, Fähigkeit oder Wissen – alles, was Sie brauchen, um ein entsprechendes Ziel mit einer gewissen Wahrscheinlichkeit erfolgreich verfolgen zu können. Was meinen Sie, wollen Sie das auch machen?"	T weist erneut den Versuch P's zurück, für ihn einen Vorschlag zu machen und damit die Verantwortung für dessen Entscheidung zu übernehmen. Stattdessen schlägt T eine weitere Hausaufgabe vor, in der P verschiedene Alternativen gegeneinander abwägt, um so besser entscheiden zu können, was er zuerst ausprobieren möchte.
P:	„Puh, ... wollen: Nein. Aber ich fürchte, ich komm' da nicht drum rum."	
T:	„Bitte prüfen Sie dann auch noch alle gefundenen Möglichkeiten besonders auf drei Ihrer Voraussetzungen: Erstens: Kann ich damit 4.000 Euro verdienen? Zweitens: Geht das stressfrei? Und – drittens – ohne dabei mit anderen konkurrieren zu müssen?"	T konkretisiert die Hausaufgabe: P soll sämtliche Alternativen daraufhin prüfen, ob sie seine aufgestellten Prämissen erfüllen.
P:	„Klingt irgendwie unwahrscheinlich..."	

▶

T:	„Nun, falls Sie überhaupt keine Lösung finden, die all Ihre Bedingungen erfüllt, schlage ich vor zu überlegen, welche Konsequenzen Sie dann daraus ziehen wollen. Einverstanden?"	P soll entscheiden, welche Konsequenzen er daraus ziehen will, falls er dafür keine Lösung findet.
P:	„Meinetwegen, bleibt mir ja auch kaum was anderes übrig …"	
T:	„… was Sie selbst für sinnvoll halten?"	T ergänzt die → Tilgung.
P:	„Hm."	

In den nächsten Stunden wird T mit P an diesen Hausaufgaben arbeiten. P wird zunächst entscheiden müssen, was genau er arbeiten möchte. Erst danach wäre zu prüfen, ob er die dafür nötigen Voraussetzungen erfüllt (z. B. Kenntnisse, Fertigkeiten, Startkapital), ob der geplante Arbeitszeiteinsatz und das erwartete Einkommen realistisch sind und welche notwendigen Schritte kurzfristig erforderlich wären (Prüfungen, Gewerbeanmeldung oder Arbeitsplatz, Bewerbungen oder Kundenakquisition).

P wird in einem funktionalen Sokratischen Dialog zum Thema „Soll ich Leistung zeigen/konkurrieren?" erkennen, wohin ihn die Maxime, sich jeder Leistungs- und Konkurrenzsituation entziehen zu sollen, führt: Er wird nur das bekommen, was sonst niemand möchte. Das gilt nicht nur für bestimmte Jobs, potentielle Kundschaft, Parteiämter oder Einkommen, sondern auch für die gesuchte Partnerin, die Freunde und Wohngenossen. Dabei wird P vermutlich auch erkennen, dass hinter seiner Leistungs- und Konkurrenzaversion nicht nur der kurzfristige Symptomgewinn in Form von Bequemlichkeit steht, sondern auch die Angst, in diesen Vergleichssituationen nicht zu genügen und dann an Wert einzubüßen. Sollte Letzteres der Fall sein, wird T dieses Selbstwertproblem mit P therapeutisch bearbeiten und dabei u. a. einen explikativen Sokratischen Dialog zum Thema „Was ist ein wertvoller Mensch?" führen (kommentierter Beispieldialog siehe Stavemann, 2007, S. 128 ff.).

Sollte das Selbstwertproblem P's Schwierigkeit begründen, sich in seiner Zielplanung festzulegen (weil er dann befürchtet, das aufgestellte Ziel auch verfolgen zu müssen und dadurch Selbstwertverlust droht), wird P den auf S. 70 beschriebenen Kniff anwenden und die Aufgabe folgendermaßen formulieren: „Stellen Sie sich vor, dass der Erfolg oder das Scheitern garantiert keine Auswirkungen auf Ihre Beliebtheit bei anderen oder auf Ihren Wert hätte, was möchten Sie unter dieser Voraussetzung machen, welche Ziele verfolgen, auf welche Weise leben?" Auf diese Weise könnte P bereits jetzt die für T zur Therapieplanung notwendigen Lebensziele bestimmen. Deren Umsetzung wird allerdings wohl erst zu verfolgen sein, wenn T mit P erfolgreich an dessen Selbstwertproblem gearbeitet und seine pauschale Selbstwertbestimmung unterbunden hat.

(4) Den Zielplan erstellen lassen

Nachdem der Patient sämtliche Hausaufgaben erfüllt und reflektiert hat, arbeitet er seine Antworten und Lösungen erneut in die Übersicht von Arbeitsblatt 3 („Vorhandene Lebensziele bestimmen") ein und achtet dabei darauf, neben den einzelnen Zielen auch den dafür geplanten Zeit- und Energieaufwand anzugeben, so dass daran später geprüft werden kann, inwieweit er nun seinen Tages-, Wochen- und Lebensplan sinnvoll erstellt hat. Der Patient legt nach mehreren Zwischenbesprechungen schließlich folgende Zielplanung vor:

Partner/Familie/Sozialkontakte

heute: Eltern (6 Std.), Eddi + Geli aus der WG (5 Std.), Tom (ehemaliger Studienfreund) (2 Std.), 10 weitere Telefon- und E-Mail-Kontakte zu Bekannten (1 Std.)

in 30 Jahren: möglichst mit einer langjährigen Partnerin in alternativem Wohnprojekt leben (5–10 Paare) (30 Std.), Eltern (falls noch am Leben: 4 Std.), Tom (2 Std.), 3–5 weitere Freunde (10 Std.), 10 weitere Telefon- und E-Mail-Kontakte zu Bekannten (1 Std.)

in 10 Jahren: genauso wie langfristig

in 1 Jahr: Beziehungssuche und -aufbau zu einer Frau (wie in der Hausaufgabe beschrieben), zunächst in einer WG, dann in alternativem Wohnprojekt leben (5–10 Paare, Beschreibung siehe Hausaufgabe) (30 Std.), Eltern (4 Std.), Tom (2 Std.), Eddi + Geli (2 Std.), weitere Freundschaften (wie in der Hausaufgabe beschrieben) aufbauen und führen (10 Std.), 10 weitere Telefon- und E-Mail-Kontakte zu Bekannten (1 Std.)

Beruf/Karriere/verfügbare Geldmittel

heute: Arbeitslosengeld II, gelegentliche Jobs, Unterstützung von Eltern (15 Std., 1200 €), Hausarbeit, Einkaufen, Kochen (6 Std.)

in 30 Jahren: selbständig als Möbelrestaurator in eigener Werkstatt mit Ladengeschäft (35 Std., ca. 2500–3000 €), anteilige Hausarbeit (5 Std.)

in 10 Jahren: Weiterbildung zum Möbelrestaurator (30 Std.), weiterhin alte Möbel und andere Kleinteile aus Holz kaufen, aufarbeiten und auf Flohmärkten am Wochenende verkaufen (25 Std., 1000–1500 €), Hausarbeit (anteilig 3 Std.)

in 1 Jahr: Schulabschluss in Abendschule nachholen (25 Std.), selbständig im Kreativbereich: alte Möbel und andere Kleinteile aus Holz kaufen, aufarbeiten und auf Flohmärkten am Wochenende verkaufen (25 Std., zunächst 500 €, dann ansteigend bis 1000 €), Hausarbeit (6 Std., später mit Partnerin anteilig 3 Std.)

Hobbys/Freizeit
heute: Lesen (Romane, Historisches, Zeitgeschichte, Politik, Krimis), Musik hören, Diskutieren über soziale, politische, kulturelle Themen (15 Std.)
in 30 Jahren: wie heute (20 Std.), Reisen (mit Fahrrad) (10 Std.)
in 10 Jahren: wie heute (10 Std.), Fahrradtouren (5 Std.)
in 1 Jahr: wie heute (10 Std.), Fahrradtouren (5 Std.)

Sonstiges
Heute: nix
in 30 Jahren: aktiv bei Greenpeace und bei Attac! (15 Std.)
in 10 Jahren: wie in 30 Jahren (5 Std.)
in 1 Jahr: wie in 30 Jahren (5 Std.)

---

(5) Den Zielplan prüfen und ggf. korrigieren

Der Therapeut prüft nun den neu erstellten Lebenszielplan auf Funktionalität, Rationalität, Realitätsbezug, Widerspruchsfreiheit und prinzipielle autarke Erreichbarkeit. (Da in diesem Fall die Zielplanung gemeinsam mit dem Patienten über mehrere Sitzungen erarbeitet wurde, bestehen hier erwartungsgemäß keine Korrekturnotwendigkeiten.)

(6) Hierarchische Struktur der Ziele prüfen

Der Patient hat bereits bei seiner Zeit- und Energieverteilung eine grobe hierarchische Struktur seiner einzelnen Zielbereiche angegeben. Um im Konfliktfall innerhalb der einzelnen Bereiche leichter für oder gegen ein Ziel entscheiden zu können, wird der Patient die einzelnen Unterpunkte gewichten und hierarchisch ordnen. Hierzu kann der Therapeut die Methode des → Paarvergleichs einführen.

(7) Zeit- und Energieverteilung prüfen

Bei der Prüfung der Zeit- und Energieverteilung bemerkt der Therapeut eine unrealistische Zeitplanung bei den langfristigen Zielsetzungen. Diese greift er nun auf.

Beispiel

T: „Lassen Sie uns nun noch Ihre Zeitangaben für die einzelnen Zielbereiche anschauen und prüfen, ob die so realistisch sind. Betrachten wir zunächst, wie hoch die durchschnittlich zur Verfügung stehende Stundenzahl pro Woche ist: Angenommen, wir setzen täglich 10 Stunden für Schlaf- und Ruhezeiten, Körperpflege, Essen und Trinken an, wäre das für Sie realistisch?"

T beschreibt das weitere Vorgehen und fragt nach P's realistisch frei verfügbarer Zeit.

▶

P:	„Äh, … ja, schon so in etwa. Wenn man die Zeit abzieht, die ich jetzt so unnötig im Bett oder auf dem Sofa liege, dann ja. Oder gehört dazu auch das Einkaufen und Essenkochen?"	
T:	„Nein, das gehört zu Hausarbeit. Würden Sie dann mit 10 Stunden hinkommen?"	Wie zuvor
P:	„Dann ja."	
T:	„Okay, dann blieben 14 mal 7, also ca. 100 Stunden pro Woche zu verteilen, richtig?"	Wie zuvor
P:	„… Ja."	
T:	„Wenn wir den Ist-Zustand betrachten, müssen wir uns nicht wundern, dass da nur 50 Stunden beschrieben sind, da Sie die Zeiten, die Sie unnötig im Bett oder auf dem Sofa liegen ja nicht angeführt haben. Die mittel- und kurzfristigen Ziele sind aus Sicht der zeitlichen Aufteilung mit 95 und 97 bis 100 Stunden recht realistisch aufgeteilt. Nur bei Ihrer langfristigen Planung stehen 132 Stunden. Wollen Sie dann um so viel weniger schlafen und ruhen?"	T begründet, weshalb er die Zeitangaben für den Ist-Zustand und für die mittel- und kurzfristigen Ziele für realistisch hält. Danach konfrontiert er P mit dessen langfristiger Zielplanung, um zu prüfen, *wie* P sie erreichen möchte.
P:	„Ups, … (rechnet offensichtlich nach) … nee, damit komm' ich nicht aus. Das wären ja nur noch 5 Stunden!"	
T:	„Und nun?"	P soll entscheiden, welche Konsequenzen er aus seiner Erkenntnis ziehen möchte.
P:	„Da werd' ich wohl woanders kürzen müssen."	
T:	„Okay, und wo?"	T möchte, dass P sich entscheidet und festlegt.
P:	„Am Liebsten bei der Arbeit, … aber das ist ja ziemlich unrealistisch, da bliebe dann ja kaum noch was stehen, … ich fürchte, ich muss auch in den anderen Bereichen streichen. Das Soziale ist mir besonders wichtig, das lass' ich so stehen. Bei der Arbeit streiche ich 5 Stunden bei meiner beruflichen Tätigkeit. Dann muss ich eben mit etwas weniger Geld auskommen. … Bei ,Hobbys' und ,Sonstiges' muss wohl alles so bleiben, wie bei den kurz- und mittelfristigen Zielen. Schade eigentlich …, aber woanders will ich noch weniger etwas kürzen, … (rechnet) … dann komme ich auf ich auf 102 Stunden. Zwei Stunden weniger Schlaf ist dann bestimmt okay."	

T:	„Also gut, wenn Sie es so verändern wollen, einverstanden, so wird das dann realistisch. Und wie ist das mit Ihrer Energieverteilung?"	T verstärkt P's Lösung als realitätsgerecht und fragt nach der bisher nicht angegeben Energieverteilung.
P:	„Die ist so, wie die Stundenverteilung."	
T:	„Nun gut, wir können das erst einmal so stehenlassen. Falls Sie aber später bemerken, dass einzelne Ziele sehr viel mehr von Ihrer Energie benötigen, als es ihr zeitlicher Anteil vermuten ließe, müssten Sie dann hier noch nacharbeiten und prüfen, ob die Aufteilung auch im Hinblick auf Ihren Energiebedarf realistisch ist. Ist Ihnen klar, wozu das wichtig ist?"	Da P hier über etwas entscheiden müsste, was er bisher noch nicht aus eigener Erfahrung kennt, akzeptiert T zunächst P's Vorschlag und weist darauf hin, was dieser tun könnte, falls seine Prognose nicht zutrifft. T prüft, ob P die Relevanz dieser Aufgabe versteht.
P:	„Ja, klar: Damit ich mich nicht auspowere."	

Umgang mit typischen Widerständen bei der Umsetzung der therapeutischen Strategie

„Der Weg ist das Ziel!" Diesen Einwand haben wir in seinen verschiedenen Formen bereits in Abschnitt 3.1.1 betrachtet. In diesem konkreten Fall soll das Vorgehen bei kurzfristig orientiertem Hedonismus und bei geringer Frustrationstoleranz bzw. ‚discomfort anxiety' (vgl. Ellis, 2003) beschrieben werden.

Beispiel

„Der Weg ist das Ziel!"

T:	„Was meinen Sie mit ‚der Weg ist das Ziel'?"	T möchte herausfinden, welche Variante der in Abschnitt 3.1.1 beschriebenen möglichen Haltungen P vertritt.
P:	„Ich finde, man sollte mehr den Moment genießen und sich nicht den Tag mit Dingen verderben, die womöglich nie eintreffen oder die man vielleicht gar nicht mehr erlebt. Die wahre Lebenskunst besteht darin, im Hier und Jetzt mit sich zufrieden zu sein und das Leben zu genießen."	
T:	„Hm, das klingt nicht schlecht. Aber können Sie das denn? Sind Sie mit dem Hier und Jetzt zufrieden?"	T konfrontiert P mit seinen vorangegangenen Aussagen.
P:	„Wie denn das? Unter diesen Voraussetzungen natürlich nicht!"	

▶

T:	„Und welche Lebenskunst müssten Sie nun erlernen, um im Hier und Jetzt zufrieden zu sein?"	Funktionaler Disput
P:	„Dazu müssten sich wohl erst mal die repressiven gesellschaftlichen Bedingungen ändern!"	
T:	„Hm, das verstehe ich jetzt nicht: Sie sagten zuerst, die wahre Lebenskunst besteht darin, im Hier und Jetzt mit sich zufrieden zu sein und das Leben zu genießen und nun, dass sich das Hier und Jetzt zuerst nach Ihren Maßstäben – so habe ich das doch richtig verstanden? – ändern muss. Wie passt das zusammen?"	Logischer Disput
P:	(Pause) „Irgendwie nicht."	
T:	„Was passt nicht?"	P soll seine Aussage konkretisieren.
P:	(Pause) „Wenn ich erst darauf warten muss, dass es sich ändert, kann ich das Leben bis dahin nicht genießen."	
T:	„Ja, das stimmt. ... Ich möchte noch mal auf Ihre Aussage zurückkommen: Der Weg ist das Ziel. Welchen Weg meinen Sie denn: Den, wohin das Schicksal Sie ohne eigenes Zutun treibt, oder den, den Sie selbst festgelegt haben und beständig verfolgen, auch, wenn es einmal mühsam ist?"	T verstärkt P's Schlussfolgerung und bittet um eine weitere Präzisierung der Ausgangsaussage.
P:	„Ich meine das Erste. Denjenigen, der es sich so einrichtet, dass er sich wohl fühlt, egal, wohin das Schicksal ihn gerade führt."	
T:	„Das klingt sehr weise. Ein alter Philosoph hat einmal gesagt: ,Verlange nicht, dass die Dinge gehen, wie du es wünscht, sondern wünsche sie so, wie sie gehen, und dein Leben wird ruhig dahinfließen.' Meinen Sie das ähnlich?"	P benennt – wohl eher zufällig – eine stoische Maxime. T möchte klären, ob P seine Aussage in diesem stoischen Sinne meint (Zitat: Epiktet, 2006, [8]).
P:	„Genau so!"	
T:	„Und das wollen Sie nun auch lernen: Den Zustand und die Bedingungen im Hier und Jetzt so zu akzeptieren, wie sie gerade sind und damit zufrieden zu sein?"	T prüft, ob P bereit ist, die Konsequenzen aus dieser Haltung zu tragen.
P:	„Äh ... (Pause) ... Nee, das nun weniger!"	
T:	„Nicht? Wie denn dann?"	P soll seine Einstellung erneut konkretisieren.
P:	„Also, so wie das ist, kann ich das nicht akzeptieren!"	

▶

T:	„Ja, das hatte ich schon verstanden, dass Sie das jetzt nicht können. Die Frage ist nun: Wollen Sie das deshalb nun lernen, oder wollen Sie sich schicksalergeben treiben lassen und warten, bis sich das Hier und Jetzt so ändert, wie Sie es sich wünschen, oder wollen Sie selbst etwas daran verändern?"	Wie zuvor. T gibt als Hilfestellung verschiedene Möglichkeiten vor und erfragt P's Ziel.
P:	„Ich will selbst etwas verändern!"	
T:	„Aber dann müssten Sie ja – bildlich gesprochen – gegen den Strom schwimmen!"	T übernimmt die Rolle des → advocatus diaboli.
P.	„Ja."	
T:	„Ist das nicht ziemlich anstrengend?"	Wie zuvor
P:	„Doch, schon."	
T:	„Und das wollen Sie sich zumuten?"	Wie zuvor
P:	„Muss ich wohl. So will ich das jedenfalls nicht."	
T:	„Und macht das Spaß, bringt das Lebensfreude, so gegen den Strom zu schwimmen?"	Hedonistischer Disput
P:	„Na, das nun weniger!"	
T:	„Das ist dann ja ein echtes Dilemma: Keine Lebensfreude, wenn Sie mit dem Strom treiben, weil dass Sie nicht dahin bringt, wo Sie sein möchten, und keine Lebensfreude, wenn Sie dagegen anschwimmen, um dahin zu kommen, wo Sie sein möchten, weil das anstrengend ist. Und nun?"	T formuliert P's Dilemma und fragt nach dessen Lösung.
P:	„Tja, das wüsste ich auch gern …"	
T:	„Wenn Ihnen nun beide Möglichkeiten keine reine, ungetrübte Lebensfreude verschaffen, … was meinen Sie, welche Variante bietet Ihnen die größere Wahrscheinlichkeit, zu Lebensfreude zu kommen: Zu hoffen, dass der Strom Sie schon irgendwann dahin bringen könnte, und sich so lange weiter treiben zu lassen, oder in gewissem Maße selbst die Richtung mitzubestimmen und ein Ziel anzusteuern, dass Sie für wünschenswert und für realistisch erreichbar halten?"	T fragt nach P's Einschätzung, welche Variante er für wahrscheinlicher hält, um das Dilemma zu lösen.
P:	„Na, das ist ja wohl klar: Die zweite."	
T:	„Auch wenn das mühsam ist?"	T übernimmt erneut die Rolle des → advocatus diaboli.
P:	„Das muss ich dann wohl in Kauf nehmen, wenn ich da weg will."	
T:	„Auch wenn das nicht sofort Lebensfreude garantiert?"	Wie zuvor
P:	„Geht ja wohl nicht anders."	

▶

T: „Einverstanden. Dann schlage ich vor, dass wir jetzt darüber nachdenken, was Sie an Ihrer heutigen Situation verändern wollen und auf welches Ziel Sie zuschwimmen möchten. Einverstanden?"	T verstärkt P's Schlussfolgerung. P soll die gefundene Lösung nun auf sein konkretes Problem übertragen.
P: „Okay."	

„Unter diesen Bedingungen tue ich gar nichts!" Sollte der Patient eine derart trotzige, verweigernde Haltung einnehmen, wird der Therapeut deren Konsequenzen erarbeiten und abwägen lassen, um zu der Erkenntnis zu führen, dass diese Haltung weder seinem kurz- noch langfristig hedonistischen Ziel dienlich ist.

Beispiel

„Unter diesen Bedingungen tue ich gar nichts!"

T: „Welche Bedingungen genau meinen Sie damit?"	P soll seine Aussage konkretisieren.
P: „Na, diese repressiven Bedingungen, die leistungsgeile Gesellschaft, die ständigen Gängelungen und Forderungen der Arbeits- und Sozialämter, die ausbeuterischen Bedingungen während der Lehrzeit, die 40 Stunden Maloche, ... da könnte ich noch ewig weitermachen."	
T: „Meinen Sie damit das, was Sie vorher einmal ‚gesellschaftliche Rahmenbedingungen' genannt hatten?"	T greift eine frühere Aussage P's auf.
P: „Genau. Das passt. Die machen einen fertig!"	
T: „Jeden gleich stark?"	Empirischer Disput
P: „Äh, ... nee, das nicht. Die Anpasser und Unterordner kommen damit vielleicht besser zurecht."	
T: „Und woran liegt es, dass *Sie* so sehr darunter zu leiden haben?"	T fragt nach einer logischen Ableitung.
P: „Weil ich mich nicht jedem Stiesel unterordnen kann und weil ich diese Konkurrenzdenke hasse."	
T: „Also beides Dinge, die in Ihrer Macht stehen, die Sie verändern könnten, wenn Sie wollten?"	T möchte P's Eigenverantwortlichkeit klären.
P: „Können schon, wollen auf gar keinen Fall!"	
T: „So dass man die Konsequenzen daraus – das, worunter Sie leiden – dann als selbst gewählt ansehen kann?"	Wie zuvor

▶

P:	„Hä?!"	
T:	„Wenn Sie sagen, Sie könnten das zwar ändern, wollen aber nicht, sind die Konsequenzen dann von Ihnen frei wählbar?"	Wie zuvor
P:	(Pause) „So wie Sie das jetzt zurechtlegen, schon, meinetwegen. Also bin ich daran eben auch noch schuld. Sagen ja meine Alten auch indirekt immer."	
T:	„Nun, ich sehe darin nichts prinzipiell Schlechtes, ganz im Gegenteil: Wenn Sie darüber selbst entscheiden können, sind Sie ja zum Glück nicht davon abhängig, ob andere oder die gesamte Gesellschaft sich ändern. Sie können dann nach eigenem Gutdünken entscheiden, ob Sie es so oder so sehen, ob Sie sich so oder so verhalten wollen. Was meinen Sie?"	T möchte erarbeiten, dass Schuld Eigenverantwortlichkeit voraussetzt und dass Eigenverantwortlichkeit auch Vorteile besitzt.
P:	„Hm, so kann man das auch sehen. Eigentlich wahr."	
T:	„Wenn Sie sich in Ihrem Freundes- und Bekanntenkreis so umschauen: Gibt es da eigentlich nur Totalverweigerer und Totalanpasser, oder gibt es auch etwas dazwischen?"	Empirischer Disput
P:	„Na ja, da gibt's schon Unterschiede. Einige mehr, einige weniger."	
T:	„Und haben die alle gleich große Probleme mit den ‚gesellschaftlichen Rahmenbedingungen'?"	Empirischer Disput
P:	„Nee, das nun auch nicht."	
T:	„Man kann hier also abstufen und hat dann unterschiedliche schwere Konsequenzen zu ertragen?"	Empirischer Disput
P:	„Ist wohl so."	
T:	„Was halten Sie denn davon: Wir schauen uns einzelne Abstufungen an, die Sie für möglich halten, und untersuchen dann, welche negativen und positiven Konsequenzen jede einzelne Variante für Sie hätte, so dass Sie künftig die wählen können, mit der Sie am besten fahren?"	P soll die Vor- und Nachteile verschiedener Varianten betrachten und abwägen, um zu einer „optimalen" Entscheidung zu kommen.
P:	„Klingt vernünftig. Meinetwegen."	
T:	„Dann schlage ich folgende Hausaufgabe vor: Schreiben Sie bis zur nächsten Stunde vier verschiedene Kompromissmöglichkeiten auf, die Sie bereit wären einzugehen, um weniger unter den heutigen Konsequenzen zu leiden,	T formuliert dazu eine Hausaufgabe und lässt sich bestätigen, dass P Sinn und Zweck dieser Ausgabe verstanden hat.

unter Unzufriedenheit, Ärger, Wut, Hass,
tiefer Niedergeschlagenheit, Angst, sozialer
Vereinsamung, Arbeitslosigkeit und damit
zusammenhängenden Konsequenzen.
Schreiben Sie dann auch für jeden Kompro-
miss auf, was Sie dafür alles tun müssten, was
es Sie also ‚kostet‘, und auf der anderen Seite,
was Sie davon hätten, welche negativen Konsequenzen damit vermindert oder ganz ausgeschaltet werden können. Ist Ihnen die
Aufgabe verständlich?"

P: „Verständlich schon. Aber das dauert ja
ewig!"

T: „Sie brauchen das nur zu tun, wenn Sie
etwas an Ihrem jetzigen Zustand verändern
wollen."

T weist auf P's Entscheidungs-
freiheit und Eigenverantwortlichkeit hin.

P: „Schon klar. Also gut, ich mach's."

„Da geht ja jede Lebensfreude flöten!" Auch hier spricht ein Mensch mit geringer Frustrationstoleranz und kurzfristig orientiertem Hedonismus. Das therapeutische Vorgehen verläuft prinzipiell wie in Kapitel 4.7 auf S. 88 ff. beschrieben. Im konkreten Fall greift der Therapeut die Behauptung an, durch eine
Zielplanung habe der Patient weniger Lebensfreude als ohne.

> **Beispiel**

„Da geht ja jede Lebensfreude flöten!"

T: „Wenn das so ist, würde ich das wohl auch
nicht machen. Aber lassen Sie uns doch zunächst einmal ganz genau hinschauen, ob das
auch stimmt. Okay?"

T holt P's Zustimmung ein,
dessen Behauptung auf Wahrheitsgehalt zu prüfen.

P: „Meinetwegen. Ich bin ja schon beruhigt,
dass Sie das auch so sehen."

T: „Es gibt da zwei Punkte, die ich mit Ihnen
untersuchen möchte. Zum einen: Lassen Sie
uns betrachten, welche Voraussetzungen für
Lebensfreude erfüllt sein müssen, damit Sie
dann gezielt an der Verbesserung dieser Voraussetzungen arbeiten können. Zum anderen:
Sie sind ja gekommen, weil es Ihnen mit dem
bisherigen Lebensstil nicht so gut geht, weil
Ihre Lebensfreude darunter bereits so arg
gelitten hat, dass nach Ihrem Bekunden davon
nicht mehr viel vorhanden ist. Lassen Sie
uns also schauen, ob der herausgearbeitete Weg

T möchte die Erkenntnis erarbeiten, dass Freude nur mit
einer entsprechend positiven
Bewertung einhergeht und
dass Erfolg oder eine positive
Bewertung unmöglich sind,
ohne ein Ziel zu besitzen.

▶

Ihnen dabei helfen kann, Ihre Lebensfreude zurückzugewinnen. Sind Sie mit beiden Fragestellungen einverstanden?"

P: „Ja, ist gut."

T: „Dann zu Punkt eins: Welche Voraussetzungen müssen erfüllt sein, um Lebensfreude zu empfinden?"

T greift auf die vorangegangene Einführung in das Modell zur Emotionsentstehung und -steuerung zurück.

P: „Äh … (Pause), es muss mir gutgehen."

T: „Lebensfreude ist ja, wie Freude, ein Gefühl. Wir haben ja schon betrachtet, wodurch Gefühle entstehen. Entsinnen Sie sich?"

Wie zuvor. Wäre diese Einführung bisher nicht erfolgt, wäre sie hier angezeigt (zum Vorgehen siehe Stavemann, 2007, Kapitel 7.1; 2008a, Kapitel 5).

P: „Äh, … durch die persönliche Sichtweise und Bewertung einer Situation?"

T: „Genau. Und wie muss man etwas finden, um Freude oder Lebensfreude zu haben?"

Wie zuvor

P: „Toll. Klasse. Super"

T: „Ja, genau. Und was braucht man, um etwas klasse, toll oder super finden zu können?"

T fragt nach einer logischen Ableitung.

P: (Pause) „Das versteh' ich jetzt nicht."

T: „Was ist die Voraussetzung dafür, um etwas als klasse, toll oder super ansehen zu können?"

Wie zuvor

P: „Es muss mir in den Kram passen."

T: „Was meinen Sie mit ‚in den Kram passen'?"

P soll seine Aussage konkretisieren.

P: „Es muss so sein, wie ich es gut finde."

T: „Ja, das habe ich verstanden, aber ich frage danach: Was ist die Voraussetzung dafür, um etwas gut finden zu können?"

T fragt erneut nach einer logischen Ableitung.

P: (Pause) „Eine Vorstellung davon, was gut ist, was man selbst will."

T: „Hm, eine Vorstellung davon, was gut ist, … kann man das auch ‚eigene moralische und ethische Normen' nennen?"

T prüft die Bedeutung von P's Aussage.

P: „Ja, von mir aus."

T: „Und eine Vorstellung davon, was man selbst will, könnte man das auch ‚eigene Ziele' nennen?"

Wie zuvor

P: „Auch das."

T: „Kann ich das dann so zusammenfassen: Die Voraussetzung dafür, Freude oder Lebensfreude empfinden zu können, ist das Vorhandensein einer eigenen moralischen und

T fasst P's Aussage zusammen, konkretisiert sie und erfragt P's Zustimmung.

ethischen Einstellung sowie eigener Ziele. Und wenn das, was gerade geschieht, diesem entspricht, freut man sich?"

P: „Genau."

T: „Schauen wir doch einmal, was geschieht, wenn so ein Maßstab fehlt. Wenn jemand zum Beispiel überhaupt keine Ziele hat, kann er dann etwas toll, klasse oder super finden und sich freuen?"

T möchte erneut die Erkenntnis erarbeiten, dass Freude nur mit einer entsprechend positiven Bewertung einhergeht und dass Erfolg oder eine positive Bewertung ohne ein Ziel unmöglich sind, …

P: „Wohl nicht."

T: „Und wenn jemand so hohe oder unrealistische Ziele hat, dass er sie nicht erreichen kann, hat der einen Grund, das, was passiert, toll, klasse oder super zu finden und sich zu freuen?"

… und dass auch unrealistische Ziele Lebensfreude vereiteln.

P: „Nee, auch nicht. Ich seh' schon, worauf das hinausläuft."

T: „Ja? Worauf?"

P soll seine Schlussfolgerung selbst benennen.

P: „Ohne Ziele oder mit zu hohen Zielen hat man keine Möglichkeit, welche zu erreichen. Wenn man keine erreicht, sieht das mit der Lebensfreude mau aus."

T: „Ja, das klingt mir sehr logisch. Dann schauen wir uns doch noch den zweiten Punkt an: Wenn wir jetzt an Ihren Lebenszielen arbeiten, wenn Sie entscheiden, wie Sie künftig Ihre Zeit nutzen, was Sie mit Ihrem Leben anfangen wollen, und wenn Sie dabei darauf achten, dass Sie Ihre selbst aufgestellten Ziele auch aus eigener Kraft erreichen können, kann Ihnen das dabei helfen, Ihre Lebensfreude zurückzugewinnen, wenn Sie diese Ziele erfolgreich verfolgen, oder bedroht das den Rest Ihrer vorhandenen Lebensfreude?"

T verstärkt P's Ergebnis und erfragt mit einem hedonistischem Disput eine weitere logische Ableitung.

P: „Hm, … so wie Sie das jetzt darstellen, … wahrscheinlich ist das besser möglich mit erreichbaren Zielen."

T: „Ja, das glaube ich auch. Und wollen wir jetzt daran weiterarbeiten, dass Sie sich eigene Ziele so aufstellen, dass Sie sie auch aus eigener Kraft erreichen können?"

T verstärkt erneut P's Ableitung und fragt nach den Konsequenzen, die P daraus ziehen möchte.

P: „Ja, das wär' wohl besser."

6.3 Lebenszielanalyse und -planung mit einem Patienten, der zu viele Ziele verfolgt

Kurzbeschreibung des Patienten

Beschwerdebild. Der 35-jährige Rechtsanwalt kommt auf Drängen seiner Ehefrau und klagt über momentanen privaten, ökonomischen und beruflichen Stress. Er schlafe nur noch 4 bis 5 Stunden, habe im letzten Monat ungewollt 8 Kilo abgenommen und könne sich kaum noch konzentrieren und reagiere zunehmend gereizt. Er sei sicher, das alles wieder geregelt zu bekommen, müsse jedoch endlich einmal wieder richtig schlafen.

Anamnestische, verhaltensanalytische und -diagnostische Informationen. Der Patient wächst als Einzelkind zusammen mit den Eltern in einer Großstadt heran. Die Beziehung zu Mutter (Hausfrau) und Vater (Notar) sei liebe- und vertrauensvoll gewesen. Aus der Vorschulzeit, Schulzeit und Pubertät werden keine Auffälligkeiten berichtet. Das Lernen sei dem Patienten ebenso leichtgefallen wie die Beziehungsaufnahme zu Gleichaltrigen und ab der Pubertät zu Partnerinnen. Schulische, berufliche und sexuelle Leistung habe er stets als lustvoll erlebt. Nach diversen Beziehungsversuchen lebe er nun in zweiter Ehe, er habe eine achtjährige Tochter aus erster und zwei Töchter (zwei und vier Jahre) aus dieser Ehe.

Der Patient berichtet von mehreren hypomanischen und depressiven Phasen ab dem 19. Lebensjahr ohne erkennbare Auslöser. Die jetzige hypomanische Phase habe vor ca. vier Monaten begonnen. Die heutigen Stressoren werden wie folgt geschildert:

Privat sei momentan seine Ehe gefährdet, weil seine Frau angedroht habe, ihn zu verlassen, falls er sich nicht endlich auf die Familie konzentriere, seine „Liebschaften" aufgebe und nicht damit aufhöre, das Geld „aus dem Fenster zu werfen". Letzteres beziehe sich sowohl auf seine „Einkaufstrips", bei denen er häufig mehrere 1.000 Euro an einem Tag für Kleidung, Elektronik oder Accessoires ausgebe, andererseits auf hohe Hotel- und Spesenrechnungen, wenn er beruflich unterwegs sei – meist zusammen mit anderen Frauen, die er dann auch fürstlich bewirte (Freundinnen) oder bezahle (Prostituierte). Diese Ausgaben führten zu zunehmendem Stress mit seinen Banken, bei denen er, trotz eines monatlichen Einkommens von ca. 15.000 Euro, inzwischen mit Privatkrediten über mehrere 100.000 Euro in der Kreide stehe. Seine Frau sei vor einem Monat dahintergekommen, als sie eine Pfändungsandrohung für das Haus auf seinem Schreibtisch gesehen habe. Beruflich könne er seinen Verpflichtungen kaum noch nachkommen, da er zurzeit zu viele hochkarätige Mandate angenommen habe und dafür in ganz Europa herumfliege. Trotz eines 14-Stunden-Arbeitstages klagten einige Mandanten über die schleppende Bearbeitung ihrer Fälle und drohten bereits mit Regressansprüchen und Beschwerden bei der Anwaltskammer, weil er mehrfach bei wichtigen Terminen und Verhandlungen nicht erschienen sei.

Diagnose. ICD-10-GM-2004: F31.0G, bipolare affektive Störung, gegenwärtig hypomanische Episode.

6.3.1 Grundlegende Glaubensgrundsätze erheben und reflektieren

Grundlegende Glaubensgrundsätze erheben

Die Anamnese und die Auswertung von Arbeitsblatt 1 („Glaubensgrundsätze für die Lebenszielplanung") ergibt folgendes Bild:

Der Patient glaubt an eine höhere Macht, ist aber nicht konfessionell organisiert (Vorgeschichte: evangelisch-lutherisch aufgewachsen, konfirmiert, mit 18 Jahren aus der Kirche ausgetreten, diverse „Schnupperkurse" im Konfuzianismus, Buddhismus und Bahai, ohne sich jedoch für eine Religion entscheiden zu wollen). Ein Leben nach dem Tod erfolge in Form einer Wiedergeburt, wobei sich die Art der Wiedergeburt nach der Effizienz des vorangegangenen Lebens richte.

Grundlegende Glaubensgrundsätze reflektieren

Zunächst versucht der Therapeut, ein besseres Verständnis der grundlegenden Glaubensgrundsätze zu erarbeiten.

Beispiel

T: „Wie kommen Sie darauf, dass es eine höhere Macht und ein Leben nach dem Tod gibt?"

P: (Lächelt) „Tja, … ich glaube das einfach. Ich halte das für das Wahrscheinlichste, denn von irgendwo muss das ja alles herkommen. Ich kann mir nicht vorstellen, wie sonst die Urmaterie entstanden sein sollte. Ich glaube eher, die Materie selbst ist das ‚höhere Wesen', und wir sind ein Teil davon. Da ist ja wohl alles denkbar. Und an ein Leben nach dem Tod glaube ich zwar, aber nicht im Himmel oder der Hölle, sondern in Form einer Wiedergeburt, weil ich ein Nullsummenspiel unterstelle. Es geht dabei nichts verloren. Jedes Wesen wird auf eine bestimmte Art wiedergeboren. Die Art selbst, also als was jemand wiedergeboren wird, entscheidet sich nach seiner bisherigen Lebensweise. Wer

T fragt nach einer Begründung für P's Sichtweise.

▶

etwas aus seinem Leben gemacht hat, wer erfolgreich und beliebt war, kommt in die nächsthöhere Stufe, wer nicht, wird abgestuft – bis hin zum Einzeller. So geht das vermutlich ewig weiter. – Jetzt sind Sie aber geschockt, was?"

T: „Nein, das nicht. Aber diese Sicht war bislang neu für mich. Ich finde diesen Gedanken interessant. … Und wer entscheidet wonach, als was jemand wiedergeboren wird?"

> T akzeptiert P's Sichtweise als eine von vielen Möglichen und fragt nach weiteren → Randbedingungen.

P: „Keine Ahnung (lacht). Da mache ich mir auch keinen Hals. Es kommt, wie es kommt. Ich kann nur versuchen, möglichst effektiv und erfolgreich zu leben, mich dabei sozial und menschenfreundlich zu verhalten und mit meinen Mitmenschen möglichst gut auszukommen. Mehr geht nicht. Mit dem Ergebnis muss ich dann eben leben."

T: „Okay, dann habe ich Ihre Sichtweise jetzt verstanden."

> Da P die Konsequenzen seiner Glaubensgrundsätze zu erkennen und zu akzeptieren scheint, belässt T es dabei.

6.3.2 Lebenszielanalyse: Den Ist-Zustand erheben und prüfen

Bestehende Ziele erheben

Die Auswertung von Aufgabenblatt 3 („Vorhandene Lebensziele bestimmen") ergibt folgenden Ist-Zustand bei den augenblicklich verfolgten Zielen:

Partner/Familie/Sozialkontakte
heute: Frau (8 Std.), Kinder (4 Std.), Freundinnen (8 Std.), Edwin (2 Std.), Luis (1 Std.), Telefon- und E-Mail-Kontakte zu ca. 20 weiteren Bekannten (2 Std.)
in 30 Jahren: wie heute plus 50%
in 10 Jahren: wie heute
in 1 Jahr: wie heute

Beruf/Karriere/verfügbare Geldmittel
heute: Kanzlei (35 Std.), Justitiar bei M. (6 Std.), Justitiar bei V. (6 Std.), vor Gericht (5 Std.), berufsbedingte Reisen/Konferenzen/Verhandlungen/Mediatortätigkeit (10 Std.), Vorstand bei L. (3 Std.), Vorstand bei S. (3 Std.)

---

in 30 Jahren: wie heute minus 50%

in 10 Jahren: wie heute, plus Aufsichtsrat bei N. (4 Std.)

in 1 Jahr: wie heute, plus Aufsichtrat bei N. (6 Std.)

Hobbys/Freizeit

heute: Golf (8 Std., inkl. Turniere), Segeln (4 Std.), Tennis (2 Std.), Go (2 Std.), Segelfliegen (1 Std.), Hochseeangeln (1 Std.), Auto- und Pferderennen, als Zuschauer (1 Std.), Oldtimerpflege (1 Std.)

in 30 Jahren: wie heute plus 50%, zusätzlich: Großwildjagd

in 10 Jahren: wie heute, zusätzlich: Großwildjagd, Polo

in 1 Jahr: wie heute, zusätzlich: Jagdschein machen, Reiten lernen (4 Std.)

Sonstiges

heute: Tauchreisen, kulturelle Reisen (jährlich 6 Wochen, mit Familie), Hochsee- und Regattasegeln (jährlich 2 Wochen, allein), Oldtimertreffen und -fahrten (jährlich 4 Tage), Vorstand Golfclub (2 Std.), Vorstand Segelclub (2 Std.), Shopping (2 Std.)

in 30 Jahren: wie heute plus 50%

in 10 Jahren: wie heute

in 1 Jahr: wie heute

Zeit- und Energieverteilung für bestehende Ziele. Den oben angegebenen durchschnittlichen Zeitaufwand für die unter „heute" genannten Aktivitäten hat der Patient mit Hilfe von Arbeitsblatt 4 („Aktivitäten-Wochenplan") über zwei Wochen ermittelt. Zusätzlich hat er unter „Sonstiges" auch Aktivitäten angegeben, die nur jährlich stattfinden und nicht sinnvoll in den Wochenplan zu integrieren sind.

Auf die Angabe der Energieverteilung hat der Patient verzichtet, weil sie angeblich der jeweiligen Zeitverteilung entspricht.

Bestehende Ziele prüfen

Die meisten der vom Patienten aufgestellten Ziele sind konkret beschrieben und brauchen nicht weiter präzisiert oder auf Realitätsbezogenheit geprüft zu werden. Die Menge der Vorhaben und die Zeitplanung des Patienten werden allerdings nicht dazu führen, die z. Z. beklagten Stresssymptome loszuwerden.

Partner/Familie/Sozialkontakte. Die künftige Planung berücksichtigt nicht den Wunsch und die Drohung der Partnerin, die Beziehung aufzukündigen, falls der Patient nicht mehr Zeit und Interesse für Ehe und Familie aufbringt. Hier wird der Patient in seiner hierarchischen Zielanordnung zu entscheiden haben, welches Ziel ihm wichtiger ist: Ehe und Familie oder die Dinge oder Personen, denen er sich stattdessen widmen kann. Wenn er sich allerdings für Ersteres entscheidet, sollte er auch angeben, was er mittel- und langfristig tun möchte, um die Wahrscheinlichkeit zu erhöhen, dass ihm die Partnerschaft erhalten bleibt. Dazu würde vermutlich auch der Verzicht auf weitere Beziehungen und Affären gehören.

Beruf/Karriere/verfügbare Geldmittel. Vor dem Hintergrund seiner grundlegenden Glaubensgrundsätze scheint die Leistungsorientierung des Patienten auf den ersten Blick plausibel. Doch sollte der Therapeut herausarbeiten lassen, dass wegen der Menge der übernommenen Verpflichtungen und Ziele die Qualität der einzelnen Leistungen auf der Strecke bleibt und dass dies nun nicht mehr mit den genannten Zielvorstellungen übereinstimmt. Hier sollte der Patient entscheiden, ob für ihn die Masse übertragener Tätigkeiten zählt oder die Qualität der übernommenen Aufgaben.

Hobbys/Freizeit. Dieser Bereich ist präzise, realistisch und inhaltlich widerspruchsfrei beschrieben.

Sonstiges. Auch dieser Bereich ist präzise, realistisch und inhaltlich widerspruchsfrei beschrieben.

Veränderungsziele des Patienten erfragen

Der Patient sieht keine eigenen Veränderungsziele, er möchte lediglich wieder konzentriert und leistungsfähig sein und nachts erholsam schlafen können.

6.3.3 Art, Ursache und Konsequenzen des Zielproblems diagnostizieren

Art des Zielproblems. Der Patient leidet offensichtlich nicht unter einzelnen irrationalen oder widersprüchlichen Zielen, sondern unter der Masse seiner Ziele, die er in der zur Verfügung stehenden Zeit nicht so verfolgen kann, wie er möchte und wie es gemäß seines Wertigkeitskonzepts erforderlich wäre.

Gründe für zu viele Ziele. Unabhängig von einer möglichen genetischen Disposition des Patienten für das Krankheitsbild wird er von klein auf für Leistung und soziale Akzeptanz durch die Eltern verstärkt. Seine rasche Auffassungs- und Lernfähigkeit begünstigen diese „Werte" und führen zur schnellen Herausbildung eines „Heimspielplatzes", d.h. eines Gebietes, das umso lieber und häufiger aufgesucht wird, je besser die dort gefragten Fertigkeiten beherrscht werden. So entsteht ein sich selbst verstärkender Regelkreis zwischen Leistung und Selbstwertzuschreibung.

Symptomgewinne von zu vielen Zielen. Das Problemverhalten dient dem Patienten aufgrund des gewählten Selbstwertmaßstabs (Leistung, soziale Anerkennung) zur Selbstwerterhöhung. Er erlebt sich als mächtig und als jemand Besonderes. Das überwiegend bewundernde oder „neidische" Umfeld dient dafür als weiterer Beleg.

Konsequenzen von zu vielen Zielen. Physiologisch: Der Patient ist energetisch ausgelaugt, steht unter ständiger Anspannung, hat dadurch Schlafstörungen, ist erschöpft und gleichzeitig ruhelos.

Verhalten: Viele Tätigkeiten werden zwar begonnen, selten aber so zu Ende geführt, wie geplant. → Puffer- und Vorbereitungszeiten werden nicht eingeplant, vieles aus dem Stegreif gemacht.

Emotional: Durch die auch nach eigenem Maßstab unzureichenden Leistungen und die erhaltene Kritik kippt die anfänglich euphorische Stimmung immer häufiger und schneller in Unzufriedenheit oder Ärger auf sich selbst und auf andere und führt schließlich zu resignativem Rückzug mit depressiver Grundstimmung.

Kognitiv: Anfängliche Selbstüberschätzung und Selbsterhöhung wegen empfundener Leistungseffizienz wechseln zu Selbstzweifeln und Selbstwertverlust.

6.3.4 Lebenszielplanung: Den Soll-Zustand erarbeiten

Therapeutische Strategie

(1) Zunächst wird die Problemeinsicht und die Veränderungsmotivation zu prüfen und ggf. zu bearbeiten sein. Das weitere therapeutische Vorgehen verläuft gemäß der in Kapitel 4 beschriebenen allgemeinen Strategie, die an diesen speziellen Patienten wie folgt adaptiert wird:

(2) Der Therapeut erfragt eigene Veränderungsziele des Patienten, die der möglicherweise aufgrund der vorangegangenen Reflexionen schon selbst erstellt hat, um nicht in der anschließenden Zielerarbeitungsphase unnötig an bereits bestehenden Erkenntnissen zu arbeiten.

(3) Anschließend wird der Lebenszielplan vom Patienten durch die Ziele ergänzt, die neu erarbeitet wurden,

(4) die hierarchische Struktur der Ziele wird bestimmt und

(5) der Zielplan wird dann hinsichtlich Rationalität, Zeit- und Energieverteilung geprüft und, falls notwendig, korrigiert.

(1) Problemeinsicht und Veränderungsmotivation prüfen und ggf. stärken

Besonders bei Patienten, die sich gerade in einer hypomanischen oder manischen Phase befinden, ist nicht unbedingt davon auszugehen, dass sie Einsicht in die psychische Verursachung ihrer Problematik besitzen. In der Regel führen sie die erlebten Symptome auf organische Gründe zurück oder auf zufallsbedingtes

„unglückliches Zusammentreffen mehrerer Ereignisse". Auch im vorliegenden Fall wird der Therapeut zunächst prüfen, ob der Patient die psychische Verursachung seiner Symptome erkennt und als selbst beeinflussbar erlebt. Sollte dies nicht der Fall sein, wird er zunächst am Aufbau dieser Krankheitseinsicht arbeiten (zum Vorgehen siehe Stavemann, 2008a, Kapitel 4: Wissensvermittlung und Aufbau der Krankheitseinsicht bei Patienten mit psychosomatischen Erkrankungen oder Verhaltensauffälligkeiten). Sollte dies nicht gelingen, ist die Therapieaufnahme wegen unzureichenden Patientenanforderungen kontraindiziert (zu notwendigen Patientenanforderungen siehe Stavemann, 2008a, S. 5f.). Der therapeutische Umgang mit dem hier mit großer Wahrscheinlichkeit zu erwartenden Widerstand im Sinne von „Wenn ich körperlich wieder fit bin, kann ich das!" wird im Unterpunkt „Typische Widerstände" auf S. 176 ff. aufgegriffen und in einem Beispieldialog behandelt.

(2) Veränderungsziele des Patienten erfragen

Wie bei dieser Diagnose zu erwarten, hat der Patient keine eigenen Veränderungsziele angegeben, die er zur Linderung seiner Symptomatik für angemessen hält. Er möchte lediglich wieder konzentrations- und leistungsfähig werden und erholsamen Schlaf finden. Der Therapeut geht daher nun dazu über, die Einsicht zu erarbeiten, dass die Menge der Lebensziele die Ursache für die Symptome sind und dass Symptomlinderung durch eine Reduzierung der verfolgten Ziele zu erreichen ist.

(3) Lebensziele reduzieren

Offenbar ist der Patient bisher noch nicht bereit, die Menge seiner verfolgten Vorhaben als Ursache für seine stressbedingten Symptome anzunehmen. Der Therapeut wird nun an dieser Einsicht arbeiten und, um unnötige Widerstände zu vermeiden, dabei in seinem Vorgehen darauf achten, sämtliche Vorhaben des Patienten wichtig zu nehmen, um nicht sofort in die meist schon beträchtliche Anzahl der „Spielverderber" eingereiht zu werden, die ihm seinen Erfolg missgönnen oder ihn in seiner Lebensfreude beschneiden möchten.

Beispiel	
T: „Wenn ich Sie richtig verstanden habe, reicht Ihnen die zurzeit verbliebene Energie und Zeit nicht aus, um all Ihre Vorhaben so zu verfolgen, dass Sie selbst damit zufrieden sind. Organische Gründe für Ihre Symptome können wir Ihren Ärzten zufolge wohl ausschließen. Was schlagen Sie denn vor, wie Sie	T fasst zusammen, wie er P's Situation verstanden hat, und fragt, ob er einen Lösungsvorschlag hat.

▶

Ihre „inneren Batterien" wieder so aufladen können, damit Sie wieder symptomfrei leben können?"

P:	„Tja, wenn ich *das* wüsste, wäre ich nicht hier."	
T:	„Was würden Sie denn jemandem raten, der sich im Laufe der Zeit 42 Geliebte gleichzeitig zugelegt hat und schließlich über Erektionsschwierigkeiten klagt?"	T benutzt eine Analogie und fragt P nach dessen Lösungsvorschlag.
P:	(grinsend) „Vielleicht sollte er es einmal mit 41 probieren."	
T:	„Und wenn jemand sich über mangelnde Möglichkeiten beklagt, seinem Studium nachzugehen, weil er tagsüber als Kurierfahrer arbeitet, abends 6 Stunden als DJ und nachts noch 6 Stunden Taxi fährt?"	Wie zuvor
P:	„Wieso, die Möglichkeit hätte er doch. Dann muss er eben für einige Zeit den Gürtel etwas enger schnallen und auf etwas Geld verzichten. Als Student konnte ich mir auch nicht alles leisten!"	
T:	„Und wenn sich jemand darüber beschwert, dass sein Maserati viel zu viel verbraucht, wenn er ihn mit Höchstgeschwindigkeit über die Autobahn jagt?"	Wie zuvor
P:	„Wenn er sich das nicht leisten kann, sollte er sich einen Kleinwagen kaufen."	
T:	„Hm, ...wenn ich Sie recht verstehe, heißt das in allen Fällen, dass Sie den Betreffenden raten, ein wenig zurückzustecken, wenn sie den Preis für ihren Lebensstil nicht mehr zahlen wollen oder können. Ist das so?"	T fasst P's Lösungsvorschläge zusammen und fragt um Bestätigung.
P:	„Also, in diesen Fällen schon."	
T:	„Weshalb?"	P soll seine Sichtweise begründen.
P:	„Na ja, das war wohl etwas übertrieben."	
T:	„Das fanden *die* nicht. Aber wir kommen *Sie* darauf?"	T übernimmt die Rolle des → advocatus diaboli.
P:	„Na, wer so über die Stränge schlägt, muss entweder ohne zu jammern den Preis dafür zahlen, oder er muss so weit zurückstecken, bis er sich es leisten kann."	
T:	„Hm, das klingt logisch. Wollen Sie einmal prüfen, ob Sie von dieser Erkenntnis etwas auf Ihre jetzige Situation übertragen können?"	T verstärkt P's Erklärung und fragt, ob diese auch auf P's Problem zu übertragen ist.

▶

P:	„Ich habe mir schon gedacht, dass Sie darauf hinauswollen. Soll ich also aufhören zu jammern?"	
T:	„Schauen wir doch lieber, was Sie selbst für das Vernünftigste halten: Den Preis für den jetzigen Lebensstil weiter zu bezahlen oder die Vorhaben so weit zurückzustutzen, bis Sie damit ohne Ihre lästigen Symptome zurechtkommen. Was meinen Sie?"	P soll selbst entscheiden, welchen Lösungsversuch er für zielführend hält.
P:	„Aber ich bin doch noch gar nicht überzeugt davon, dass das nichts Organisches ist!"	
T:	„Ja, das habe ich nicht vergessen. Aber wollten wir hier nicht prüfen, ob es vielleicht etwas sein kann, was durch körperliche Überforderung und psychischen Stress verursacht ist?"	T fragt, ob P's vorher gegebene Zustimmung noch gilt.
P:	„Doch, schon."	
T:	„Ließe sich das denn auf diese Weise prüfen: Dass Sie eine Zeitlang Ihre Vorhaben reduzieren und schauen, ob Sie dann besser damit zurechtkommen, ob Sie dann ohne Ihre lästigen Symptome leben können?"	P soll entscheiden, ob die Lösung, die er für die Analogien angemessen fand, auch für seine Situation hilfreich sein könnte.
P:	(Pause) „Möglich wär's."	
T:	„Und? Wollen Sie das einmal ausprobieren?"	P soll entscheiden, ob er diese Lösung versuchen möchte.
P:	„Äußerst ungern."	
T:	„Was hätten Sie denn am wenigsten gern: die Symptome zu behalten oder die Vorhaben zu reduzieren?"	T führt die beiden Alternativen von P's Dilemma an.
P:	(Pause) „Okay, ich probier's einmal eine Woche aus."	
T:	„Hätten Sie das auch den Leuten in den vorherigen Beispielen geraten: mal eine Woche aussetzen und dann weitermachen wie gehabt?"	T bezweifelt, dass P seine Problemlösung in einer Woche erreichen kann. Um P's Widerstand zu reduzieren, lässt T ihn diese Einsicht anhand der vorherigen Analogien selbst erarbeiten.
P:	„Hm."	
T:	„Bitte?"	Konkretisierungsfrage
P:	„Das müsste doch wohl etwas dauerhafter sein, wenn die nicht gleich wieder in die alte Situation zurückrutschen wollen."	
T:	„Also?"	Logischer Disput

P:	„Ich probier's einmal aus. Aber zunächst nur für drei Monate. Dann sehe ich, was es mir gebracht hat und entscheide neu."	
T:	„Einverstanden. Dann schlage ich vor, dass Sie zum nächsten Mal aufschreiben, auf welche Ihrer Vorhaben Sie künftig ganz verzichten und welche Sie reduzieren wollen. Wir schauen uns dann zusammen Ihre neue Zielplanung an. Einverstanden?"	T verstärkt P's Lösung und formuliert dazu eine konkrete Hausaufgabe.
P:	„Ja, mache ich."	

(4) Den Zielplan erstellen lassen

Nachdem der Patient seine Hausaufgaben erfüllt und die bisher verfolgten Ziele reduziert hat, arbeitet er seine Antworten und Lösungen erneut in die Übersicht von Arbeitsblatt 3 („Vorhandene Lebensziele bestimmen") ein und achtet dabei darauf, neben den einzelnen Zielen auch den dafür geplanten Zeit- und Energieaufwand anzugeben, so dass daran später geprüft werden kann, inwieweit er nun seinen Tages-, Wochen- oder Lebensplan sinnvoll aufgestellt hat. Der Patient legt schließlich folgende Zielplanung vor, in der der Energieaufwand dem Zeitaufwand entsprechen soll:

Partner/Familie/Sozialkontakte

heute: Frau (8 Std.), Kinder (4 Std.), Freundinnen (8 Std.), Edwin (2 Std.), Luis (1 Std.), Telefon- und E-Mail-Kontakte zu ca. 20 weiteren Bekannten (2 Std.)

in 30 Jahren: wie kurzfristig plus 50%

in 10 Jahren: wie kurzfristig

in 1 Jahr: Frau (6 Std.), Kinder (2 Std.), Freundinnen (6 Std.), Edwin (1 Std.), Luis (1 Std.), Telefon- und E-Mail-Kontakte zu ca. 20 weiteren Bekannten (1 Std.)

Beruf/Karriere/verfügbare Geldmittel

heute: Kanzlei (35 Std.), Justitiar bei M. (6 Std.), Justitiar bei V. (6 Std.), vor Gericht (5 Std.), berufsbedingte Reisen/Konferenzen/Verhandlungen/Mediatortätigkeit (10 Std.), Vorstand bei L. (3 Std.), Vorstand bei S. (3 Std.)

in 30 Jahren: wie kurzfristig minus 50%

in 10 Jahren: wie kurzfristig, plus Aufsichtsrat bei N. (4 Std.)

in 1 Jahr: Kanzlei (30 Std.), Justitiar bei M. (4 Std.), Justitiar bei V. (4 Std.), vor Gericht (3 Std.), berufsbedingte Reisen/Konferenzen/Verhandlungen/Mediatortätigkeit (8 Std.), Vorstand bei L. (3 Std.), Vorstand bei S. (3 Std.), plus Aufsichtrat bei N. (4 Std.)

Hobbys/Freizeit

heute: Golf (8 Std., inkl. Turniere), Segeln (4 Std.), Tennis (2 Std.), Go (2 Std.), Segelfliegen (1 std.), Hochseeangeln (1 Std.), Auto- und Pferderennen als Zuschauer (1 Std.), Oldtimerpflege (1 Std.)

in 30 Jahren: wie kurzfristig plus 50%

in 10 Jahren: wie kurzfristig, zusätzlich: Polo (3 Std.)

in 1 Jahr: Golf (6 Std., inkl. Turniere), Segeln (3 Std.), Tennis (2 Std.), Go (2 Std.), Segelfliegen (1 Std.), Hochseeangeln (1 Std.), Auto- und Pferderennen, als Zuschauer (1 Std.), Oldtimerpflege (1 Std.), zusätzlich: Jagdschein machen und Reiten lernen (4 Std.)

Sonstiges

heute: Tauchreisen, kulturelle Reisen (jährlich 6 Wochen, mit Familie), Hochsee- und Regattasegeln (jährlich 2 Wochen, allein), Oldtimertreffen und -fahrten (jährlich 4 Tage), Vorstand Golfclub (2 Std.), Vorstand Segelclub (2 Std.), Shopping (2 Std.)

in 30 Jahren: wie kurzfristig plus 50%

in 10 Jahren: wie kurzfristig, zusätzlich: Großwildjagd (2 Wo./Jahr)

in 1 Jahr: Tauchreisen, kulturelle Reisen (jährlich 4 Wochen, mit Familie), Hochsee- und Regattasegeln (jährlich 10 Tage, allein), Oldtimertreffen und -fahrten (jährlich 4 Tage), Vorstand Golfclub (2 Std.), Vorstand Segelclub (2 Std.), Shopping (2 Std.)

(5) Hierarchische Struktur der Ziele prüfen

Im vorliegenden Fall wird die Relevanz einer hierarchischen Struktur der verfolgten Ziele besonders deutlich: Der Patient verfolgt Ziele, die mit großer Wahrscheinlichkeit auf Dauer nicht parallel zu verfolgen sind. So wird er sich beispielsweise entscheiden müssen, ob er seiner Ehefrau oder seinen Geliebten den Vorzug gibt, falls die Partnerin ein Nebeneinander nicht akzeptieren sollte. Ähnliches gilt für die beruflichen Vorhaben, die nicht sämtlich in der dafür verfügbaren Zeit so erledigt werden konnen, dass der Patient selbst damit zufrieden ware. Vermutlich gilt dies auch für die aufgeführten Freizeitvorhaben.

Beispiel

T:	„Wenn ich das richtig verstehe, verfolgen Sie ja in Ihrer Planung weiterhin sowohl Ihre Ehe weiterzuführen als auch die Beziehungen zu Ihren Freundinnen aufrechtzuerhalten. Meinen Sie denn, dass Ihre Frau das – entgegen ihrer Ankündigung – weiterhin toleriert?"	T weist P auf möglicherweise widersprüchliche Ziele hin und fragt nach möglichen Konsequenzen.

▶

P:	„Ich weiß nicht. Aber sie hat schon so oft mit Trennung gedroht, dass ich es nicht so ernst nehme."	
T:	„Und wie wollen Sie sich in dem Fall verhalten, wenn Sie es doch ernst meinte?"	T fragt nach P's Präferenz für den Konfliktfall.
P:	„Puh, … darüber habe ich auch schon öfter nachgedacht."	
T:	„Mit welchem Ergebnis?"	Konkretisierungsfrage
P:	„Ich weiß auch nicht…, ich mag beides nicht aufgeben."	
T:	„Ja, das habe ich schon verstanden, aber wie wollen Sie sich verhalten, wenn das nicht geht?"	T fragt erneut nach P's Präferenz für den Konfliktfall.
P:	(Pause) „Ich würde wohl erst einmal bei meiner Familie bleiben."	
T:	„Und auf die Freundinnen verzichten?"	T benennt die Konsequenzen dieser Entscheidung.
P:	„Wenn es denn gar nicht anders geht: Ja. (Grinsend:) Zumindest, bis Gras über die Angelegenheit gewachsen ist."	
T:	„Und dann wollen Sie sich erneut Stress einhandeln?"	Wie zuvor
P:	„Wollen Sie mir eigentlich alles vermiesen?"	
T:	„Nein, ich frage nur danach, ob Sie auch bereit sind, die Konsequenzen Ihres Verhaltens zu akzeptieren. Wollen Sie?"	T fragt erneut nach P's Präferenz für den Konfliktfall.
P:	(Pause) „Nein, das wär' es mir nicht mehr wert. Notfalls würde ich auf die Freundinnen verzichten, wenn meine Frau es wieder herausbekäme und es gar nicht anders ginge. Zumindest sehe ich das heute noch so. Später kann ich das ja noch immer neu entscheiden."	
T:	„Ja, das stimmt. Mir war an diesem Beispiel wichtig aufzuzeigen, wobei es hilft, die einzelnen Vorhaben daraufhin zu prüfen, welches Ihnen wichtiger ist, wenn einmal zwei oder mehrere miteinander nicht gleichzeitig zu vereinbaren sind. Ich glaube, dass ist in diesem Fall deutlich geworden. Ich schlage vor, diese Entscheidung nach Ihrer persönlichen Wertigkeit nun auch für Ihre restlichen Vorhaben vorzunehmen, damit Sie es dann künftig leichter haben, sich im Konfliktfall für die Ihnen wichtigere Alternative zu entscheiden. Was halten Sie davon?"	T begründet die Wichtigkeit, die einzelnen Vorhaben hierarchisch zu ordnen und formuliert hierzu eine konkrete Hausaufgabe …

▶

P:	„Hm, das klingt schon wieder nach Verzicht. Aber die Wichtigkeitsrangreihe kann ich ja einmal machen."	
T:	„Gut, dann gebe ich Ihnen ein Arbeitsblatt hierzu mit, auf dem das Vorgehen hierfür beschrieben steht. Wir können uns das dann ja in der nächsten Stunde gemeinsam ansehen." (T händigt das Arbeitsblatt 9: „Eine eigene Zielhierarchie erstellen" aus.)	… und händigt zu deren Unterstützung ein Arbeitsblatt aus.

(6) Den Zielplan prüfen und ggf. korrigieren

Die künftige prozentuale Zeit- und Energieverteilung scheint – bis auf den leicht erhöhten mittelfristigen Wert (110 Stunden) – auf den ersten Blick realisierbar. Fraglich bleibt jedoch, ob damit tatsächlich die beklagten Stresssymptome vermieden werden können, da teilweise täglich nur ca. 8 Stunden insgesamt für Schlaf- und Ruhezeiten, Körperpflege und Nahrungsaufnahme zur Verfügung stehen.

Der Therapeut wird insgesamt zu prüfen haben, ob die reduzierten Arbeitszeiten realistisch geplant sind, da der Patient auf keine seiner bisherigen Aktivitäten verzichten, sondern diese – im Gegenteil – noch ausbauen will. Es ist wohl unrealistisch, dass die dafür erforderliche Leistung künftig in noch weniger Zeit zu schaffen ist, ohne dass dadurch neue Stressreaktionen entstehen.

Des Weiteren ist zu klären, ob die Partnerin des Patienten mit der weiteren Reduzierung seiner Zeit für familiäre Belange einverstanden ist.

Insgesamt ist die vorgelegte Planung vermutlich illusorisch und von „Wunschdenken" geprägt. Hier wird der Therapeut noch auf der Einsichtsebene nacharbeiten müssen, um dem Patienten die physiologischen und psychischen Konsequenzen einer derart unrealistischen Planung aufzuzeigen.

Umgang mit typischen Widerständen bei der Umsetzung der therapeutischen Strategie

Beispiel

„Wenn ich körperlich wieder fit bin, kann ich das!"

T:	„Ja, das ist möglich, dass Sie das dann eine Zeitlang schaffen. Woran liegt es denn Ihrer Meinung nach, dass Sie nicht mehr fit sind? Gibt es dafür organische Gründe?"	T prüft die Krankheitseinsicht des P.
P:	„Angeblich nicht …"	
T:	„Sie glauben das nicht?"	Wie zuvor
P:	„Tja, wenn Sie mich *so* fragen: Nein. Obwohl alle Ärzte behaupten, da sei nichts."	

T:	„Und Sie, was möchten *Sie* glauben?"	Wie zuvor
P:	„Mir fällt es schwer, das zu glauben. Das hat doch jahrzehntelang alles problemlos geklappt!"	
T:	„Hat es das wirklich? Sagten Sie nicht, Sie hätten bereits häufiger solche Stress- und Erschöpfungsphasen gehabt?"	Empirischer Disput
P:	„Doch, … das schon. Aber das waren Ausnahmezustände."	
T:	„Und Sie meinen, es sind garantiert organische Gründe, weshalb Sie nun erschöpft sind; etwas anderes kann das gar nicht sein?"	Wie zuvor
P:	„Na ja, möglich wäre das theoretisch schon …"	
T:	„Welche Möglichkeiten gäbe es denn noch?"	Wie zuvor
P:	„Na ja, angeblich psychische."	
T:	„Das nehmen Sie aber nicht an?"	T prüft die Krankheitseinsicht des P.
P:	„Nein, eher nicht. Ich sehe mich auch nicht als psychisch krank oder unnormal."	
T:	„Haben Sie das auch schon prüfen lassen, so wie die organischen Möglichkeiten?"	Empirischer Disput
P:	„Nein."	
T:	„Wollen wir das jetzt gemeinsam tun?"	T holt P's Zustimmung ein, jetzt psychische Ursachen prüfen zu wollen.
P:	„Ja, das wäre wohl gut."	

Der Therapeut erklärt nun die Krankheits- und Beschwerdebilder manischer und hypomanischer Erkrankungen sowie die organischen Konsequenzen, die aus ständiger Überforderung resultieren können: organischer, psychischer, emotionaler Stress und seine Auswirkungen (vgl. Stavemann, 2008, Abschnitt 4.2.1: Aufbau der Krankheitseinsicht durch Wissensvermittlung).

T:	„Nachdem wir nun die verschiedenen Möglichkeiten betrachtet haben, wodurch Ihre organischen Symptome entstanden sein könnten, was meinen Sie: Könnte es auch bei Ihnen psychische Ursachen geben?"	Empirischer Disput
P:	„Na ja, wenn man das so betrachtet, stehe ich schon häufiger unter Druck. Und auch meine Frau setzt mir gerade wieder heftiger zu, … und einige Mandanten sind gerade mal wieder ziemlich stressig."	
T:	„Könnte das theoretisch eine Ursache für Ihre Schlaflosigkeit und Ihre körperlichen Missempfindungen sein?"	Wie zuvor

P:	„Möglich wäre das schon."	
T:	„Wollen wir versuchen, das herauszufinden?"	T holt P's Zustimmung ein, jetzt psychische Ursachen prüfen zu wollen.
P:	„Ja, aber wie?"	
T:	„Tja, was meinen Sie, wie könnten wir versuchen herauszufinden, ob es stimmt, dass Ihre Symptome dadurch hervorgerufen werden, weil Sie zurzeit zu viel Stress haben?"	P soll selbst eigene Möglichkeiten erarbeiten, um seinen Widerstand gering zu halten.
P:	„Vielleicht indem meine Frau weniger Forderungen stellte und die Mandanten weniger nervten … (grinst)."	
T:	„Tja, das wär' was, wenn andere so wären, wie man es sich wünscht. Aber daraus wird wohl nichts. Schauen wir also stattdessen lieber, was in Ihrer eigenen Macht steht – nach dem, was Sie selbst beeinflussen können, um sich weniger unter Stress zu setzen. Was könnten Sie dazu tun?"	T differenziert zwischen Wunschdenken und Lernzielen und fragt erneut nach Möglichkeiten, die P sieht.
P:	„Nun kommen *Sie* nicht auch noch mit dieser Verzichtarie!"	
T:	„Womit?"	Konkretisierungsfrage
P:	„Meine Frau sagt auch immer, ich sollte weniger tun. Irgendwie scheint sie das nicht zu verstehen, ich mache das doch gerne!"	
T:	„Das bezweifle ich nicht. Aber was ist mit den Konsequenzen aus diesem ganzen Tun?"	T konfrontiert P mit den Konsequenzen seines „Wunschverhaltens".
P:	„Ja, *die* sollen weg."	
T:	„Das klingt fast so, als würden Sie von mir eine Lösung erwarten, wie man sich waschen kann, ohne dabei nass zu werden. Betrachten wir doch einmal die Realität: Uns stehen unabänderlich täglich 24 Stunden zur Verfügung. Die jeweiligen Tätigkeiten, die wir uns aussuchen, benötigen davon eine bestimmte Zeit, wenn wir sie so zu Ende bringen wollen, wie geplant. Abzüglich der biologisch notwendigen Zeit für Erholung, Schlaf, Körperpflege und Nahrungsaufnahme, durchschnittlich 8 bis 10 Stunden täglich, können wir nun eine bestimmte Anzahl von Vorhaben täglich verplanen, so dass der Tag voll ausgeschöpft ist. Dabei haben wir Unvorhergesehenes noch gar nicht berücksichtigt. Was meinen Sie, ob wir wohl alles, was wir angenehm und positiv finden, einplanen können?"	T pointiert P's irrationale Vorstellung und seine geringe Frustrationstoleranz. T gibt einen groben Überblick über die Höhe der prinzipiell frei verfügbaren Zeit. Empirischer Disput

▶

P:	(grinst) „Das wird dann wohl doch etwas eng."	
T:	„Ja. Aber was meinen Sie: Wenn sich jemand mehr vornimmt, als er normalerweise in 24 Stunden erledigen kann, setzt der sich nicht dadurch unter Druck?"	Logischer Disput
P:	„Doch, schon. Aber ich denke immer, wenn ich fit wäre, schaffe ich das."	
T:	„Wenn Sie fit sind, schaffen Sie in 24 Stunden, wofür Sie tatsächlich 25 brauchen?"	Empirischer Disput
P:	„Nein, so nicht. Wenn ich fit bin, schaffe ich das, was ich mir jetzt vorgenommen habe."	
T:	„Hm, wir waren ja gerade dabei, zu prüfen, ob es zu Lasten der physischen Fitness gehen kann, wenn sich jemand beständig auch nur etwas überfordert, obwohl er es eine Zeitlang schafft. Könnte das sein?"	T will den Zusammenhang von physischer und psychischer Überforderung und P's Stress-symptomen herstellen.
P:	„Theoretisch schon."	
T:	„Und wie könnten wir nun herausfinden, ob das bei Ihnen auch so ist?"	P soll selbst über eine mögliche Lösung nachdenken, um seinen Widerstand gering zu halten.
P:	(Pause) „Ich verstehe schon, worauf Sie hinauswollen. Ich müsste das ausprobieren. Ich müsste – zumindest vorübergehend – etwas kürzer treten und schauen, ob ich damit besser fahre. Das meinen Sie doch, oder?"	
T:	„Nun, das klingt nach einem vernünftigen Ansatz. So könnten Sie prüfen, ob die Masse Ihrer Vorhaben mehr ist, als Sie auf gesundem Wege verkraften können. Wollen Sie das testen?"	T verstärkt P's Lösung und erfragt seine Bereitschaft, diese auszuprobieren.
P:	„Vielleicht sollte ich das tatsächlich einmal probieren. Ich kann das ja einmal für zwei Wochen anders planen."	
T:	„Einverstanden. Allerdings glaube ich nicht, dass dieser Zeitraum ausreicht, um damit Ihre Symptome loszuwerden. Das wird sicherlich länger brauchen, sie sind ja auch nicht über Nacht entstanden. Stellen Sie sich einmal folgende Situationen vor: Ein langjähriger Kettenraucher leidet inzwischen unter Asthma, Raucherhusten und Kurzatmigkeit. Jetzt hört er zwei Wochen mit dem Rauchen auf und erwartet, dass dann alle Symptome verschwunden sind. Oder: Ein Mensch, der	T hält die Zeitvorgabe P's für nicht realitätsgerecht und versucht dies anhand von zwei Analogien zu vermitteln.

▶

die letzten Jahr grenzenlos geschlemmt hat und nun schwer adipös ist, lässt für zwei Wochen alle Schokoküsse fort und erwartet, dann wieder normalgewichtig zu sein. Was meinen Sie: Ist das realistisch?"

P: „Wohl kaum …, also gut, ich mache es zunächst für zwei Monate und schaue dann, ob sich etwas verändert hat."

T: „Ja, das wäre sinnvoll. Ich schlage vor, dass Sie bis zur nächsten Stunde Ihre Zielplanung nochmals überarbeiten und entscheiden, auf welche Vorhaben Sie in der nächsten Zeit verzichten wollen. Einverstanden?"

> T verstärkt P's Lösungsvorschlag und formuliert dazu eine konkrete Hausaufgabe.

P: *„Völlig* aufgeben?"

T: „Ich fürchte, dass wird auf sinnvolle Weise nicht anders gehen. Wir haben ja gerade betrachtet, dass es möglicherweise zusätzlichen Stress bedeutet, wenn man sich zu viel in einer begrenzten Zeitspanne vornimmt oder mit „halben Sachen" unzufrieden ist. Wenn wir also untersuchen wollen, was Sie vorgeschlagen haben, sollten Sie sicherstellen, dass tatsächliche alle unnötigen Stressoren ausgeschaltet werden. Ich schlage also vor, in Ihrer Untersuchungsphase nur die Vorhaben aufzunehmen, die Sie auch an einem Tag so ausführen können, wie Sie es für erstrebenswert halten. Dabei sollten Sie die dafür erforderlichen Zeiten so einplanen, dass Sie sich nicht erneut unter Druck setzen, wenn einmal alles nicht optimal läuft. Einverstanden?"

> T begründet nochmals die bereits erarbeitete Erkenntnis, dass P sich erneut unter Druck setzen würde, wenn er Vorhaben nicht zielgemäß ausführt, und dass er dann selbst damit zufrieden wäre oder andere, die dann erneut versuchen könnten, Druck auf ihn auszuüben.

P: (Pause) „Das wird schwer. Aber gut, es ist ja erstmal nur für kurze Zeit."

Sollte P sich nicht mit einer Reduzierung seiner Vorhaben einverstanden erklären und auf seine alten Ziele insistieren, wird T den Therapieauftrag wegen fehlender Problemeinsicht und Veränderungsmotivation *so* nicht annehmen, da der unter dieser Prämisse nicht erfolgreich verlaufen kann.

Inhalt der beiliegenden CD-ROM

Einleitung
Struktur der Lebenszielanalyse und -planung

Kapitel 1
AB 1   Glaubensgrundsätze für die Lebenszielplanung

Kapitel 2
AB 2   Lebensziele
AB 3   Vorhandene Lebensziele bestimmen
AB 4   Aktivitäten-Wochenplan

Kapitel 4
AB 5   Fehlende Lebensziele erstellen
AB 6   Lebensziele reduzieren
AB 7   Lebensziele erreichbar machen
AB 8   Lebensziele widerspruchsfrei planen
AB 9   Eine eigene Zielhierarchie erstellen
AB 10 Zeit- und Energieverteilung für Ziele

Anleitung zur Benutzung der CD-ROM

Auf der beiliegenden CD-ROM finden Sie alle Arbeitsblätter des Buchs. Sie liegen als pdf-Dateien vor und sind so aufbereitet, dass sie mit Hilfe des Acrobat Readers im DIN-A4-Format ausgedruckt und für den therapeutischen oder beraterischen Einsatz genutzt werden können.

Sollten Sie keinen Acrobat-Reader haben, können Sie ihn direkt von der CD-ROM aus kostenlos installieren (Sie werden dabei leicht verständlich durch die einzelnen Schritte geführt).

Danach ist das Arbeiten mit der CD-ROM ganz einfach: Sie klicken auf der Startseite auf den Link „CD-ROM Inhalt" und kommen so auf das Inhaltsverzeichnis der CD-ROM. Von dort kommen Sie per Mausklick auf jedes einzelne Arbeitsblatt.

Hinweis: Gelegentlich schaltet sich am Ende der Installation der PC automatisch ab, um die neuen Daten zu speichern. Das kann einen Moment dauern. Schalten Sie dann den PC wieder ein, sofern er das nicht automatisch tut. Entnehmen Sie die CD-ROM und legen Sie sie neu ein, dann startet sie automatisch.

Glossar

Advocatus diaboli. Als „Anwalt des Teufels" bezeichnet man im Bereich der Rhetorik jemanden, der mit seinen Argumenten die Position der Gegenseite vertritt, ohne ihr selbst anzugehören. In der Psychotherapie wird dieses rhetorische Mittel genutzt, um zu prüfen, ob der Patient eine neue Erkenntnis auch überzeugend begründen und gegen seine alte Sichtweise „verteidigen" kann.

Agnostiker. Anhänger des → Agnostizismus.

Agnostisch. Auf die Art der → Agnostiker.

Agnostizismus. Die Lehre von der Unerkennbarkeit des wahren Seins, der Wahrheit und Wirklichkeit und damit auch der Unerkennbarkeit einer Existenz höherer Mächte. Der Agnostizismus leugnet die → Metaphysik als Wissenschaft und kennzeichnet damit die kantsche und positivistische Position. Agnostizismus ist eine Weltanschauung, die entsprechend dem sokratischen „Ich weiß, dass ich nichts weiß" die grundsätzliche Begrenztheit menschlichen Wissens betont, dabei jedoch die Möglichkeit der Existenz höherer Wesen oder Mächte nicht bestreitet. Er ist sowohl mit Theismus als auch mit Atheismus vereinbar, da der Glaube an höhere Mächte möglich ist, selbst wenn man die Möglichkeit ihrer rationalen Erkenntnis verneint.

Arete. Die Tugendhaftigkeit. Sie beschreibt als zentraler Begriff der antiken griechischen Sittenlehre die Tüchtigkeit, Vortrefflichkeit und Tauglichkeit der Seele, zu Weisheit und Gerechtigkeit zu gelangen.

Atheismus. Der Atheismus sieht sich als Gegenpol des → Theismus, der Negation des Gottesglaubens, und wird deshalb präziser mit atheistischer Glaube beschrieben, da es sich hierbei (wie beim Theismus) um einen Glauben handelt, der auf keiner logischen oder wissenschaftlichen Begründung oder Beweisführung beruht.

Atheist. Vertreter des → Atheismus.

Axiom. Als Axiom oder Grundsatz bezeichnet man eine unbeweisbare Annahme, unter deren Voraussetzung bestimmte Ableitungen gelten. Eine axiomatisch abgeleitete Aussage besagt im Prinzip: „Unter der Voraussetzung, dass … gilt, kann man daraus … ableiten, und dann gilt auch …" Es gibt auch kultur- und glaubenssystemspezifische Axiome. Lehnt man ein bestimmtes Axiom ab, fallen damit auch die daraus abgeleiteten Erkenntnisse und Schlussfolgerungen fort.

Bedingungsanalyse. Die Bedingungs- oder Funktionsanalyse erforscht und begründet die Funktionalität eines Problems oder Verhaltensmusters, z. B. den Problem- oder Symptomgewinn, um deretwillen der Patient das Problem oder Symptom erträgt.

Behaviorismus. Eine, von J.B. Watson um 1920 begründete psychologische Schule, die eine „naturwissenschaftliche", möglichst objektive Beobachtung offenen Verhaltens anstrebt. Untersucht wird die Wirkung von Verstärkern zu unterschiedlichen Zeitpunkten auf das beobachtbare Verhalten. Aus diesen Beobachtungen werden die verschiedenen Konditionierungsarten und die → Lerngesetze abgeleitet.

Carpe diem! Nutze den Tag! Eine Aufforderung, die knappe Lebenszeit heute zu nutzen und nicht auf den nächsten Tag zu vertrauen.

Deduktion. Die Ableitung des Besonderen vom Allgemeinen, die Erkenntnis des Einzelfalls aus einem allgemeinen Gesetz. Die Wahrheit des Schlusssatzes ist gewährleistet, wenn die Prämissen wahr sind und die Regeln der Logik eingehalten werden. Beispiel: Alle Menschen müssen sterben. Ich bin ein Mensch. Ich muss sterben.

Deduktiver Schluss. → Deduktion.

Discomfort anxiety. Ein von A. Ellis geprägter Begriff. Dabei steht die „Angst vor Unbequemlichkeit" für geringe Frustrations- oder Leidtoleranz von Menschen, die sie in der Regel zur Vermeidung verleitet. Zur Behandlung der discomfort anxiety siehe z. B. Ellis (2003) oder Born und Sonntag (2008).

Dysfunktional. Unzweckmäßig, nicht zielführend, in der KVT auch für „irrational".

Elenktik. Die Kunst des Beweisens, Widerlegens und Überführens. Mit Hilfe der Elenktik erschüttert Sokrates durch gezielte naive Fragen die Sichtweisen seiner Gesprächspartner und führt sie in den „Zustand innerer Verwirrung", zur Erkenntnis in das eigene Nichtwissen.

Empirismus. In der → Erkenntnistheorie des Empirismus geht alle Erkenntnismöglichkeit von den Sinneserfahrungen, der empirischen Erfassung alles Wahrnehmbaren aus. Obwohl diese Theorie von vielen Seiten als unzutreffend und unhaltbar kritisiert wird, da sie noch nicht einmal in der Lage sei, ihre grundlegenden Sätze aus Beobachtung oder Erfahrung abzuleiten, hat sie doch bis heute Auswirkungen auf diverse naturwissenschaftliche Theorien (wie z. B. auf die → Skinners).

Empirisch. Auf die Art des → Empirismus.

Empirist. Vertreter des → Empirismus. Empiristen akzeptieren ausschließlich Hypothesen, die auf empirisch erfassbarer, sinnlicher Wahrnehmung basieren. Sie sehen ihren geistigen Wegbereiter in Francis Bacon, der seine neue, nicht-metaphysische Wissenschaft auf verurteilfreier Wahrnehmung gründen möchte.

Empiristen wie Locke, Berkeley und Hume sehen (im Gegensatz zu Descartes angeborenen Ideen) die neugeborene Seele als → tabula rasa, die erst nach und nach durch Erfahrungen und Sinneseindrücke geprägt wird. Während für Locke Wahrnehmungen noch Auskunft über reale materielle Dinge geben, sind für Berkeley und Hume nur noch die Wahrnehmungen real und nicht die Dinge, auf die sie sich beziehen.

E-prime. Der Begriff wird von D. Bourland (1966) geprägt für den Versuch, auf alle Formen des Hilfsverbs „sein" in Schrift und Sprache zu verzichten. Bereits A. Korzybsky hat zuvor in seinen „General Semantics" erkannt, dass zwei Formen des Begriffs „sein" zu strukturellen Problemen führen: „sein" als Identitätsbegriff („Ich bin Psychologe") und „sein" als Prädikat („Max ist ein egoistischer Mensch"). Durch das Hilfsverb sein kann eine Aussage oder Begründung unzutreffend als passiv oder unveränderbar erscheinen. In obigen Beispielen wäre zum Beispiel die Aussage „Ich arbeite als Psychologe" und „Ich finde Max' Verhalten egoistisch" präziser, inhaltlich angemessener. Eigenverantwortlichkeit, andauernde Prozesse und Veränderungsalternativen werden so deutlich.

Erkenntnistheorie. Der Teil der Philosophie, der sich mit dem Wesen und dem Umfang der Erkenntnis beschäftigt. Die → Sophisten und Sokrates formulieren erste erkenntnistheoretische Ansätze. Wichtige Vertreter in der Neuzeit sind Descartes und Kant. Grundaussage: Alle philosophischen Betrachtungen haben mit der Prüfung des Erkenntnisvermögens zu beginnen. Ansätze, die negieren oder bezweifeln, dass Realität objektiv wahrnehmbar ist (Agnostizismus, Skeptizismus, Fiktionalismus), stehen denen gegenüber, die diese Möglichkeit bejahen und an der Erlebniswelt festmachen (Empirismus, Sensualismus, Phänomenalismus, Positivismus). Andere Modelle unterscheiden sich darin, dass behauptet wird, Erkenntnis sei durch Vernunft zu gewinnen (Rationalismus), Erkenntnis sei unmittelbar durch Erfahrung mit der Außenwelt bestimmt (naiver Realismus) oder lediglich mittelbar (kritischer Realismus), oder Erkenntnis führe ohnehin nicht über den Bewusstseinbereich hinaus (Idealismus).

Induktion. Der Schluss vom Besonderen auf das Allgemeine. Beispiel: Aus der Beobachtung, dass alle Menschen unter Wasser ersticken, lässt sich die allgemeine Erkenntnis ableiten, dass Menschen keine Wassertiere sind. Aristoteles unterscheidet dabei Induktion durch einfache Aufzählung aller Beobachtungen und Induktion durch vollständige Auszählung aller Möglichkeiten. Die Skeptiker bezweifeln die Berechtigung von Induktionsschlüssen, da nie alle Einzelfälle berücksichtigt werden könnten.

Induktionsschluss. → Induktion.

Induktiv. Auf die Art der → Induktion.

Kategorienfehler. Ein Kategorienfehler liegt vor, wenn jemand unzulässigerweise einen Terminus einer Kategorie durch einen Terminus einer anderen Kategorie ersetzt und so zu einem Fehlschluss gelangt. Zwei Termini gehören (nach Ryle, 1969) immer dann verschiedenen Kategorien an, wenn sie in bestimmten Satztypen nicht austauschbar sind (z. B. gehören „Steffi" und „Mitternacht" im Satz „…geht auf eine Party" nicht zur gleichen Kategorie, weil der Satz „Mitternacht geht auf eine Party" unsinnig ist). Zudem sind Termini derselben Kategorie durch Konjunktion miteinander zu verbinden (z. B. „Heulen" und „Zähneklappern" im Satz „ …und es gab großes Heulen und Zähneklappern", während das Wort „Schweinebraten" offensichtlich zu einer anderen Kategorie gehört: „….und es gab großes Heulen, Zähneklappern und Schweinebraten").

Kognitive Modelle. Die Modelle, die zur Erklärung der Reaktion auf einen Stimulus kognitive Variablen einbeziehen oder gar zur allein bestimmenden Größe machen. In der Psychotherapie werden diese Modelle vor allem durch A. Ellis (1962, 1973) mit seiner Rational-emotiven (Verhaltens-)Therapie, A. Beck (1976) mit der Kognitiven Therapie, M.C. Maultsby (1975) und M. Mahoney (1974, 1977) mit ihren Modellen der Kognitiven Verhaltenstherapie und D. Meichenbaum (1977, 1979) mit der Kognitiven Verhaltensmodifikation eingeführt.

Kreationismus. Unter Kreationismus wird die Lehre von der – nicht nur christlichen – Schöpfungsvorstellung verstanden. Gott hat durch seine Allmacht das Weltall und alles Leben aus dem Nichts erschaffen. Kreationisten nehmen z. B. das Alte Testament oder den Koran wörtlich und glauben, dass die gesamte Urgeschichte tatsächlich genau so stattgefunden hat, wie dort beschrieben. Unter „Kreationismus" werden manchmal auch die Vertreter der „Intelligent Design"-Theorie subsummiert, obwohl sie die o. g. Positionen in diesem Ausmaß nicht vertreten, sondern annehmen, dass die Evolutionsgesetze durch einen intelligenten Urheber geschaffen worden sind.

Kreationist. Vertreter des → Kreationismus.

Kurzfristhedonist. Jemand, der sich kurzfristig hedonistisch verhält, ohne die langfristigen Konsequenzen seine Handelns zu bedenken oder zu beachten.

Langfristhedonist. Jemand, der sich langfristig hedonistisch verhält, auch wenn dies im Augenblick kurzfristige unangenehme, lästige Konsequenzen mit sich bringt.

Lerngesetze. → Lerntheorie.

Lerntheorie. Die Lehre vom Lernen, in der Regel im Sinne des → Behaviorismus, beschreibt die gesetzmäßigen Auswirkungen von gelernten Vorerfahrungen auf Verhaltensreaktionen. Dabei werden hauptsächlich zwei Lerntypen unterschieden: Die klassische (der ‚bedingte Reflex') und die instrumentelle Konditionierung (das ‚Lernen am Erfolg'). Ausgangspunkt der Lerntheorien sind quantitative Analysen von Abläufen wie dem Übungsfortschritt und des Vergessens, aus denen Vergessens- und Lernkurven abgeleitet werden. Vertreter einiger Theorien sind: E.R. Guthrie (Kontiguitätstheorie: eine S-R-Theorie), E.L. Thorndike (Effekt-Gesetz: Lernen am Erfolg), C.L. Hull (Theorie der Verstärkung von Reaktionstendenzen: eine S-R-Theorie), E.C. Tolman (Orientierungstheorie), O.H. Mowrer (Zwei-Faktoren-Theorie) und A. Bandura (Beobachtungslernen).

Lernziel. Ein Ziel, das sich jemand zu erlernen vornimmt (im Gegensatz zu einem „Könnerziel", das jemand können will, ohne es mühsam erlernen zu müssen).

Makroanalyse. In der Makroanalyse werden die prädisponierenden, auslösenden und aufrechterhaltenden Bedingungen der Problematik dargestellt.

Metaphysik. Von Aristoteles geprägter, häufig als Synonym für „Philosophie" genutzter Begriff für die philosophische Lehre über die Gründe und Zusammenhänge des Seins „jenseits der Physik", d. h. über das naturwissenschaftlich fassbare hinaus. Die Metaphysik untersucht somit die Bereiche menschlichen Lebens und des Seins, die einer empirisch-naturwissenschaftlichen Betrachtung nicht zugänglich sind, und versucht, mit Hilfe philosophischer Betrachtungen Antworten auf Fragen zu finden wie: Warum gibt es uns/die Welt/das Universum? Gibt es einen Gott/ein Leben nach dem Tod/einen freien Willen? Was ist ein gutes/erfülltes/gottgefälliges Leben? Was ist Wahrheit/Wirklichkeit/Freiheit/Realität?

Neben Begriffsklärungen beschäftigt sich die Metaphysik u.a. mit der Betrachtung der Beziehung zwischen dem Einzelnen/dem Individuum und dem Ganzen/dem Allgemeinen (→ Universalienproblem) und den Verhältnissen zwischen der *wahren* Wirklichkeit und ihrer beschränkten, fehlerhaften Wahrnehmung durch den Menschen.
Ziel der klassischen Metaphysik ist die Erkenntnisgewinnung bzw. Teilhabe an ewigen, absoluten und göttlichen Wahrheiten. Die kantische und nachkantische Metaphysik gibt dieses Ziel der objektiven Erkenntnisgewinnung als unerreichbar auf und befasst sich stattdessen mit Fragen nach der Erkenntnisfähigkeit und dem Erkenntnisvermögen von Menschen.

Teilbereiche der Metaphysik sind die → Ontologie, die → rationale Kosmologie, die → philosophische Anthropologie und die → rationale Theologie. Wichtigste Vertreter: Platon, Aristoteles, Plotin, Thomas von Aquin, Descartes, Spinoza, Leibniz, Kant, Fichte, Hegel (weiterführend: Disse, 2004).
Metaphysisch. Nach Art der → Metaphysik, empirisch nicht erfassbar, den menschlichen Erfahrungshorizont überschreitend. Eine Aussage ist dann metaphysisch, wenn sie sich auf Themen oder Inhalte bezieht, die jenseits jeder empirischen Erfassbarkeit, jeder

menschlichen Erfahrbarkeit liegen, z. B. Aussagen über den Sinn des Lebens, über das Gute, das Wahre, das Göttliche.
Naturalismus. Eine philosophisch-weltanschauliche Lehre, die (nach Kant) alles Geschehen aus Naturtatsachen ableitet. Natur gilt als allumfassend, einzigartig und das Geistige oder Göttliche einbeziehend. Wichtige Vertreter sind u. a. die Stoiker.
Naturalist. Ein Vertreter des → Naturalismus.
Naturphilosophen. Antike Naturphilosophen wie Thales, Heraklit und Demokrit möchten, in Abkehr von den bis dahin bestehenden religiös-mystischen Erklärungen der Welt und ihrer Erscheinungen, die Natur und ihre Phänomene mit Hilfe der Physik, Mathematik, Astrologie und Astronomie erklären. Ihr Forschen nach dem Ursprung der Welt und nach dessen grundlegenden Naturprinzipien hat dabei noch eindeutig → metaphysische Züge. Anaxagoras, ein bedeutender Vorsokratiker und Naturphilosoph, versucht alle Erscheinungen des Kosmos mit physikalischen Ursachen zu erklären.

Auch Aristoteles, Begründer der Logik, der Kategorienlehre und der methodisch-wissenschaftlichen Forschung, wird zu den Naturphilosophen gezählt. Er versucht, seine Metaphysik mit Hilfe logischer Prinzipien auf einen wissenschaftlich gesicherten Boden zu stellen. Mit Kopernikus, Galilei und Kepler haben sich Naturwissenschaft und Philosophie endgültig von der Theologie emanzipiert, Naturwissenschaft und Metaphysik etablieren sich als eigenständige Wissenschaften. Kopernikus, Kepler und Newton werden häufig als neuzeitliche Naturphilosophen gesehen, da sie – wie ihre vorsokratischen Vorbilder – untersuchen, was *Natur* (d. h. das Wesen jedes Seienden) ist und wie sie in Relation zur Wirklichkeit steht.
Neo-Platonisten. Die neuplatonische philosophische Schule ist bestrebt, Platons unvollendetes „System" weiterzuführen. Der Ägypter Plotin, ihr bekanntester Vertreter, lehrt das Bestehen eines unbeschreiblichen *Einen*. Das Göttliche liegt für ihn jenseits von Per-

son, Wesen und Sein, jenseits des Geistes und des Denkens. Diese mystische Lehre mit ihrer All-Einigkeit war der griechischen Philosophie bisher fremd.

Der christliche Neuplatonismus (bekanntester Vertreter: Boethius) setzt in seiner Theologie dieses göttliche Eine mit dem Christengott gleich und die frühen christlichen Schriften beschreiben nahezu eine Vollendung der platonischen Lehre.

Nominalisierung. Die sprachliche Wiedergabe eines andauernden Prozesses durch ein abgeschlossenes Ereignis, häufig mit dem bewussten oder unbewussten Ziel, die eigene Verantwortung für eine jetzt mögliche neue Entscheidung zu verbergen. Beispiele:

„Es brach Streit aus" statt „Wir streiten uns miteinander."

„Ich hatte einen Rückfall" statt „Ich habe wieder mit dem Trinken begonnen."

„Dann kam die Scheidung" statt „Ich lebe seitdem von ... getrennt."

Oberflächenstruktur. Die von der → Tiefenstruktur abgeleiteten Sätze, die Einheimische in ihrer Sprache äußern und schreiben (vgl. Bandler & Grinder, 2001).

Ontologie. Die Ontologie beschäftigt sich als allgemeine → Metaphysik mit der Lehre des Seins, die das Seiende als Seiendes untersucht.

Paarvergleich. Eine Skalierungsmethode, bei der die Rangfolge durch den Vergleich von Item-Paarungen hergestellt wird. In der therapeutischen Praxis wird die Methode des Paarvergleichs beispielsweise angewendet, um Übungsleitern zu erstellen:

Um eine Übungsleiter zu erstellen, werden zunächst verschiedene problemtypische Situationen auf kleine Zettel geschrieben und anschließend in eine Schwierigkeitsrangreihe gebracht. Dazu wird die leichteste und die schwierigste Übung bestimmt. Sie erhalten die Rangplätze 1 und 10, alle weiteren Zettel fügt man nun ein, indem man sie mit jeder bereits eingeordneten Übung im Hinblick darauf vergleicht, ob sie leichter, schwerer oder gleich schwer ist. Auf diese Weise ordnet man so viele Übungsbeispiele ein, bis möglichst auf jeder Schwierigkeitsstufe mindestens zwei verschiedene Aufgaben stehen.

(1)–(2)–(3)–(4)–(5)–(6)–(7)–(8)–(9)–(10)
niedrigste   höchste
  Schwierigkeitsstufe

Prämisse. Eine Voraussetzung, in der Logik der als gültig angenommene Vordersatz, aus dem eine Ableitung erfolgt: „Wenn man nicht verdursten will, muss man Flüssigkeit zu sich nehmen." Der Schluss (der „Muss"-Satzteil) ist nur unter der Voraussetzung sinnvoll, wenn der Vordersatz gilt („Ich will nicht verdursten").

Protreptik. Die Kunst der Heranführung, der Ermunterung oder Aufforderung zu philosophischer Betrachtung eines Themas. Mit Hilfe der Protreptik führt Sokrates seine Gesprächspartner durch gezielte naive Fragen zur Reflexion und Erkenntnis.

Pufferzeit. Ursprünglich ein Begriff der „Netzplantechnik". (Ein Netzplan ist die graphische oder tabellarische Darstellung von Abläufen und ihrer Abhängigkeiten.)

Die Netzplantechnik findet ihre Anwendung insbesondere darin, Projekte zu planen. Sie umfasst alle Verfahren, die zur Analyse, Planung, Steuerung und Überwachung von Abläufen dienen, wobei Zeit, Kosten, Einsatzmittel und Ressourcen berücksichtigt werden können. Unter Pufferzeit wird dabei ein zeitlicher Spielraum für die Ausführung eines Vorgangs verstanden.

Randbedingung. Die Bedingung, unter der eine Muss-Aussage steht. Beispiele: Ich muss das Gedicht auswendig lernen, *wenn ich es frei vortragen möchte*. Ich muss essen, *wenn ich nicht (ver-)hungern will*. Muss-Aussagen ohne Randbedingung („Ich muss das Gedicht auswendig lernen", „Ich muss essen") sind weder nachvollziehbar noch auf Rationalität oder Funktionalität zu prüfen, solange die Randbedingungen nicht genannt sind.

Rationale Kosmologie. Die rationale Kosmologie untersucht den Zusammenhang alles

Seienden und somit das Wesen der Welt als Ganzes.

Rationale Theologie. Die rationale Theologie beschäftigt sich mit den Ursachen und Gründen allen Seins, der Existenz Gottes und dem Jenseits.

Reflexive Persönlichkeit. Eine reflexive Persönlichkeit besitzt ein reflexives Bewusstsein und reflexives Denken, d. h., sie ist in der Lage, eigenes Denken, Planen und Verhalten zu beobachten, hinsichtlich seiner Funktionalität und vermutlichen Konsequenzen zu durchdenken, im Hinblick auf die eigenen Normen und Ziele zu bewerten und einen Perspektivenwechsel vorzunehmen, sich also aus der Sicht anderer zu betrachten und deren Perspektive einzunehmen („Wie wird der mein Verhalten finden und wie wird er darauf reagieren?").

Regress. In der Philosophie: Das gedankliche Zurückschreiten vom Besonderem zum Allgemeinen, vom Bedingten zur Bedingung, von der Symptomatik zur Ursache.

Regressive Abstraktion. Eine Begriffsbildung oder Verallgemeinerung, die regressiv (auf Art eines → Regresses, vom Besonderen zum Allgemeinen zurückschreitend) gewonnen wird.

Skinner. B.F. Skinner, ein amerikanischer Psychologe in der Nachfolge J.B. Watsons (dem Begründer des → Behaviorismus) der Mitte des 20. Jahrhunderts die Verhaltenstherapie entwickelt.

Sokratische Verwirrung. → Zustand innerer Verwirrung.

Sophist. Der „Weisheitslehrer", im antiken Athen ein gut bezahlter Wanderlehrer, der die Jugend in Wissenschaft, Philosophie und Redekunst ausbildet. Die Sophisten Protagoras, Gorgias, Prodikos oder Hippias stellen im 5. Jahrhundert v. Chr. den Menschen und erstes naturwissenschaftliches Denken in den Mittelpunkt ihrer Betrachtungen. Sie erkennen die beschränkte Wahrnehmungs- und Erkenntnisfähigkeit des Menschen und lehnen die alten mystischen, göttlichen absoluten Wahrheiten ebenso ab

wie die traditionelle Form → metaphysischer Betrachtungen. Der Generalnenner sophistischer Bildung liegt in der Überzeugung, dass man die überkommene Kultur in all ihren Manifestationen (wie: Sprache, Religion, Politik, Moral, Staats- und Rechtswesen) nicht einfach hinnehmen, sondern reflektieren und kritisieren solle.

Sophistisch. Auf die Art der → Sophisten.

Stoiker. Stoiker sind Anhänger einer philosophischen Richtung, die von Zeno und Chrysipp um 300 v. Chr. in Athen gegründet wird. Durch Cicero kommt der Stoizismus, die Lehre der Stoiker, nach Rom. Bekannteste Vertreter sind dort Seneca, Epiktet und Marc Aurel.

Symptomverschreibung. Eine Symptomverschreibung besteht nach Watzlawick et al. (2003) darin, ein als problematisch verstandenes Verhalten vom Patienten *zu fordern*. Beispiel: Von einem Patienten, der aus Angst vor Ablehnung wegen seines unkontrollierbaren Erregungszitterns mit Vermeidungsverhalten reagiert, wird gefordert, in der nächsten Kaffeepause mit den Kollegen unbedingt so sehr zu zittern, dass die Kaffeetasse klappert. Durch diese „Verschreibung" soll dem Patienten die Funktion seines problematischen Verhaltens bewusst gemacht und verdeutlicht werden, dass er sein Verhalten kontrollieren und steuern kann.

Als Symptomverschreibung kann auch das Verfahren der paradoxen Intention (auch paradoxe Intervention) nach Frankl (2002, S. 161 ff.) gelten. Hierbei wird der Klient aufgefordert, sein symptomatisches Verhalten nicht zu bekämpfen, sondern bewusst herbeizuführen und auszuüben. Frankl und Watzlawick et al. zeigen, dass dieses Verfahren zur Symptomreduktion führen kann, wenn bisher der Kampf gegen das Symptom zu seiner Aufrechterhaltung beigetragen hat.

Tabula rasa. Unbeschriebenes Blatt, leer.

Theismus. Die Lehre von einer überirdischen, göttlichen Kraft, die als Schöpfer, Erhalter und Lenker der Welt angesehen wird.

Theist. Ein Anhänger des → Theismus.

Tiefenstruktur. Die vollständige sprachliche Repräsentation, von der die → Oberflächenstrukturen einer Sprache abgeleitet werden (vgl. Bandler & Grinder, 2001).

Tilgung. Die Inhalte der → Tiefenstruktur (der vollständigen sprachlichen Repräsentation), die in der → Oberflächenstruktur (der tatsächlichen sprachlichen Botschaft) fehlen. Beispiel: Im Satz „Ich freue mich" ist die Begründung für die Freude getilgt. Diese Tilgungen können durch die Fragen „Weil?" und „Worüber?" wiedergewonnen werden (ausführlicher: Bandler & Grinder, 2001).

Zeitpunktziele. Die Ziele, die sich mit dem Eintreten eines Ereignisses erledigt haben (z. B. „Ich möchte mir ein Auto kaufen").

Zeitraumziele. Die Ziele, die endlos zu verfolgen sind (z. B.: „Ich möchte in meiner Ehe darauf achten, mich nicht egozentrisch zu verhalten").

Zustand innerer Verwirrung. Aus der Position des „Ich weiß, dass ich nichts weiß" prüft Sokrates seine Gesprächspartner als naiver Frager so lange in ihrem behaupteten Wissen um moralische Normen und Begriffe und verwickelt sie mit Hilfe seiner → Elenktik derart in Widersprüche, bis sie schließlich angesichts der aufgezeigten Lücken, Inplausibilitäten und Unlogiken ihr Nicht-Wissen um die diskutierte Sache eingestehen müssen und in den von ihm angestrebten „Zustand der inneren Verwirrung" geraten.

Die „Einsicht in das eigene Nichtwissen" und die durch den „Zustand der inneren Verwirrung" hervorgerufene, massive Verunsicherung sei eine wichtige Voraussetzung für Veränderungsprozesse: In der anschließenden → Protreptik könne er seine Gesprächspartner leichter zur Innenschau, zum Innendialog und letztendlich zur Selbsterkenntnis führen und so zu geistiger (Neu-) Orientierung und einem selbstbestimmten Leben verhelfen. Das Eingeständnis ihres Nichtwissens leite die Menschen an, nun umso mehr nach ihrem sittlichen Ideal, ihren Lebenszielen und moralischen Normen zu forschen, und aus der Kenntnis des „Tugendhaften" heraus, handelten sie dann auch zwangsläufig entsprechend moralisch.

Literatur

Adler, A. (1983). Wozu leben wir? Frankfurt/M.: Fischer.

Adler, A. (2004). Der Sinn des Lebens (23. Aufl.). Frankfurt/M.: Fischer.

Aristoteles. (1986). Nikomachische Ethik. Ditzingen: Reclam.

Aurel, M. (1992). Selbstbetrachtungen. Frankfurt/M.: Insel.

Baggini, J. (2003): Atheism: A Very Short Introduction. Oxford University Press.

Baggini, J. (2004). What's It All About? – Philosophy and the Meaning of Life. London: Granta Books. Dt.: (2006). Der Sinn des Lebens. Philosophie im Alltag. München: Piper.

Bandler, R. & Grinder, J. (2001). Metasprache und Psychotherapie, Struktur der Magie I (2. Aufl.). Paderborn: Jungfermann.

Beck, A.T. (1976). Cognitive therapy and the emotional disorders. New York: International University Press.

Beck, A.T., Rush, A.J., Shaw, B.F. & Emery, G. (1996). Kognitive Therapie der Depression (5. Aufl.). Weinheim: Beltz/PVU.

Boelicke, T. (2004). Kognitive Lebenszielanalyse in Therapie und Beratung. Verhaltenstherapie & psychosoziale Praxis, 36 (2), 313–324.

Born, K. & Sonntag, R.F. (2008). Akzeptanz und Commitment: Behandlung von hierarchischen Problemen und geringer Frustrations- oder Leidtoleranz. In H.H. Stavemann (Hrsg.), KVT-Praxis. Strategien und Leitfäden für die Kognitive Verhaltenstherapie (S. 576–600) (2. Aufl.). Weinheim: Beltz/PVU.

Bourland, D.D. (1966). A linguistic note: writing in E-prime. General Semantics Bulletin, 32–33, 111–114.

Brody, H. & Brody, D. (2002). Der Placebo-Effekt. Die Selbstheilungskräfte unseres Körpers. München: dtv.

Bucher, A. (2007). Psychologie der Spiritualität. Weinheim: Beltz/PVU.

Chessick, R.D. (1971). Why Psychotherapists Fail. New York: Science House.

Chessick, R.D. (1982). Sokrates: First Psychotherapist. The American Journal of Psycho-analysis, 42 (1).

Damasio, A.R. (2003). Ich fühle, also bin ich. Die Entschlüsselung des Bewusstseins (4. Aufl.). München: List.

Dawkins, R. (2007). Der Gotteswahn. Berlin: Ullstein.

Disse, J. (2004). Kleine Geschichte der abendländischen Metaphysik. Von Platon bis Hegel (2. Aufl.). Darmstadt: WGB.

Dwyer, J.W., Clarke, L.L. & Miller, M.K. (1990). The effect of religion concentration and affiliation on country cancer mortality rates. Journal of Health and Social Behavior, 31, 185–202.

Ehrsson, H.H. (2007). The Experimental Induction of Out-of-Body Experiences. Science, 317, 1048 f.

Ellis, A. (1962). Reason and emotion in psychotherapy. New York: Lyle Stuart.

Ellis, A. (1973). Humanistic Psychotherapy: The rational-emotive approach. New York: The Julian Press.

Ellis, A. (1979). Psychotherapie und der Wert eines Menschen. In A.Ellis & R. Grieger (Hrsg.), Praxis der rational-emotiven Therapie. München: Urban & Schwarzenberg.

Ellis, A. (2002). Overcoming Resistance. A Rational Emotive Behaviour Therapy Integrated Approach (2. Aufl.). New York: Springer.

Ellis, A. (2003). Discomfort Anxiety: A New Cognitive-Behavioral Construct (Part I + II). In Journal of Rational-Emotive and Cognitive-Behavior Therapy, 21 (3–4) 183–192, 193–202.

Emmons, R.A. (1992). Abstract versus concrete goals: Personal striving level, physical illness and psychological well-being. Journal of Personality and Social Psychology, 62, 292–300.

Epiktet. (1984). Handbuch der Moral und Unterredungen. Hrsg. von H. Schmidt, neu bearbeitet von K. Metzler. Stuttgart: Kröner.

Epiktet. (1992). Wege zum glücklichen Handeln. Dt. von W. Capelle. München: Eugen Diederichs Verlag.

Epiktet. (2006). Das Buch vom geglückten Leben. Dt. von K. Conz. Köln: Anaconda.

Epikur. (1973): Brief an Minoekeus. In F. Jürß, R. Müller & E.G. Schmidt: Griechische Atomisten. Leipzig: Reclam.

Frank, J.D. (1961). Persuasion and healing. Baltimore: John Hopkins Press.

Frankl, V.E. (2002). Logotherapie und Existenzanalyse. Weinheim: Beltz.

Harris, S. (2006). Letter to a Christian Nation. New York: Random House.

Harris, S. (2007). Das Ende des Glaubens. Religion, Terror und das Licht der Vernunft. Zürich: Edition Spuren.

Hautzinger, M. (2001). Depression im Alter. Weinheim: Beltz/PVU.

Hautzinger, M. (2003). Kognitive Verhaltenstherapie bei Depressionen (6. Aufl.). Weinheim: Beltz/ PVU.

Hayakawa, S.I. (1984). Sprache im Denken und Handeln (7. Aufl.). Darmstadt: Verlag Darmstädter Blätter.

Heckmann, G. (1981). Das Sokratische Gespräch. Erfahrungen in philosophischen Hochschulseminaren. Hannover: Hermann Schroedel.

Heidenreich, T. & Michalak, J. (2008). Mindfulness – Achtsamkeitbasiertes Vorgehen in der KVT. In H.H. Stavemann (Hrsg.), KVT-Praxis. Strategien und Leitfäden für die Kognitive Verhaltenstherapie (S. 558–575) (2. Aufl.). Weinheim: Beltz/PVU.

Hitchens, D. (2007). Der Herr ist kein Hirte. Wie die Religion die Welt vergiftet. München: Blessing.

Hoerster, N. (2005). Die Frage nach Gott. München: Beck.

Horster, D. (1994). Das Sokratische Gespräch in Theorie und Praxis. Opladen: Leske + Budrich.

James, W. (2003). Die Vielfalt religiöser Erfahrung. Mit einem Vorwort von Peter Sloterdijk. Frankfurt: Insel.

Kandel, E.R., Schwartz, J.H. & Jessell, T.M. (1991). Principles of Neural Science (3. Aufl.). New York: Elsevier.

Koenig, H. & Cohen, H.J. (2002). The link between religion and health: Psychoneuroimmunology and the fair factor. Oxford: Oxford University Press.

Korzybski, A. (1951). The Role of Language in the Perceptual Process. In R.R. Blake & G.V. Ramsey (Hrsg.), Perception: An Approach to Personality. New York: Ronald Press.

Korzybski, A. (1995). Science and Sanity: An Introduction to Non-Aristotelian Systems and General Semantics (5. Aufl.). San Francisco: Institute of General Semantics.

Kriz, J. (2001). Grundkonzepte der Psychotherapie (5. Aufl.). Weinheim: Beltz/PVU.

Leahy, R.L. (2003). Overcoming Resistance in Cognitive Therapy. New York: Guilford Press.

Lenggenhager, B., Tadi, T., Metzinger, T. & Blanke, O. (2007). Video Ergo Sum: Manipulating Bodily Self-Consciousness. Science, 317, 1096–1099.

Mackie, J.L. (1985). Das Wunder des Theismus. Argumente für und gegen die Existenz Gottes. Ditzingen: Reclam.

Mahoney, M. (1974). Cognition and behavior modification. Cambridge: Ballinger.

Mahoney, M. (1977). Kognitive Verhaltenstherapie. Neue Entwicklungen und Integrationsschritte. München: Pfeiffer.

Mahoney, M. (1991). Human change processes: The scientific foundations of psychotherapy. Delran: Basic Books.

Maultsby, M.C. (1975). Help Yourself to Happiness (2.Aufl.). New York: Institute for Rational Living.

Mead, G.H. (1969). Geist, Identität und Gesellschaft. Frankfurt/M.: Suhrkamp.

Mead, G.H. (1987). Gesammelte Aufsätze. Hrsg. von H. Joas. Frankfurt/M.: Suhrkamp.

Meichenbaum, D. (1977). Methoden der Selbstinstruktion. In F.H. Kanfer & A.P. Goldstein (Hrsg.), Möglichkeiten der Verhaltensänderung. München: Urban & Schwarzenberg.

Meichenbaum, D. (1979). Kognitive Verhaltensmodifikation. München: Urban & Schwarzenberg.

Metzinger, T. (2003). Being No One – The Self-Model Theory of Subjectivity. Cambridge (MA): MIT-Press.

Montgomery, R.W. (1993). The Ancient Origins of Cognitive Therapy: The Re-emergence of Stoicism, Journal of Cognitive Psychotherapy, 7 (1), 5–19.

Nagel, T. (1990). Was bedeutet das alles? Eine kurze Einführung in die Philosophie. Stuttgart: Reclam.

Nelson, L. (2002). Die sokratische Methode. In D. Birnbacher & D. Krohn (Hrsg.), Das sokratische Gespräch. Stuttgart: Reclam.

Nietzsche, F. (1988). Sämtliche Werke. Kritische Studienausgabe in 15 Einzelbänden (2. Aufl.). Hrsg. v. G. Colli & M. Montinari. Berlin: de Gruyter.

Onfray, M. (2007a). Atheist Manifesto: The Case against Christianity, Judaism, and Islam. New York: Arcade Publishing.

Onfray, M. (2007b). Wir brauchen keinen Gott. Warum man jetzt Atheist sein muss. München: Piper.

Onfray, M. (2007c). Zurück zur Fackel der Aufklärung. Der Spiegel, 22, 60−61.

Pargament, K.I. et al. (2001). Religious struggle as predictor of mortality among medically ill elderly patients: a 2-year longitudinal study. Archive of Internal Medicine, 161, 1881−1885.

Platon. (1964). Der siebente Brief. Dt. und hrsg. von E. Howald. Stuttgart: Reclam.

Platon. (1986). Philebos. Dt. von O. Apelt. Hamburg: Meiner.

Platon. (1987). Phaidon. Dt. von F. Schleiermacher, Nachwort von A. Graeser. Stuttgart: Reclam.

Ricken, F. (2000). Philosophie der Antike. Stuttgart: Kohlhammer.

Roscher, D. (2008). Doppelstrategie: Psychotherapie und Psychopharmaka. In H. H. Stavemann (Hrsg.), KVT-Praxis. Strategien und Leitfäden für die Kognitive Verhaltenstherapie (477−505) (2. Aufl.). Weinheim: Beltz/PVU.

Roth, G. (1996). Das Gehirn und seine Wirklichkeit. Kognitive Neurobiologie und ihre philosophischen Konsequenzen (5. Aufl.). Frankfurt/M.: Suhrkamp.

Roth, G. (2001). Fühlen, Denken, Handeln. Wie das Gehirn unser Verhalten steuert. Frankfurt/M.: Suhrkamp.

Ryle, G. (1969). Der Begriff des Geistes. Ditzingen: Reclam.

Schätzing, F. (2007). Nachrichten aus einem unbekannten Universum. Eine Zeitreise durch die Meere. Köln: Kiepenheuer & Witsch.

Schandry, R. (2003). Biologische Psychologie. Weinheim: Beltz/PVU.

Seeman, T.E., Dubin, L.F. & Seeman, M. (2003). Religiosity/Spirituality and health. A critical review of the evidence for biological pathways. American Psychologist, 58, 53−63.

Seneca, L.A. (1953). Vom glückseligen Leben und andere Schriften. Dt. von L. Rumpel, Einleitung von P. Jaerisch. Stuttgart: Reclam.

Seneca, L.A. (1968). Briefe an Lucilius. Dt. und hrsg. von E. Glaser-Gerhard. Reinbek: Rowohlt.

Singer, W. (2002). Der Beobachter im Gehirn. Essays zur Hirnforschung. Frankfurt/M.: Suhrkamp.

Spierling, V. (2004). Kleine Geschichte der Philosophie. Große Denker von der Antike bis zur Gegenwart. München: Piper.

Stavemann, H.H. (2001). Im Gefühlsdschungel − Emotionale Krisen verstehen und bewältigen. Weinheim: Beltz/PVU.

Stavemann, H.H. (2002). Plädoyer für eine „philosophische Wende" in der Kognitiven (Verhaltens-) Therapie. Zeitschrift für Rational-Emotive & Kognitive Verhaltenstherapie, 13 (1)

Stavemann, H.H. (2003) Therapie emotionaler Turbulenzen (3. Aufl.). Weinheim: Beltz/PVU.

Stavemann, H.H. (2006). Differentialindikation für Disputationstechniken und Sokratische Dialoge in der Kognitiven Verhaltenstherapie. Verhaltenstherapie & Psychosoziale Praxis, 38 (2), 337−349.

Stavemann, H.H. (2007). Sokratische Gesprächsführung in Therapie und Beratung (2. Aufl.). Weinheim: Beltz/PVU.

Stavemann, H.H. (Hrsg.) (2008a). KVT-Praxis. Strategien und Leitfäden für die Kognitive Verhaltenstherapie (2. Aufl.). Weinheim: Beltz/PVU.

Stavemann, H.H. (2008b). Sokratische Gesprächsführung. In M. Linden & M. Hautzinger (Hrsg.), Verhaltenstherapiemanual (6. Aufl.). Berlin: Springer.

Stefanek, M., McDonald, P.G. & Hess, S.A. (2004). Religion, spirituality and cancer: Current status and methodological challenges. Psycho-Oncology, 14, 450−463.

Taylor, C. (2002). Die Formen des Religiösen in der Gegenwart (2. Aufl.). Frankfurt/M.: Suhrkamp.

Vossenkuhl, W. (2005). Philosophie für die Westentasche. München: Piper.

Walen, S.R., Di Guiseppe, R. & Wessler, R.L. (2005). RET-Training, Einführung in die Praxis der rational-emotiven Therapie (2. Aufl.). München: Pfeiffer.

Watzlawick, P. (2005). Wie wirklich ist die Wirklichkeit? Wahn-Täuschung-Verstehen (3. Aufl.). München: Piper.

Watzlawick, P., Beavin, J.H. & Jackson, D.D. (2003). Menschliche Kommunikation. Formen, Störungen, Paradoxien (10. Aufl.). Stuttgart: Huber.

Wilken, B. (2006). Methoden der Kognitiven Umstrukturierung (3. Aufl.). Stuttgart: Kohlhammer.

Woolfolk, R.L. & Sass, L.A. (1989). Philosophical foundations of rational-emotive therapy. In M.E. Bernard & R. DiGuiseppe (Hrsg.), Inside rational-emotive therapy: A critical appraisal of the theory and therapy of Albert Ellis. New York: Academic Press.

Sachwortverzeichnis

Platon 10
platonisch 6
Plotin 10
Präferenzstruktur 71, 83
– fehlende 50, 52, 55
Prämisse, metaphysische 2
Problemeinsicht 143, 169
Prodikos 187
Protagoras 187
Protreptik 186, 188
Prüfkriterien 31
Prüfmaßstab 31
Psychopharmakotherapie 76
Pufferzeit 28, 34, 51, 54, 72
Punktekämpfen 111

R

Randbedingung 15, 34, 92, 146, 186
Rationalismus 183
Rationalität 31, 85, 95
Rationalitätsprüfung 32
Realitätsbewusstsein 77
Realitätsbezug 85, 95
Reattribution 109
Reflex, bedingter 184
Reflexionsbereitschaft 58, 60, 76
– mangelnde 57
Reflexionsfähigkeit 76
– mangelnde 57, 58
Regress 187
Reinkarnation 9
Rückzug, depressiver 71

S

Schlot, hydrothermaler 13
Schluss, deduktiver 182
Schöpfergott 4, 6, 8 f.
– bewertender 14, 16
Schuld-und-Sühne-Konzept 97
Schwarz-Weiß-Maler 17
Seele 4, 9
– reflexive 12
– unbeseelte 12
– unsterbliche 10, 12 f.
Seelen-Konzept 17
Seelenlehre 7, 9 f.
– platonische 10

Selbstaufwertung 52
Selbstbeobachtungsphase 28, 54
Selbstbeurteilung 111
Selbstbewertungsmaßstab 91
Selbstbild 44, 63
Selbsteffizienz 43 f., 52
Selbstsicherheit 44
Selbstüberschätzer 52 f.
Selbstverantwortungsübernahme 111
Selbstwahrnehmung 63
Selbstwert 51, 57, 61, 91, 102
Selbstwertbestimmung 55, 111
– inadäquate 47
– leistungsorientierte 89
– pauschale 46, 111, 152
Selbstwertinsuffizienz 114
Selbstwertkonzept 111
Selbstwertkriterien 60
Selbstwertmaßstab 168
Selbstwertproblem 35, 41, 46, 51, 53,
    56, 58, 75, 77, 83, 89, 91, 102, 111,
    152
Selbstwertschöpfung 108
– Kriterien der 19
Selbstwertverlust 41, 53, 58, 111, 152
Sicherheit 22, 35, 47, 76, 92, 101 f.
Sicherheitsdenken 21, 35, 88, 91
Sinn
– des Daseins 14
– des Lebens 13, 42, 102
– inhärenter 14
– objektiver 37
– selbst verordneter 15
– subjektiver 37
Skinner 187
Sokrates 10
Sokratischer Dialog 108
– explikativer 19, 21 f., 35, 37, 46 f., 63,
    100, 102 f., 110 f.
– funktionaler 101 f., 106
– normativer 101 f., 105
Soll-Ist-Vergleich 28
Soll-Planung 28
Sophist 187
sophistisch 187
Spaßprinzip 148
Spontaneität 89

Stoa 187
Stoiker 33, 187
Strafe, göttliche 47
Stress, emotionaler 65
Struktur, hierarchische 85
Suchtverhalten 98
Suggestibilität 50, 56, 76
survival of the fittest 19
Symptomgewinn XIII, 17, 35, 38, 47 f., 51,
    54, 58, 62, 65, 71, 90, 152
Symptomkosten 35, 38, 48, 54
Symptomverschreibung 35, 48, 55

T

Tagesplan 54, 70
Tagesziel 47
Tatsachenverdrehen 96
Thales 185
Theist 8
theistisch 6
Theologie, rationale 187
Theorie, darwinistische 8
Therapieerfolgsprognose 54
Therapieplanung 109
Therapieziel, irrationales 39
Tiefenstruktur 188
Tilgung 92, 95, 109, 145, 152, 188

U

Umstrukturierung, kognitive 100
Universalienproblem 185
Universum 8
Untertanendenken 98
Unvergänglichkeit 9
Urknall 6 f.
Urmaterie 7 f.
Ursprung der Welt 185

V

Veränderungsbereitschaft 76
Veränderungsmotivation 48, 60
– mangelnde 80
– prüfen 143, 169
Veränderungsziele 34
– erfragen 127, 141, 168, 170
Vergänglichkeit, physische 9
Verhalten, beobachtbares 182

Verhaltensauffälligkeit 109
Vermeidungstendenz 48
Vermeidungsverhalten 28, 48, 71, 88,
    98
Verrenkungsdeuten 96
Versicherungsdenken 46, 95
Verwirrung, sokratische 8
Vorgehen, non-direktives 100
Vorsokratiker 185

W

Wahnerleben 54
Wahnidee 60
Wahrheit, subjektive 108
Wahrheitsgehalt, logischer 96
Wahrheitssuche, subjektive 94
Wahrnehmung
– fehlerhafte 185
– verurteilfreie 183
Wahrnehmungsfähigkeit 187
Watzlawick 2, 16
Weltbild 16
Wertverlust 52, 62, 91
Wesen
– der Evolution 8
– des Schöpfergottes 8
Widerlegung 103
Widerspruchsfreiheit 31, 33, 85
Wirklichkeit XII
– wahre 185
Wissen
– 1. Ordnung 2
– 2. Ordnung 2
– 3. Ordnung 2
– absolutes 92, 110
Wissenschaft, nicht-metaphysische 183
Wochenplan 54
Wochenplanung 51
Wunschdenken 31 f., 36, 56, 58 f., 178
Wunschziel 72, 77

Z

Zeitaufwand 25
Zeitbedarf erheben 25
Zeitplanung 28
Zeitpunktziel 40, 43, 45, 70
Zeitraumziel 40, 42, 70

Lebensfragen
sokratisch lösen

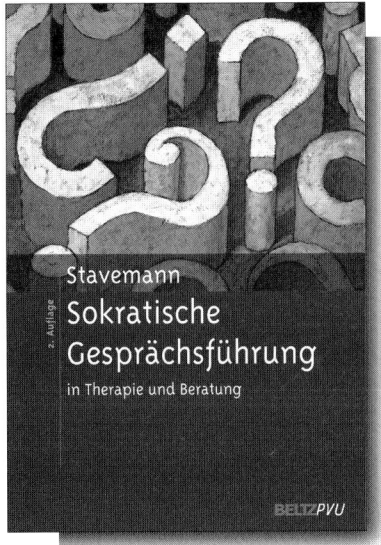

In Therapie und Beratung, Coaching und Seelsorge tauchen immer wieder Fragen mit lebensphilosophischem Inhalt auf: „Darf ich das?" „Soll ich das tun?" „Was ist überhaupt ...?". Mit Hilfe der Sokratischen Gesprächsführung können solche grundsätzlichen Fragen leichter geklärt werden.

Der Sokratische Dialog, eine ursprünglich philosophische Unterrichtsmethode, leitet zu eigenverantwortlichem Denken, zu Reflexion und Selbstbesinnung an. Diese Fragetechnik wird im therapeutisch-beratenden Gespräch immer dann gern eingesetzt, wenn es um Begriffsklärung und Entscheidungsfindung geht. Aber wie kann man diese Methode der Gesprächsführung konkret umsetzen?

Harlich Stavemann, Lehrtherapeut und Trainer für Sokratische Gesprächsführung, beschreibt die Methode Schritt für Schritt. Anhand zahlreicher, ausführlich kommentierter Dialogbeispiele macht er das Wesen des Sokratischen Dialogs nachvollziehbar und leitet mit praktischen Tipps zu ihrem Training an.

Harlich H. Stavemann
Sokratische Gesprächsführung
in Therapie und Beratung
2., vollst. überarb. Auflage 2007
XII, 356 Seiten. Gebunden.
ISBN 978-3-621-27598-9

Verlagsgruppe Beltz • Postfach 100154 • 69441 Weinheim • www.beltz.de

Hilfe zur Selbsthilfe –
Ein Buch, das Sie Klienten
empfehlen können!

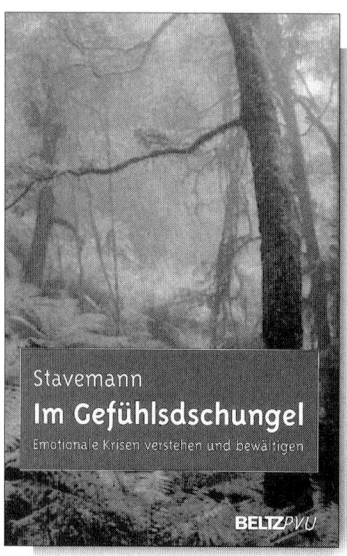

Harlich H. Stavemann
Im Gefühlsdschungel
Emotionale Krisen verstehen und
bewältigen
2001. Gebunden. VII, 323 Seiten.
ISBN 978-3-621-27497-5

Wie beeinflussen typische Denkmuster unsere Gefühle? Was tun, wenn die Gefühle den Alltag beherrschen? Harlich H. Stavemann weist Wege aus dem Gefühlsdschungel!

In diesem Buch erfahren Sie, wie man sich mit krank machenden Denkmustern und damit einhergehenden Gefühlen den gesamten Alltag „versaut", ... und wie man dies ändern kann.

Sie erfahren, wie emotionale Krisen entstehen und wodurch sie aufrecht erhalten werden. Sie erleben anhand zahlreicher Fallbeispiele, wie unser Denken unsere Gefühle und unser Verhalten bestimmt. Sie erkennen, zu welchen typischen Denkmustern Sie selbst neigen und wie Sie besser damit umgehen können.

Konkrete Übungsaufgaben und Tipps erleichtern Ihnen die Übertragung gewonnener Einsichten auf eigene Probleme und helfen Ihnen, Ihre Veränderungsziele zu planen und zu erreichen.

Verlagsgruppe Beltz • Postfach 100154 • 69441 Weinheim • www.beltz.de

Das erfolgreiche Praxishandbuch
– aktualisiert und erweitert

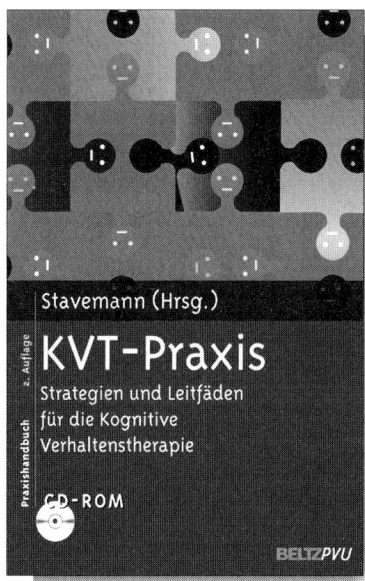

Stavemann bietet ein praktisches Handbuch zur KVT im Allgemeinen und im Besonderen: Was ist zu berücksichtigen, wenn Patienten im therapeutischen Prozess sich selbst oder andere gefährden, eine Straftat gestehen oder einen Anfall erleiden? Das KVT-Praxishandbuch gibt für den Normalfall wie für besondere Settings und Klienten pragmatische Therapiestrategien und Anwendungsbeispiele.

Die Kapitel folgen einem einheitlichen Aufbau, beschreiben therapeutisches Vorgehen und Strategien, Einsatz für Leitfäden und Arbeitsmaterialien und gehen auf phasentypische Probleme und Widerstände ein.

Die CD-ROM enthält alle notwendigen Arbeitsmaterialien.

Harlich H. Stavemann (Hrsg.)
KVT-Praxis
Strategien und Leitfäden für die
Kognitive Verhaltenstherapie
2., vollst. überarb. Auflage 2008
Mit CD-ROM
Gebunden. XXIII, 706 Seiten.
ISBN 978-3-621-27634-4

Verlagsgruppe Beltz • Postfach 100154 • 69441 Weinheim • www.beltz.de

Psychologie der Spiritualität

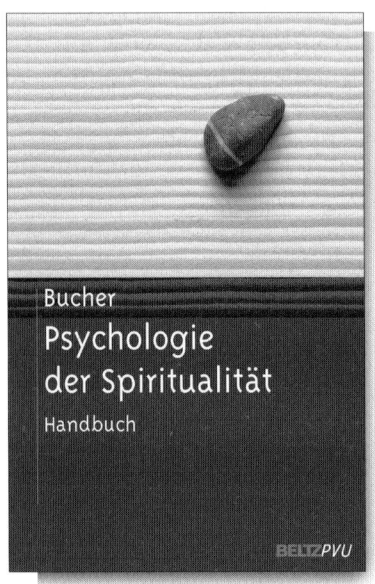

Im Leben der Menschen verliert institutionalisierte Religiosität, vor allem die Zugehörigkeit zu den großen Kirchen, an Bedeutung – das Interesse an individuell erlebter Spiritualität aber wächst. Sie wird deswegen auch in der Psychologie immer mehr zum Thema.

Vor allem die angelsächsische Psychologie widmet sich zunehmend der Spiritualität. Auch im deutschen Sprachraum wird das Interesse an Spiritualität größer, nicht zuletzt an Spiritualität als Ressource in Therapie und Beratung. Noch allerdings hat sie sich in der Fachdiskussion nicht etabliert – man kann Psychologie studieren, ohne je mit Spiritualität in Berührung zu kommen. Dieses Handbuch gibt erstmals einen umfassenden Überblick zum Thema.

Aus dem Inhalt:
- ▶ Warum ist Spiritualität in der Psychologie aktuell und notwendig?
- ▶ Was ist Spiritualität?
- ▶ Spirituelle Entwicklung
- ▶ Effekte von Spiritualität
- ▶ Spiritualität und Psychotherapie

Anton Bucher
Psychologie der Spiritualität
Handbuch
2007. Gebunden. VII, 232 Seiten.
ISBN 978-3-621-27615-3

Ein Buch, in dem sich Psychologen, Theologen, Studierende, Lehrende und Trainer ebenso festlesen werden wie interessierte Laien.
Mit einem Geleitwort von Rolf Oerter.

Verlagsgruppe Beltz • Postfach 100154 • 69441 Weinheim • www.beltz.de

Kognitive Verhaltenstherapie in der Beratung

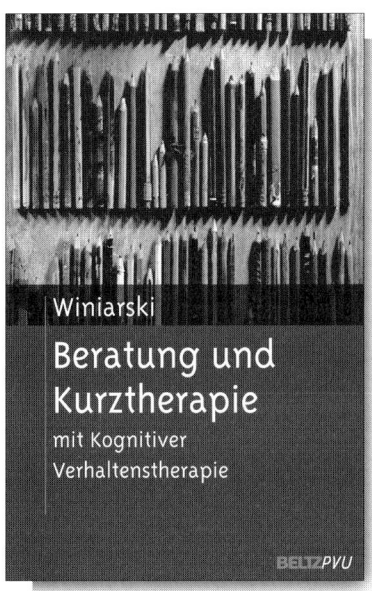

Die Frau des Alkoholikers sucht Informationen, der Jugendliche hat Probleme mit einem Lehrer, der Abteilungsleiter liegt im Clinch mit seinen Mitarbeitern – es gibt viele Anlässe, eine Beratungsstelle aufzusuchen. Beratern stehen viele Methoden zur Verfügung, z.T. mit wenig belegter Wirksamkeit. Jetzt wird die Kognitive Verhaltenstherapie für die Beratung zugänglich.

Die Kognitive Verhaltenstherapie ist in der Therapie psychischer Störungen seit Jahren etabliert. Durch sie können die Betroffen erkennen, welche ungünstigen Denkmuster ihr Erleben und Verhalten negativ beeinflussen, und sie lernen, diese durch passendere zu ersetzen. Dieser Prozess nimmt einige Zeit in Anspruch, die in Beratungssituationen oft nicht zur Verfügung steht. Rolf Winiarski hat einen Weg gefunden, die erfolgreichen Methoden der Kognitiven Verhaltenstherapie auch für Beratung und Kurztherapie nutzbar zu machen. Er vermittelt Techniken zur Gesprächsstrukturierung, Dialogtechnik und Übungsplanung mit dem Klienten. Außerdem hat er Kriterien entwickelt, die es dem Berater ermöglichen zu unterscheiden, welchen Klienten mit einer Beratung gedient ist, welche eine kürzere oder längere Therapie benötigen. Für Berater und Therapeuten!

Rolf Winiarski
Beratung und Kurztherapie
mit Kognitiver Verhaltenstherapie
2004. Gebunden. X, 165 Seiten.
ISBN 978-3-621-27547-7

Verlagsgruppe Beltz • Postfach 100154 • 69441 Weinheim • www.beltz.de

Sozialangst: neben Depression und Alkoholismus häufigste Störung – oft unerkannt

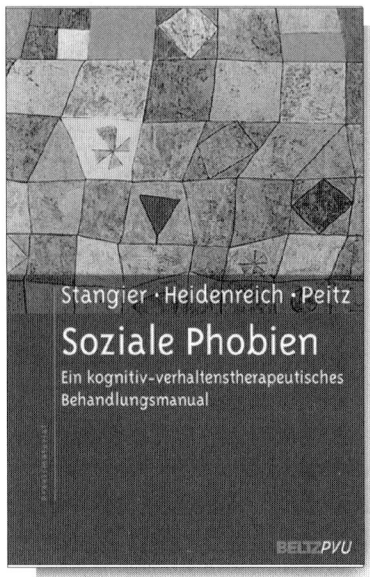

Ulrich Stangier • Thomas Heidenreich
• Monika Peitz
Soziale Phobien
Ein kognitiv-verhaltenstherapeuti-
sches Behandlungsmanual
Materialien für die klinische Praxis
2003. Gebunden. X, 202 Seiten.
ISBN 978-3-621-27541-5

Soziale Phobien sind sehr verbreitet. Sie stellen die häufigste Angststörung und (neben Depression und Alkoholabhängigkeit) die dritthäufigste psychische Störung dar. In der Praxis werden sie allerdings noch selten erkannt und hinsichtlich der oft gravierenden Beeinträchtigungen unterschätzt.

Sie erleben sich als in ihrem Schneckenhaus eingeschlossen, gehen nur zögerlich nach draußen, haben Angst vor ungefährlichen Situationen und vermeiden sie. Ihr Bewegungsradius ist begrenzt. Obwohl in den letzten Jahren wirksame Methoden der Psychotherapie entwickelt wurden, finden nur wenige Betroffene gezielte Hilfe.

Darum wird im vorliegenden Behandlungsmanual viel Gewicht auf die Diagnostik gelegt: Woran erkennt man, dass Sozialangst vorliegt? Ist sie mit depressiver Verstimmung gepaart?

Das Manual bietet ein Basiskonzept kognitiver Verhaltenstherapie, das individuell angepasst werden kann. Konkret und praxisnah werden die aufeinander aufbauenden Behandlungsschritte beschrieben und mit Hilfe von Fallbeispielen illustriert. Zusätzlich erleichtern Arbeitsmaterialien und eine klare Struktur des Trainings die praktische Umsetzung.

Verlagsgruppe Beltz • Postfach 100154 • 69441 Weinheim • www.beltz.de

Schluss
mit dem ewigen Aufschieben!

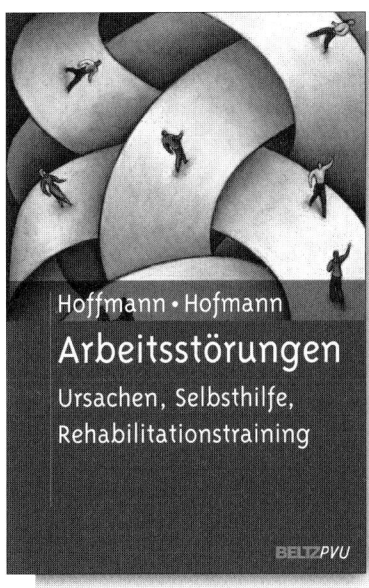

Wer kennt das nicht? Ein Berg von Arbeit liegt auf dem Schreibtisch, aber man kann sich einfach nicht aufraffen, ihn abzutragen. Fehlen die nötigen Kompetenzen? Sind die Aufgaben nicht klar formuliert? Hindern Krankheiten am effektiven Arbeiten? Gibt es Sorgen oder soziale Probleme am Arbeitsplatz? Oder ist es ganz einfach zu viel? Dieses Buch hilft Helfen.

Arbeit nimmt einen breiten Raum in unserem Leben ein. Viele psychische und körperliche Erkrankungen ebenso wie Lebenskrisen gehen mit gravierenden Störungen im Arbeitsleben einher, sind sogar oft direkt mit ihnen verknüpft. Das Buch liefert eine differenzierte Analyse der Ursachen von Arbeitsstörungen bei Erwachsenen – es bietet auf der Grundlage der Kognitiven Verhaltenstherapie:

▶ eine Beschreibung der Formen, Ursachen und besonderen Probleme von Arbeitsstörungen,

▶ die Module einer wirkungsvollen Selbsthilfe sowie Anleitungen zu Selbstbeobachtung und praktischen Übungen,

▶ Arbeitsmaterial für die therapeutische Praxis und

▶ ein Rehabilitationstraining für Personen, die aufgrund von Erkrankungen oder anderer Umstände längere Zeit aus dem Arbeitsleben ausgeschieden waren.

Für Betroffene, Therapeuten in Klinik und Praxis, Betriebspsychologen und Berufsberater, Ärzte und Sozialpädagogen.

Nicolas Hoffmann • Birgit Hofmann
Arbeitsstörungen
Ursachen, Selbsthilfe,
Rehabilitationstraining
2004. Gebunden. XIII, 178 Seiten.
ISBN 978-3-621-27558-3

Verlagsgruppe Beltz • Postfach 100154 • 69441 Weinheim • www.beltz.de

Soziale Kompetenz trainieren – das Standardwerk

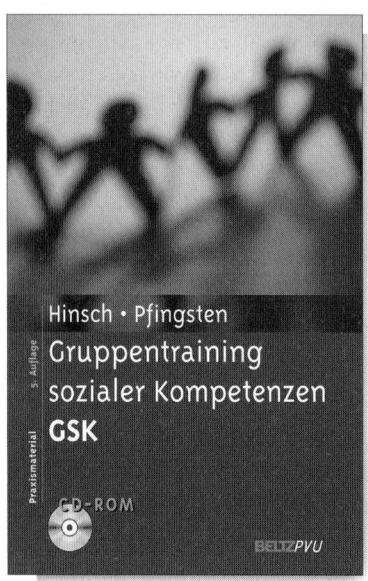

Rüdiger Hinsch   Ulrich Pfingsten
Gruppentraining sozialer
Kompetenzen GSK
Materialien für die klinische Praxis
Mit CD-ROM
5., vollst. überarb. Auflage 2007
Gebunden. XII, 340 Seiten.
ISBN 978-3-621-27572-9

Soziale Kompetenzen sind ausschlaggebend für beruflichen wie privaten Erfolg. Am besten lassen sich soziale Fähigkeiten in der Gruppe trainieren. Hinsch/Pfingsten ist der Klassiker unter diesen Trainings – jetzt überarbeitet und um weitere Anwendungen erweitert.

Das Gruppentraining sozialer Kompetenzen (GSK) ist seit mehr als 20 Jahren als psychologisches Standardverfahren anerkannt. Es wird nicht nur im therapeutischen Bereich, sondern auch in Fort- und Weiterbildungen eingesetzt.

▶ GSK sensibilisiert für den Zusammenhang von Wahrnehmung, Interpretation einer Situation, Gefühlen und Verhalten und vermittelt entsprechende Bewältigungstechniken.

▶ GSK ist ein intensives, aber zeitökonomisches Verfahren mit flexiblen Komponenten, das gut an unterschiedliche Aufgabenstellungen, Zielgruppen und Settings angepasst werden kann. Deswegen setzen immer neue Anwendergruppen das Verfahren ein.

Mit CD-ROM: Enthält alle Materialien zum Ausdrucken und drei Modell-Videos.

Verlagsgruppe Beltz • Postfach 100154 • 69441 Weinheim • www.beltz.de

Lösungssuche statt Problemanalyse

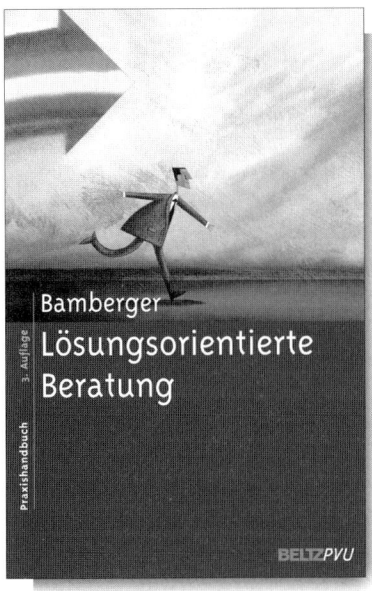

Günter G. Bamberger
Lösungsorientierte Beratung
Praxishandbuch
3. vollst. überarb. Aufl. 2005
Gebunden. XII, 318 Seiten.
ISBN 978-3-621-27576-7

Krisen und Probleme gehören zum Leben. Sie sind Impulse für Entwicklung und persönliches Wachstum. Meist liegt der Schlüssel zur Überwindung von Krisen oder Problemen beim Klienten selbst. Er weiß nur nicht, wo er ihn suchen soll. In der lösungsorientierten Beratung machen sich Berater und Klient gemeinsam auf die Suche.

Die lösungsorientierte Beratung setzt an den Stärken und Ressourcen des Klienten an, um Wege aus der Krise zu finden. Sie berücksichtigt nicht nur die Aspekte des Klienten selbst, sondern auch das auf ihn wirkende „System", den Kontext. Der Ansatz basiert auf dem systemischen Kurzzeittherapie-Modell von de Shazer. Das Buch ist der Leitfaden „eines Praktikers für Praktiker", ein Fahrplan für den Beratungsprozess:

▶ Was soll Thema der beraterischen Kooperation sein?
▶ Wie lassen sich Visionen von möglichen Lösungen gewinnen?
▶ Wie kommt man von Visionen zum konkreten Tun?
▶ Was ist besser geworden, und wie hat das funktioniert?
▶ Wie kann es so bleiben oder sogar noch besser werden?

Neu: Noch mehr Praxisbezug durch Übungen zur lösungsorientierten Selbsterfahrung; stärkere wissenschaftliche „Unterfütterung" (u.a. mit neuropsychologischen Erklärungskonzepten); noch verständlicher und anschaulicher.

Verlagsgruppe Beltz • Postfach 100154 • 69441 Weinheim • www.beltz.de

Eine praxisorientierte Einführung in die KVT

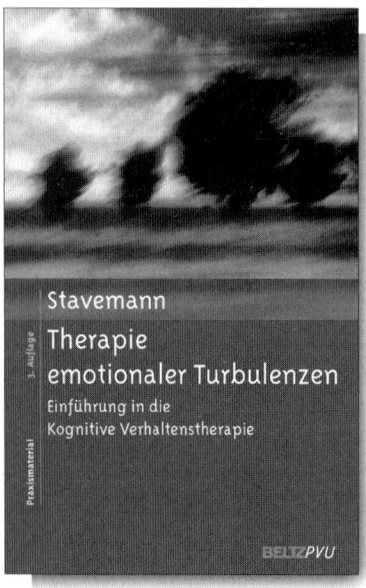

Wesentlich an Kognitiver Verhaltenstherapie ist der Prozess der „kognitiven Umstrukturierung": Gemeinsam mit den Patienten werden irrationale oder krank machende Denkmuster aufgedeckt, durch neue funktionale Denkweisen ersetzt und trainiert. Die vorliegende Einführung bietet Therapeuten eine Systematik zur Strukturierung emotionaler Turbulenzen.

Schritt für Schritt und anhand fachlich kommentierter Fallbeispiele beschreibt der Autor das therapeutische Vorgehen beim kognitiven Umstrukturieren in 5 Phasen:

1. Vermitteln des kognitiven Modells
2. dysfunktionale Denkweisen auffinden
3. diskutieren, ob sie realitätsbezogen sind
4. funktionale Denkweisen erarbeiten
5. diese alternativen Denkweisen trainieren.

Jedes Kapitel schließt mit Übungs- bzw. Ausbildungsfragen und weiterführender Literatur. Insbesondere für Berufsanfänger und Ausbildungskandidaten ist die grundlegende Überarbeitung der „Emotionalen Turbulenzen" eine unentbehrliche Hilfe.

Harlich H. Stavemann
Therapie emotionaler Turbulenzen
Einführung in die
Kognitive Verhaltenstherapie
3., vollst. überarb. Auflage 2003
Gebunden. X, 284 Seiten.
ISBN 978-3-621-27530-9

Verlagsgruppe Beltz • Postfach 100154 • 69441 Weinheim • www.beltz.de